青草药

实用图典

林美珍
林汉钦

主编

海峡出版发行集团
THE STRAITS PUBLISHING & DISTRIBUTING GROUP

福建科学技术出版社
FUJIAN SCIENCE & TECHNOLOGY PUBLISHING HOUSE

U0145892

图书在版编目（CIP）数据

青草药实用图典 / 林美珍，林汉钦主编. —福州：
福建科学技术出版社，2024.4（2024.7重印）
ISBN 978-7-5335-7240-2

Ⅰ.①青… Ⅱ.①林… ②林… Ⅲ.①中草药 – 图谱
Ⅳ.①R282-64

中国国家版本馆CIP数据核字（2024）第051289号

出版人　郭　武
责任编辑　张镌文
　　　　　沈贤娟
装帧设计　刘　丽
责任校对　林锦春

青草药实用图典

主　　编　林美珍　林汉钦
出版发行　福建科学技术出版社
社　　址　福州市东水路76号（邮编350001）
网　　址　www.fjstp.com
经　　销　福建新华发行（集团）有限责任公司
印　　刷　福建新华联合印务集团有限公司
开　　本　700毫米×1000毫米　1/16
印　　张　22.75
字　　数　366千字
版　　次　2024年4月第1版
印　　次　2024年7月第2次印刷
书　　号　ISBN 978-7-5335-7240-2
定　　价　68.00元

主 编

林美珍　林汉钦

副主编

陈育青　林艺华　李　珍

编 者（以姓氏笔画为序）

李　珍（漳州卫生职业学院）

邹毅辉（漳州卫生职业学院）

宋纬文（三明市中西医结合医院）

陈育青（漳州卫生职业学院）

陈荣珠（漳州卫生职业学院）

陈振宗（漳州市龙海区榜山卫生院）

林艺华（漳州卫生职业学院）

林汉钦（福建省漳州市中医院）

林泽燕（漳州卫生职业学院）

林美珍（漳州卫生职业学院）

郭舒蔚（漳州理工职业学院）

编委会

青青小草
悠悠我心

　　"药条药甲润青青，色过棕亭入草亭。"我国青草药资源丰富，青草药文化历史悠久，底蕴深厚，是中华优秀传统文化的重要组成部分。闽南地理位置优越，依山傍海，气候宜人，孕育的青草药更具独特功能。一方水土养一方人，早在东汉时期，与华佗、张仲景并称为"建安三神医"，被后世称颂"杏林春暖"的董奉，就曾到漳州长泰梁冈山采药；李唐年间，三平祖师杨义中悬壶济世，多次救治病人于瘴气瘟疫之中，并有祖师青草药签传世；还有北宋时期的保生大帝吴夲，济世良医，教导民众使用青草药养生保健。直到今天，当地百姓还保存着到保生大帝庙中求取药签、药方的习俗，可见其影响之深远。

　　福建省卫生健康委员会印发《关于进一步提升全省公民中医药健康文化素养水平的指导意见》（以下简称《指导意见》），明确通过实施中医药健康文化素养水平提升行动，全面提高群众掌握中医药理念和知识、中医药健康生活方式、中医药家庭适宜技术的程度，以及运用这些知识方法维护促进健康、提高文化素养的能力，弘扬中医药文化核心价值观。恰逢天时地利，出版的《青草药实用图典》图文并茂、形象逼真，是群众喜闻乐见、易于接受的文化传播形式，青草药赋予了人民健康生活、传播中医药文化的正能量。

　　今天很高兴能为《青草药实用图典》作序，学者、同行热爱青草药文化，对传承、发扬青草药文化有很高的积极性。青草药文化承载了中国传统医者仁心、济世救人的精神，有重要的历史人文价值。从汉代以来，青草药文化绵延数千年，世代相传，生生不息，历史证明它蕴含着人民群众日用而不觉的共同价值观。正值《指导意见》发布之际，以青草药文化为媒，弘扬中医药文化核心价值观，为百姓健康保驾护航，让青草药重新焕发光彩、流芳后世，是一件很有意义的事。

"春阴垂野草青青，时有幽花一树明"献给本书的编委和读者。

福建省闽南文化研究会会长、福建省政协教科卫体委员会原副主任

林晓峰

2023 年 12 月

前

言

中国植物资源丰富，其中许多植物具有预防、治疗疾病或保健功能。草药是民间医生用以治病或地区性口碑相传的天然药物，许多青草药多为鲜品使用。

作为中华优秀传统文化之一的青草药文化绵延数千年，底蕴深厚，从汉代《神农本草经》、明代《本草纲目》至现代《全国中草药汇编》《中国药用植物志》等本草著作，承载了厚重的青草药文化，体现了中国百姓的智慧、勤劳及与疾病抗争的顽强精神。百姓积累青草药治疗疾病与养生保健的经验丰富，但由于地域辽阔，气候差异，生活环境迥异，各地用药习惯、药膳饮食和方言习俗的差异，许多青草药存在方言别名及同物异名、同名异物的现象，妨碍了人们的辨识与应用。因此，我们组织编写了《青草药实用图典》一书，以期大力整理挖掘青草药资源，传承弘扬青草药文化。

《青草药实用图典》包括青草药辨识篇、青草药验方篇、乡土药膳篇3部分。青草药辨识篇精选常用青草药310种，介绍其别名、形态特征、药用部位、性味功效、适应证等，并配有手绘彩图；青草药验方篇记载8个大类156种常见疾病的青草药对症验方近1000首；乡土药膳篇选取药食同源植物30种，150余例药膳，并配有植物照片，简要阐述食疗药膳方的做法及功用。本书短小精悍、通俗易懂，既传承了民间积累下来的青草药应用经验，又有利于读者在生活中选择使用，为百姓健康添砖加瓦。

本书前言、"青草药辨识篇"由林美珍编写，"青草药验方篇"由林艺华编写，"乡土药膳篇"由林汉钦编写，附录一由李珍编写，附录二及图片由陈育青、陈荣珠、邹毅辉、林泽燕、郭舒蔚整理。感谢福建省闽南文化研究会、漳州片仔癀药业股份有限公司的支持和福建省非遗项目"漳州中药炮制特色技术"（保护单位：漳州市中医院）保护资金的赞助以及所有编委的艰辛付出！

"青草药辨识篇"所用插图，主要由卫江、王习卢、邓盈丰、邓晶发、杨浚宣、余峰、余汉平、陈文虎、陈素珍、黄明泓、梁顺坤（按姓氏笔画排序）绘制，还有引自福建省龙溪专区革命委员会民政卫生组编的《实用中草药》；"乡土药膳篇"的照片由宋纬文提供。由于篇幅所限，未在文中一一标注，特此说明，并向所有绘者、《实用中草药》的所有作者致谢。

需要提醒读者的是青草药需要辨证应用，且有毒的青草药鲜用时，需要注意使用剂量，请慎重使用。由于编者水平所限，加之时间紧迫，书中错误和欠妥之处在所难免，敬请指正。

编者

2023 年 12 月

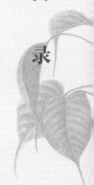

目录

青草药
辨识篇

青草药
验方篇

乡土药膳篇

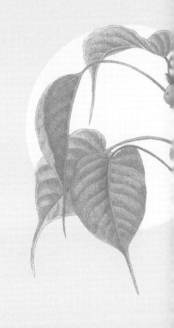

青草药
辨识篇

藻类植物

1. 美舌藻

别名｜鹧鸪菜、乌菜

Caloglossa leprieurii (Mont.) J. Ag

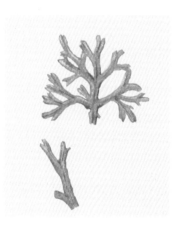

【形态特征】生活于海水中的藻类植物。藻体丛生，为多细胞片状体，扁平而狭细，不规则的叉状分歧，常自分歧点长出假根，固着于海边岩石上；中肋明显，常生副枝。藻体鲜时紫色或绿紫色，干燥后多数呈团状，绿褐色。有特异的海藻气味，味咸带黏液性。

【药用部位】全藻体。

【性味功效】寒，苦、咸。化痰，消食，驱虫。

【适 应 证】蛔虫病。

菌类植物

2. 灵 芝

别名 | 菌灵芝、灵芝草

Canoderma lucidum (Leyss ex Fr.) Karst.

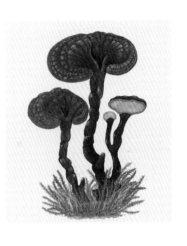

【形态特征】多年生腐生真菌植物。寄生于枯木根际。子实体木栓质，具弯曲的菌柄，偏生于菌盖的侧方，菌盖（菌帽）半圆形或肾形，初生为黄色，后渐变为红褐色，外表有漆样光泽，具环状棱纹和辐射状皱纹，菌盖下面有许多圆形菌孔。担孢子卵形，褐色，内壁有无数小疣。

【药用部位】子实体。

【性味功效】平、甘、淡。补气安神，止咳平喘，健胃收敛。

【适 应 证】神经衰弱，心神不宁，肺虚咳喘，不思饮食，失眠心悸，虚劳气短。

三、

蕨类植物

---

3. 石 松

别名 | 伸筋草、灯笼草、铺地蜈蚣、鹿角草、山芒猫

Lycopodium japonicum Thunb.

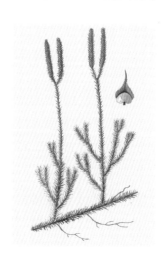

【形态特征】多年生草本。根状茎长而横走，匍匐生根；直立茎斜上分枝，侧枝常为 2 分枝，全株呈淡绿色。叶密生，螺旋排列，线状钻形，弯曲向上。孢子叶聚生于枝顶，形成孢子叶球；孢子叶球无柄，孢子囊肾形，外壁有网纹。

【药用部位】全草。

【性味功效】平，微苦、辛。清热利湿，舒筋活络，镇咳，利尿。

【适 应 证】风湿痹痛，黄疸性肝炎，虚劳咳嗽，烫伤，外伤出血。

---

4. 兖州卷柏

别名 | 龙兰草、金扁柏、金丝凤尾草

Selaginella involvens (Sw.) Spring.

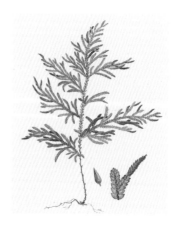

【形态特征】多年生草本。茎直立，具须根，地上茎从细根状的匍匐根状茎生出，上部分枝，密布鳞片叶，交互对生，鲜绿色。枝端生孢子叶球，茎干燥时自行卷缩，受湿即向外展伸，茎梢生四方形孢子叶球。

【药用部位】全草。

【性味功效】平，甘、淡。清热利水，凉血解毒。

【适 应 证】急、慢性肝炎，肺脓肿，痢疾，水肿。

5.

犬问荆

别名│接骨筒、节节菜、节节草

Equisetum palustre L.

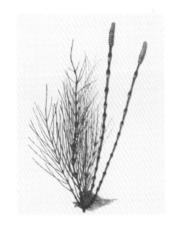

【形态特征】多年生草本。地下茎长而横走，黑色。地上茎直立，二型。孢子茎常为紫褐色，肉质不分枝，孢子穗顶生。营养茎细而丛生，淡绿色，分枝轮生，细长圆柱形，中空，表面粗涩，有纵沟，有明显的节，节上有退化的叶，下部联合成鞘。夏季茎端着生无柄的孢子囊穗，长椭圆形。

【药用部位】全草。

【性味功效】平，甘、微苦。活血通络，清热利尿。

【适 应 证】跌打损伤，骨折，腰痛，急性淋病。

6.

海金沙

别名│藤吊丝、罗纲藤

Lygodium japonicum (Thunb.) Sw.

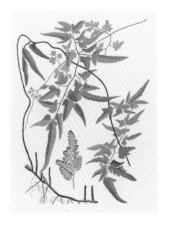

【形态特征】多年生缠绕草质藤本。茎细长缠绕他物，质硬有光泽；根状茎横走，有黑褐色短毛。叶近二型，二回羽状分裂，基部的裂片有柄，小裂片钝锯齿；营养叶羽片三角形；孢子叶的羽状裂片较狭长，卵状三角形，孢子囊群生于孢子叶羽片边缘的小脉顶端，排列成流苏状，暗褐色；孢子表面有疣状突起。

【药用部位】全草。

【性味功效】寒，甘。利水通淋，清利湿热，凉血散肿。

【适 应 证】腰背扭伤，疝气，急性睾丸炎，外伤出血。

7.

井栏边草

凤尾蕨科

别名 | 凤尾草、井口边草

Pteris multifida Poir.

【形态特征】多年生常绿草本。根状茎直立，密生浓褐色的绒毛，质硬而短，顶端有钻形黑色鳞片。叶簇生，草质，有营养叶与孢子叶之别；孢子叶长卵形，一回羽状，羽片条形；营养叶的羽片较宽，边缘有不整齐的尖锯齿，沿叶缘向里面反卷。孢子囊群线形，沿叶缘连续分布。

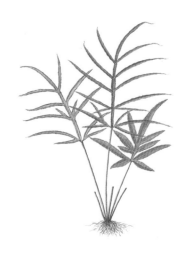

【药用部位】全草。

【性味功效】凉，淡。清热解毒，利水通淋，凉血止痢。

【适 应 证】痢疾，毒蛇咬伤，下肢溃疡，肝炎。

8.

野雉尾金粉蕨

中国蕨科

别名 | 乌韭、野鸡尾、金花草、中华金粉蕨

Onychium japonicum (Thunb.) Kze.

【形态特征】多年生常绿草本。根状茎短而横走，被褐色绒毛状鳞片，须根丛生。叶

自根状茎生出，叶柄坚硬，光亮，淡黄色；叶为四至五回羽状分裂，末回羽片通常倒卵状披针形，小叶三角状披针形。孢子囊群生于裂片背面边缘的横脉上；囊群盖膜质，与中脉平行。

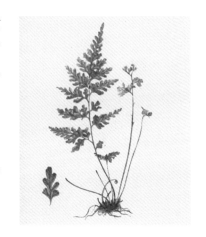

【药用部位】全草。

【性味功效】寒，苦。清热解毒，退黄止血，利尿除湿。

【适 应 证】食物中毒，痢疾，外伤出血。

9.
乌　蕨

陵齿蕨科

别名｜水鸡爪、幼脚笔

Stenoloma chusanum (L.) Ching

【形态特征】多年生常绿草本。根状茎横走，密被绒毛状棕色鳞片，须根丛生。叶自根状茎疏生而出，叶柄青绿色，稍具棱；三至四回羽状分裂，小叶长披针形，叶缘细齿，先端平截。孢子囊群生于叶背脉的顶端，每裂片上 1~2 枚。

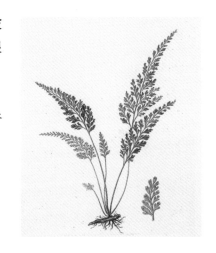

【药用部位】全草。

【性味功效】寒，微苦。清热解毒，凉血利尿。

【适 应 证】病毒性肝炎，热咳吐血，细菌性痢疾，跌打出血，水火烫伤，乳腺炎。

10.

狗 脊

蚌壳蕨科

别名 | 金狗脊、金毛狗脊

Woodwardia japonica (L. f.) Sm.

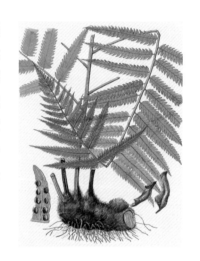

【形态特征】多年生常绿草本。植株呈树枝状，地下根状茎粗壮，木质，平卧，密被金黄色有光泽的长柔毛，形如金毛狗。叶簇生，叶柄粗壮；三回羽状分裂，羽片互生，卵状披针形，基部不对称，叶缘有微锯齿，表面绿色光滑，背面粉白色。孢子囊群生于小脉顶端，每裂片 2~5 对，囊群盖 2 瓣，呈蚌壳状。

【药用部位】根茎。

【性味功效】温，甘、苦。补肝肾，强腰膝，祛风湿，壮筋骨。

【适 应 证】腰膝痛，风湿性关节炎，小便频数，外伤出血。

11.

贯 众

鳞毛蕨科

别名 | 管仲

Cyrtomium fortunei J. Sm.

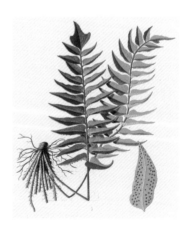

【形态特征】多年生草本。根状茎粗短。叶柄直立或倾斜，密被黑褐色大鳞片；一回羽状复叶，簇生，羽片 10~20 对，镰刀状披针形，革质，黄褐色，边缘有锯齿，叶脉网状。孢子囊群圆形，散生于羽片背面，囊群盖盾状圆形。

【药用部位】根茎及叶柄残基。

【性味功效】平，苦，有小毒。清热，解毒，散瘀，止血，杀虫。

【适 应 证】流行性感冒，流行性脑脊髓膜炎，吐血，蛔虫病，高血压，头晕头痛。

12.
石 韦

水龙骨科

别名 | 瓦韦

Pyrrosia lingua (Thunb.) Farwell.

【形态特征】多年生常绿草本。根状茎纤细，木质横走，
密生褐色针形鳞片。叶片卵圆状披针形，
疏生于茎上，全缘，革质，叶面深绿色，
叶背锈色，密被灰棕色星状毛。孢子囊群
在侧脉间紧密而整齐地排列，无囊群盖。

【药用部位】全草。

【性味功效】平，微甘。清热止血，利尿通淋。

【适 应 证】小便淋浊，尿血，尿路炎症，尿路结石。

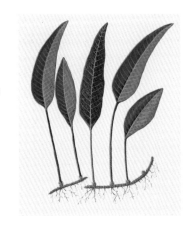

13.
掌叶线蕨

水龙骨科

别名 | 鹅掌金星、鸡脚爪、鸭脚掌

Colysis digitata (Baker) Ching

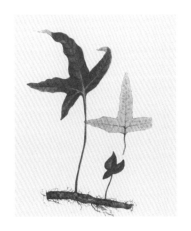

【形态特征】多年生常绿草本。根状茎细长横走，密生
淡棕色线状披针形的鳞片。叶柄长，黄绿
色，无毛；单叶，3~4 裂，少数 5 裂，裂
片线状披针形，全缘，每裂片有主脉 1 条，

侧脉 20~30 对，直至叶缘。孢子期 5~10 月，孢子囊群圆形，着生于中脉两侧，无囊群盖。

【药用部位】全草。

【性味功效】平，微苦。清热凉血，利水通淋。

【适 应 证】小儿惊风，腹泻，痢疾，小便不利，痈疽肿毒，毒蛇咬伤。

14.
抱树莲

水龙骨科

别名│抱石莲、鱼鳖草、螺厌草、镜面草、田螺盖

Drymoglossum piloselloides (L.) C. Presl

【形态特征】多年生附生草本。根状茎细长，绿色，葡匐生于树干，疏生黄褐色鳞片；须根。叶二型，肉质，全缘；营养叶圆形或卵形，无柄，光滑，叶脉不明显。孢子叶细长，舌形或倒披针形，有短柄，孢子囊群呈线形排列于叶缘和中脉。

【药用部位】全草。

【性味功效】平，苦、微甘。清热解毒，止血，清肺化痰，祛风散寒。

【适 应 证】风湿痛，尿血，衄血，吐血，蛀牙痛，痈肿，风疹。

15.
秦岭槲蕨

水龙骨科

别名│圆羊齿、凤凰蛋、天鹅抱蛋、金鸡孵蛋、雉鸡蛋、凤蛋

Drynaria baronii Christ.

【形态特征】多年生草本。根状茎短而直立，被淡棕色鳞片，根部生有无数卵状球形

的块茎，外被黄色绒毛。叶簇生，一回羽状复叶，叶片披针形，似镰状而钝，叶缘有疏齿。孢子囊群肾形，不具囊群盖，沿中脉两侧各 1 列。

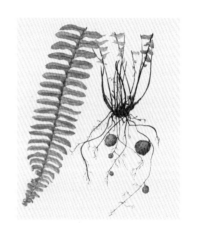

【药用部位】块茎。

【性味功效】平，甘、淡。清热利湿，生津止泻。

【适 应 证】感冒发热，湿热腹泻，黄水疮，睾丸炎，中耳炎。

16.

槲　蕨

水龙骨科

别名│骨碎补、石岩姜、龙眼姜、猴姜

Drynaria roosii Nakaike

【形态特征】常绿多年生草本。根状茎扁长肉质，密被棕黄色鳞片。叶二型，营养叶棕黄色，阔卵形，羽状浅裂，裂片三角形，无柄，覆瓦状叠生在孢子叶柄的基部；孢子叶绿色，长椭圆形，羽状深裂，裂片 7~15 对，基部裂片缩短成耳状；叶柄短，有狭翅。孢子囊群圆形，生于叶背中脉两侧，黄褐色，无囊群盖。

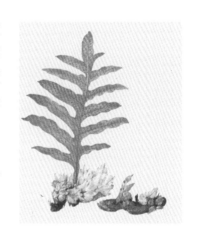

【药用部位】根茎。

【性味功效】温，苦。补肾坚骨，行血止痛。

【适 应 证】骨折损伤，筋骨酸痛，风湿腰痛，跌打内伤，肾虚久泻，耳鸣，牙痛，乳腺炎。

17.

阴石蕨

Humata repens (L. f.) Small ex Diels

骨碎补科

别名｜石蚯蚓、老鼠尾

【形态特征】多年生草本。根匍匐状，长圆柱形，肉质，外被银灰色鳞状绒毛。叶梗直立，光滑，质硬有棱；叶散生，三角状披针形，为三回羽状深裂，互生或近于对生。孢子囊群分布于近叶缘，内有棕色的孢子囊数十个。

【药用部位】根。

【性味功效】平，甘、淡。清肺凉血，止痛除烦。

【适 应 证】风火牙痛，扁桃体炎。

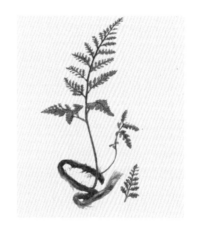

四、

裸子植物

18.

马尾松

松　科

别名 | 松柏树、松柏

Pinus massoniana Lamb.

【形态特征】多年生常绿高大乔木。茎粗壮，树皮暗
灰色、棕色，小枝轮生。叶在生长枝上
为鳞片状，在短枝上为针状，2针一束，
细弱而柔韧。春末开橙黄色球花，雄球
花生于新枝下部，淡红褐色；雌球花常2
个生于新枝顶端。球果卵圆形，有木质
瓦状鳞片，种鳞的鳞盾菱形，鳞脐微凹，
无刺头。种子长卵形，具单翅。树干可
割取松脂和提取松节油。

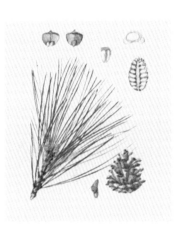

【药用部位】根皮、叶、松节油。

【性味功效】温，辛，涩。根皮：收敛生肌。叶：祛风活血，明目安神，解毒，止痒。
松节油：祛风燥湿，活络止痛。

【适 应 证】湿疹，腹壁脓肿，单纯性水肿，便秘，风湿酸痛，关节痛。

19.

买麻藤

买麻藤科

别名 | 山花生、大目藤、倪藤

Gnetum montanum Markgr.

【形态特征】常绿缠绕木质藤本，常攀缘于树枝上。茎有明显皮孔，节膨大，干时变
黑色。叶对生，革质，有叶柄，矩圆形至卵状矩圆形，全缘，先端钝尖。
球花雌雄异株，一至二回三出分枝，花药2；雌球花序腋生或顶生于老

枝上，常穗状花序 3~4 对分枝，具长柄。
种子核果状，长椭圆形，成熟时肉质假
种皮红色。

【药用部位】全株。

【性味功效】寒，苦、微涩。祛风除湿，活血散瘀，消
肿止痛，清热解毒，止咳化痰。

【适 应 证】急性支气管炎，感冒，风湿痹痛，腰痛，
跌打肿痛，毒蛇咬伤。

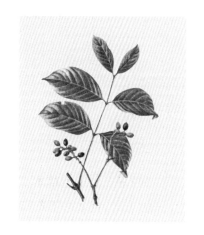

被子植物

20.
蕺　菜

三白草科

别名 | 鱼腥草、猪母草、竹茶、狗贴耳

Houttuynia cordata Thunb.

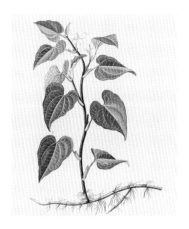

【形态特征】多年生草本，全株有鱼腥气味。茎上部直立，下部横走，节上着地生根；根状茎白色。单叶互生，叶片心形，有细腺点，下面带紫色；叶端渐尖，叶基阔心形，叶缘淡红色，全缘；托叶膜质条形，下部与叶柄合生成鞘。夏季穗状花序顶生，总苞片4，白色，花瓣状。蒴果卵圆形，顶端开裂。

【药用部位】全草。

【性味功效】寒、凉，辛，有小毒。清热解毒，利尿通淋，消痈排脓。

【适应证】肺脓肿，百日咳，尿道炎，疮疖肿毒，毒蛇咬伤，中暑腹痛，肝炎。

21.
三白草

三白草科

别名 | 白节藕、水槟榔、水茎、水榴叶、五路白

Saururus chinensis (Lour.) Baill.

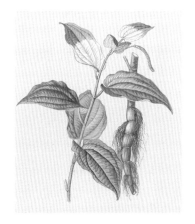

【形态特征】多年生草本。茎直立，高 0.5~0.9 m；根状茎白色，多节，横卧泥中。叶互生，有叶柄，叶片卵状披针形，基部心形，先端尖，五脉明显，全缘；初夏，茎梢3片叶于开花期常变白。总状花序顶生；

总苞片白色，被细小绒毛；雄蕊6；雌蕊由4枚心皮合生。蒴果，3~4分果瓣。

【药用部位】全草。

【性味功效】平，微辛、甘。清热利湿，消痰破癖，除积聚，消痈肿。

【适 应 证】黄疸，风湿性关节炎，淋浊带下，疮痈肿毒。

22.

及 己

金粟兰科

别名 | 四叶金、四角金、四块瓦

Chloranthus serratus (Thunb.) Roem. et Schult.

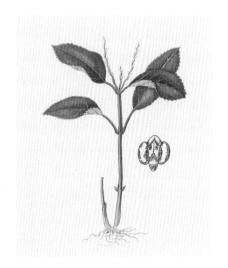

【形态特征】多年生草本。茎直立，不分枝，有节。叶于茎梢对生，2对或3对，顶端2对近距离交错，但不呈轮生状。叶片椭圆形或卵状披针形；若呈倒卵形者，叶缘有锯齿。夏季顶生白色的穗状花序2~3条；花两性，无花被；苞片近半圆形；雄蕊3，下部合生，中央1枚较长，花药2室，侧生雄蕊较短，花药1室。核果近球形，绿色。

【药用部位】全草。

【性味功效】平，苦、辛，有毒。活血散瘀，祛风止痛，解毒杀虫。

【适 应 证】头疮，秃顶，癣疮，皮肤瘙痒，疔肿。

23.

草珊瑚

别名│接骨金粟兰、肿节风、九节茶、赤紫草、半天癀

Sarcandra glabra (Thunb.) Nakai.

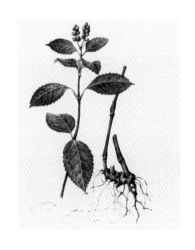

【形态特征】多年生常绿草本。根粗大。茎自根际丛生，
　　　　　　直立，多分枝，节膨大。单叶对生，革质，
　　　　　　卵状披针形或长椭圆形，叶缘粗锯齿，
　　　　　　齿间有腺体。夏季穗状花序顶生；花两
　　　　　　性，无花被；雄蕊1，部分贴生于心皮
　　　　　　远轴一侧，花药2室；雌蕊柱头近头状。
　　　　　　核果球形，成熟时红色。

【药用部位】全草。

【性味功效】平，辛、微苦。舒筋活络，消肿止痛，接
　　　　　　骨疗伤。

【适 应 证】风湿性关节炎，腰腿痛，关节扭伤，跌打损伤，血丝虫病。

24.

杨　梅

别名│粗梅

Myrica rubra (Lour.) Sieb. et Zucc.

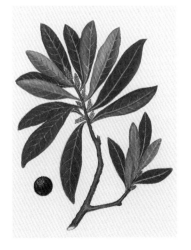

【形态特征】常绿乔木。枝干粗壮，树皮灰色，皮孔
　　　　　　不显著，幼枝部分被盾状着生的腺体。
　　　　　　单叶互生，密集于小枝上端，无托叶；
　　　　　　叶片长椭圆形，全缘。花单性，雌雄异株；
　　　　　　雄花序穗状，单独或数条丛生于叶腋，
　　　　　　每苞片腋生雄花1朵，雄蕊4~6枚，花

药暗红色；雌花序单生于叶腋，每苞片腋生雌花1朵，小苞片4枚，柱头2枚细长，鲜红色。核果球状，外表面具乳头状突起，外果皮肉质，多汁。种子1粒。

【药用部位】根、树皮、果实。

【性味功效】根、树皮：微涩；果实：温，甘、酸。收敛，解毒，杀虫，止痒，止血。

【适 应 证】胃痛，急性胃肠炎，痢疾，跌打损伤，恶疮疥癣，牙痛。

25.

榔 榆

别名 | 小叶榆、秋榆、掉皮榆、构树榆、红鸡油、鸡畴仔

Ulmus parvifolia Jacq.

【形态特征】落叶乔木。树皮灰褐色，裂开剥落，露出红褐色内皮；小枝红褐色，被毛。单叶互生，披针状卵形，叶缘单锯齿。秋季聚伞花序簇生于叶腋，花被片4，深裂；雄蕊与花被片同数且对生；雌蕊由2心皮合生成1室，上位子房，柱头2，倒生胚珠1枚。翅果椭圆形，果核位于翅果的中上部，被疏短毛。

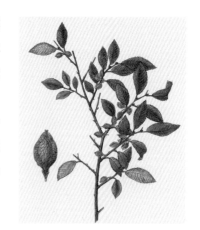

【药用部位】根皮、叶。

【性味功效】寒，苦。消肿散结，排脓解毒。

【适 应 证】烫伤，外伤，深部脓肿，痈肿，乳腺炎。

26.
构

桑 科

别名｜构树、楮桃、楮、谷树、钩匀草、破布仔

Broussonetia papyrifera (Linn.) L'Hert. ex Vent.

【形态特征】落叶乔木。茎高数米，树皮暗灰色，小
枝密生柔毛。叶大，质厚，下部的叶分裂，
上部的叶不分裂或分裂，叶螺旋状排列，
叶缘具粗锯齿。春日开花，雌雄异株，
雄花序为柔荑花序，苞片披针形，花被
片 4，雄蕊 4；雌花序球形头状，苞片棍
棒状，花被片 4，子房卵圆形，柱头线形。
聚花果成熟时红色。

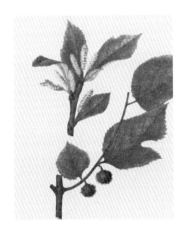

【药用部位】根皮、叶、果实、乳汁。

【性味功效】寒，甘。根皮：利尿止泻，祛风利湿。叶：祛风湿，降血压。果实：补肾，
清肝，明目，利尿。乳汁：祛风止痒。

【适 应 证】痈肿初起，鼻衄，痢疾，高血压，肝火，水肿，皮肤癣。

27.
粗叶榕

桑 科

别名｜佛掌榕、掌叶榕、
山狗善、五指毛桃、牛乳树

Ficus hirta Vahl.

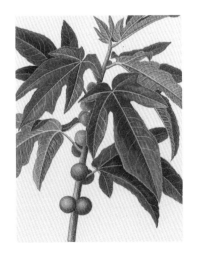

【形态特征】灌木或小乔木。全株被锈色或黄色开展
的硬粗毛。单叶互生，掌状分裂，叶缘
具细锯齿；托叶卵状披针形，膜质，红色。
雄花生于榕果内壁近口部，花被片 4，红
色，雄蕊 2~3；雌花生于雌株榕果内，花

被片 4；瘿花花被片与雌花同数，子房球形。榕果成对腋生于枝上，球形，
外被黄色绒毛。

【药用部位】根、果实。

【性味功效】温，甘、微苦。健脾补肺，行气活血，祛风除湿。

【适 应 证】睾丸炎，风湿痛，胸痛，肺结核，咳嗽，慢性支气管炎，盗汗，肢倦
无力。

28.

榕 树

桑 科

别名 | 细叶榕、榕仔

Ficus microcarpa Linn.

【形态特征】多年生常绿大乔木。茎高大，冠幅广展，
老树常有锈褐色下垂的气生根（榕树须），
全株有乳汁。单叶互生，全缘，卵形，革质，
光滑。夏季叶腋生榕果，雄花、雌花、
瘿花同生于一个榕果内，花间有少许的
短刚毛，雄花无柄，花丝与花柄等长；
雌花与瘿花相似，花被片 3，广卵形，柱
头短，棒形。隐头花果扁球形，成熟时
黄色或微红色，基生苞片 3，宿存。

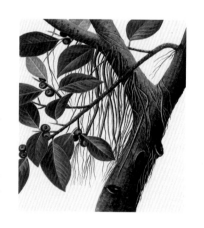

【药用部位】皮、叶、气生根。

【性味功效】平，淡、微涩。清热，祛风利湿，活血通络。

【适 应 证】血崩，百日咳，扁桃体炎，乳痈，湿疮，跌打损伤。

29.

薜 荔

桑 科

别名│乒抛藤、风不动、倒吊金钟、白乒抛

Ficus pumila L.

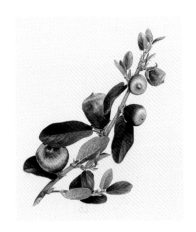

【形态特征】常绿攀缘灌木。茎上有气生根，小枝被毛，
具乳汁。单叶互生，营养枝上的叶小而薄；
生殖枝上的叶大，近革质，背面叶脉网
状凸起，呈蜂窝状。叶腋单生隐头花序，
花序托肉质，口部为覆瓦状排列的苞片
所封闭；雄花和瘿花同生于一个花序托
中，雌花生于另一个花序托中。隐花果，
成熟时白色多浆。

【药用部位】茎、叶、隐花果。

【性味功效】平，微涩。壮阳固阴，活血下乳，祛风通络，
凉血消肿。

【适 应 证】肺结核、痹痛、风湿性关节炎、胎动漏血、带下病、骨髓炎；做凉粉食
用，解暑。

30.

桑

桑 科

别名│桑树、榕随

Morus alba L.

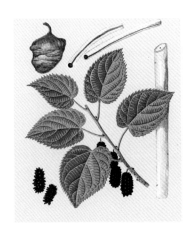

【形态特征】落叶灌木或小乔木，有乳汁。单叶互生，
托叶早落，叶片卵形或分裂，基部心形，
先端尖，叶缘有粗锯齿。腋生柔荑花序
或穗状花序，黄绿色；花单性，雌雄异株；

雄花花被片 4，雄蕊 4，与花被片对生；雌花花被片 4，子房上位，柱头二叉。瘦果包于肉质化的花被片内，组成聚花果，成熟时紫黑色。

【药用部位】根、皮、枝、叶、果实。

【性味功效】根、枝：平，苦。祛风除湿，舒筋活络。皮：寒，甘。泻肺行水，止咳平喘。叶：寒，甘、微苦。疏散风热，清肺润燥。果实：温，甘、微酸。滋肾补肝。

【适 应 证】感冒咳嗽，风湿痹痛，中风半身不遂，高血压，结膜炎，目赤肿痛，神经衰弱，蜈蚣咬伤。

31.

苎 麻

荨麻科

别名│野苎麻、白叶苎麻

Boehmeria nivea (L.) Gaudich.

【形态特征】多年生亚灌木状草本，全株被白毛。茎皮纤维发达。单叶互生，叶片阔卵形或卵圆形，顶端急尖或渐尖，叶缘有粗齿，叶面绿色，粗糙，叶背白色，主侧脉明显，带红色；叶柄长，有托叶。夏秋间叶腋抽出花穗，开淡绿色细花；花单性，聚伞花序；子房 1 室，胚珠 1 个。核果。

【药用部位】根、叶。

【性味功效】根：寒，甘、苦。清热利尿，凉血安胎。
叶：平，甘。泻热散瘀，利水消肿，止血。

【适 应 证】根：异常子宫出血，习惯性流产，骨折脱臼，血淋，尿路感染，感冒发热。
叶：创伤出血，蛇虫咬伤。

32. 墙 草

荨麻科

别名│田薯、石薯

Parietaria micrantha Ledeb.

【形态特征】一年生匍匐草本。根粗大。茎细长,疏生分枝,肉质,被短细毛。单叶互生,叶柄短,叶片卵形,叶缘有锯齿,具明显的基出三脉。春夏间腋生聚伞状花序,苞片条形,绿色,外被腺毛;花杂性,两性花花被片4深裂,膜质;雄蕊4,柱头画笔头状;雌花花被片合生成钟状,4浅裂。果实坚果状,卵形,黑色,具宿存的花被片和苞片。

【药用部位】全草。

【性味功效】平,苦、酸。拔脓消肿。

【适 应 证】背痈,秃疮,睾丸炎,脓肿。

33. 日本关木通

马兜铃科

别名│青香藤、大叶马兜铃、
金狮藤、金腰带

Aristolochia kaempferi Willd.

【形态特征】多年生藤状草本。根横走,色黄,多须根。全株被细毛。单叶互生,有叶柄,长心形或三角状心形,叶基心形,两侧突出成圆耳形,先端钝尖,全缘。夏秋叶腋单生一花,花被片基部膨大成球状,

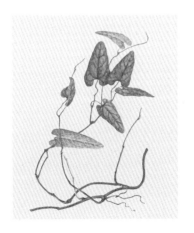

淡黄绿色，中部管状。蒴果。

【药用部位】全草或根。

【性味功效】微温，苦、辛。清热解毒，收敛镇痛，行气止痛。

【适 应 证】中暑腹痛，胃痛，腹痛下痢，风湿关节痛，毒蛇咬伤，高血压，皮肤湿疹。

34.

火炭母

蓼 科

别名│赤地利、信饭藤、冷饭藤

Polygonum chinense L.

【形态特征】多年生草本。茎圆柱形，斜卧地面，下部质坚，节略膨大，有膜状托叶鞘。单叶互生，卵状阔椭圆形，叶面常有"V"字形的紫黑色斑迹，具叶柄，基部常呈耳形。夏秋间顶生或腋生圆锥花序，开白色或淡红色花；花两性，花被呈花瓣状。瘦果，三棱形或凸透镜形，黑褐色，包于宿存花被内。

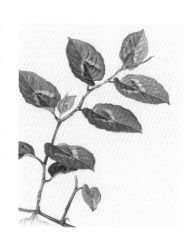

【药用部位】全草。

【性味功效】平，酸、涩。清热凉血，利水祛湿，消痈解毒。

【适 应 证】痢疾，肠炎，消化不良，肝炎，肺结核，白带异常，疔疮痈肿。

35.

水 蓼

Polygonum hydropiper L.

别名 | 辣蓼、辣籽、白糍草、马蓼

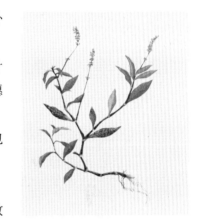

【形态特征】一年生草本。上部茎直立，茎基部斜卧地，红褐色，节膨大；全株搓之有辣味。单叶互生，披针形，叶缘呈波纹状，叶面中脉处有"八"字状黑斑。5~9 月开穗状淡红色小花；花两性，花被呈花瓣状。瘦果，三棱形或凸透镜形，黑褐色，包于宿存花被内。

【药用部位】地上部分或根。

【性味功效】地上部分：平，辛、苦。行滞化湿，散瘀止血，祛风止痒，解毒。根：温，辛。活血调经，健脾利湿，解毒消肿。

【适 应 证】地上部分：湿滞内阻，脘闷腹痛，泄泻，痢疾，小儿疳积，崩漏，血滞经闭，痛经，跌打损伤，风湿痹痛，便血，外伤出血，皮肤瘙痒，湿疹，风疹，足癣，痈肿，毒蛇咬伤。根：月经不调，小儿疳积，痢疾，肠炎，疟疾，跌打肿痛，蛇虫咬伤。

36.

杠板归

Polygonum perfoliatum L.

别名 | 三角盐酸、有刺犁头草、三角犁壁藤、河白草、蛇倒退、梨头刺

【形态特征】多年生草本。茎蔓生状，有棱，红褐色，生逆刺。叶片戟状三角形，托叶圆形，茎贯穿托叶的中心，叶柄疏生逆刺。花序短穗状；苞片圆形；

花被 5 深裂，淡红色或白色，果时增大，肉质，变为深蓝色；雄蕊 8；花柱 3 裂。瘦果三棱形，包于蓝色多汁的花被内。

【药用部位】全草或鲜叶。

【性味功效】平，苦、酸。散瘀行血，清热解毒。

【适 应 证】带状疱疹，蛇咬伤，乳腺炎，痢疾，肾炎水肿，百日咳，泻痢，湿疹，疮肿。

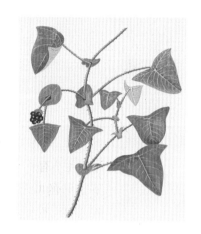

37.

羊 蹄

Rumex japonicus Houtt.

蓼 科

别名｜山菠菜、山萝卜、壳菜

【形态特征】多年生草本。地下根粗壮，断面浅红色或黄色。茎直立，有条纹，中空，节明显，有一层薄膜状的托叶鞘包着。叶基生，长椭圆形，有叶柄，基部微心形，叶缘具有波状皱折；茎生叶较小，互生。夏季顶生圆锥花序；花淡绿色或紫绿色，花被片 6；雄蕊 6；柱头 3，画笔状。小瘦果椭圆形，具 3 棱。

【药用部位】根。

【性味功效】寒，淡、微辛，有小毒。凉血，解毒，通便，杀虫。

【适 应 证】秃疮，癣，皮脂腺过多引起的头皮屑，疮疖，便秘，结膜炎。

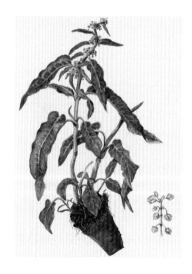

38.
土荆芥

别名 | 鹅脚草、臭草、野苋菜、杀虫芥

Chenopodium ambrosioides L.

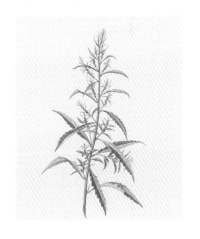

【形态特征】一年生草本。茎直立，多分枝，方形，稍被毛，有强烈香味。单叶互生，披针形，下部叶的叶缘有不规则钝齿，上部叶小而全缘，变态为线形苞片，叶背有腺点。夏秋腋生穗状花序，花两性及雌性，花被片5，绿色；雄蕊5；柱头三叉，丝状，伸出花被外。胞果扁球形，包于花被内。种子黑色。

【药用部位】全草。

【性味功效】温，辛，有小毒。祛风消肿，驱虫止痒。

【适 应 证】钩虫病，蛔虫病，蛲虫病，中暑吐泻，胀气，痈疽初起。

39.
土牛膝

别名 | 鸡骨癀、倒扣草

Achyranthes aspera L.

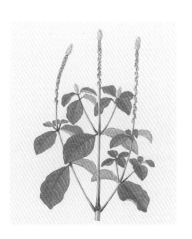

【形态特征】二年生草本。茎直立，四棱形，节膨大，有纵条纹，分枝对生。单叶对生，长椭圆形或倒卵形，先端尖，叶面绿色，叶背红色，均被疏毛。花绿色，呈穗状花序，花后即倒向下面而紧贴花序轴，退化雄蕊顶端呈纤毛状；花被片膜质化。胞果。种子小，黑色。

【药用部位】全草。

【性味功效】平，甘、微苦。清热解毒，利尿通淋。

【适 应 证】感冒发热，痢疾，肠炎，白喉，急性肾炎，结膜炎，淋证，水肿，扁桃体炎。

40.

莲子草

苋 科

别名｜空心莲子草、节节花

Alternanthera sessilis (L.) DC.

【形态特征】多年生匍匐草本。茎长而分枝，具4棱，节上被白色绒毛。单叶对生，无柄，椭圆状披针形，先端短尖，全缘。夏季腋生头状小花序，白色，单生或成束，似球形，花被片及苞片膜质化，小苞片2，花被片5~6。胞果。

【药用部位】全草。

【性味功效】平，淡。清热解毒，利湿消肿。

【适 应 证】痢疾，痈疮疔肿，咽喉炎。

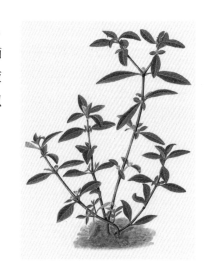

41.

刺 苋

苋科

别名｜野刺苋、白刺苋、红刺苋、苋菜、勒苋菜

Amaranthus spinosus L.

【形态特征】一年生草本。茎直立，多分枝，有纵条棱。单叶互生，长叶柄，卵状披针形，全缘，叶腋间有托叶刺2。圆锥花序腋生及顶生，下部顶生的花序全为雄花；花小，每花有1枚干膜质的苞片及2枚变成锐刺的小苞片；花被片5，黄绿色；雄蕊5；柱头3，宿存。胞果矩圆形。种子球形，黑色。

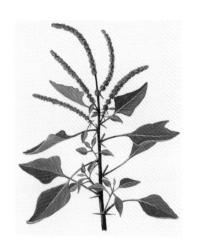

【药用部位】全草。

【性味功效】平，甘、淡、微苦涩。清热凉血，消肿解毒，去腐生肌。

【适 应 证】胆道结石，胆囊炎，痢疾，肠炎，牙痛，痔疮，湿疹，无名肿毒。

42.
鸡冠花

苋 科

别名｜红鸡冠、红苋花

Celosia cristata L.

【形态特征】一年生草本。茎直立，有分枝，表面具细纵棱，绿色，有时带红色，光滑无毛。单叶互生，卵状披针形，全缘。穗状花序，圆柱形或扁平肉质鸡冠状；花两性，密生，有红色、白色或黄色；苞片、花被片干膜质；花被片5枚。胞果，卵形，内有黑色种子。

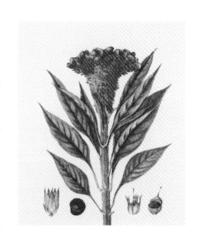

【药用部位】花序。

【性味功效】凉，甘、涩。清热利湿，收敛止痢，止血，止带。

【适 应 证】吐血，痢疾，白带异常，崩漏。

43.

紫茉莉

Mirabilis jalapa L.

紫茉莉科

别名 | 胭脂花

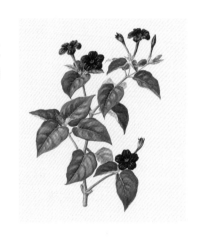

【形态特征】多年生草本。茎直立,多分枝。单叶对生,有叶柄,叶片呈卵形或心形,较薄。夏秋间枝梢上簇生数朵花,花冠呈高脚碟形,红紫色,5基数。果实圆形,表面皱缩,成熟时黑色。种子白色,有粉状的胚乳。

【药用部位】块根、花。

【性味功效】平,淡。清热祛火,活血调经,解毒。

【适 应 证】白带异常,白浊,前列腺炎,糖尿病,吐血,疮痈肿毒,跌打损伤。

44.

马齿苋

Portulaca oleracea L.

马齿苋科

别名 | 马齿菜、五行草、酸苋、猪母菜、长寿菜

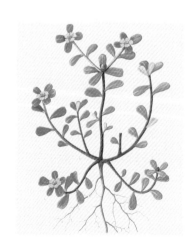

【形态特征】一年生肉质草本。根白色。茎多分枝,肉质,匍匐地面或上端直立,圆柱形,光滑无毛,紫红色。叶互生或假对生,叶柄短,长椭圆状楔形或匙形,全缘,质厚,叶背或紫红色。花3~5朵簇生于枝顶,无梗,苞片4~5;萼片2;花瓣5,黄色;雄蕊12;雌蕊1,柱头1,先端5裂。蒴果圆锥形,盖裂。种子黑褐色,肾状卵形。

【药用部位】全草。

【性味功效】寒，酸。清热解毒，散血消肿，利肠止痢。

【适 应 证】热毒血痢，热毒疮疡，便血，热淋，痢疾，痈肿，皮肤瘙痒。

45.

栌　兰

马齿苋科

别名│土高丽参、土人参、煮饭花、参花、绿蓝菜

Talinum paniculatum (Jacq.) Gaertn.

【形态特征】多年生肉质草本。主根膨大，圆锥形。茎基部稍呈木质，上部分枝。叶互生或近对生，肉质，倒卵形或倒卵状长椭圆形，全缘，基部渐狭而成短柄。圆锥花序顶生或侧生，多分枝，小枝和花梗的基部都有苞片；花淡紫色，花柄纤长；萼片2，早落；花瓣5，倒卵形；雄蕊10余个；子房球形。蒴果近球形，3瓣裂。种子多数，黑色，光亮，有微细腺点。

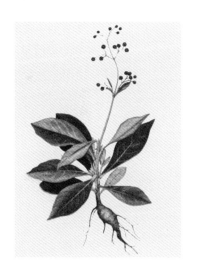

【药用部位】根。

【性味功效】平，甘。补中益气，润肺生津。

【适 应 证】脾虚腹泻，劳倦乏力，多尿，气虚，食少，盗汗，自汗，神经衰弱。

46.

落　葵

落葵科

别名│胭脂菜、红骨鸡矢藤、胭脂豆、藤菜、紫角叶

Basella alba L.

【形态特征】一年生蔓生草本。全株肉质而柔软，色紫或绿。单叶互生，宽卵形或圆形，

先端渐尖而钝，基部微心形或下延，全缘。
穗状花序，无花柄，每花有小苞片2枚；
萼片5，淡紫色，联合成管；无花瓣；雄
蕊5，生于萼管口，与萼片对生；子房上位，
1室，花柱3，基部合生，柱头具多数小
颗粒突起。果实球形，暗紫色，多汁液，
为宿存的肉质花被所包被。

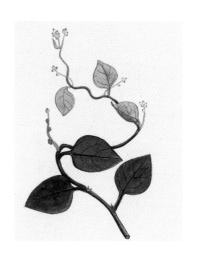

【药用部位】全草。

【性味功效】寒，酸。泻热润肠，消肿解毒。

【适 应 证】大便不通，小便不利，乳头皲裂，疔疮，
风湿性关节炎。

47.

威灵仙

毛茛科

别名 | 灵仙、百条根

Clematis chinensis Osbeck.

【形态特征】多年生藤本。根细柱形，质坚硬，干时
易折断。茎方形，鲜时褐黄色，干后变
黑色，有条纹。叶对生，羽状复叶，小
叶5，狭卵形，全缘，上面沿叶脉有细毛，
下面无毛。圆锥状花序；花被绿白色；
萼片4，外面边缘密生短柔毛；无花瓣；
雄蕊及心皮均多数，离生。聚合瘦果，
宿存花柱羽毛状。

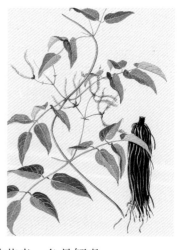

【药用部位】根及根茎。

【性味功效】温，辛、咸。祛风湿，通经络，逐痰饮。

【适 应 证】风湿痹痛，肢体麻木，屈伸不利，风湿性关节炎，鱼骨鲠喉。

48.
___

毛　茛

毛茛科

别名｜野芹菜、水芹菜

Ranunculus japonicus Thunb.

【形态特征】多年生草本。根状茎短，多须根；全株
　　　　　被白色长毛。基生叶叶柄基部扩大成鞘
　　　　　状，叶片3深裂；茎生叶与基生叶相似，
　　　　　裂片披针形，边缘为牙齿状。初夏叶腋
　　　　　生花，萼片5，绿色；花瓣5，黄色；基
　　　　　部有爪，密槽呈点状；雄蕊多数；心皮
　　　　　多数，离生，螺旋着生于隆起的花托上。
　　　　　聚合瘦果球形，绿色。

【药用部位】全草。

【性味功效】温，辛，有毒。祛风逐湿，截疟，退翳。

【适 应 证】疟疾，哮喘，翼状胬肉。

49.
___

大血藤

木通科

别名｜活血藤、血通、血木通

Sargentodoxa cuneata (Oliv.) Rehd. et Wils.

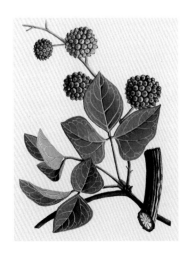

【形态特征】多年生落叶藤本。茎圆柱形，褐色，扭曲，
　　　　　有条纹，砍断时有红色汁液渗出。叶互
　　　　　生，三出复叶，叶柄长，有槽；顶生小叶，
　　　　　菱状卵形，有短叶柄；两侧小叶斜卵形，
　　　　　比顶生小叶大，几无柄，全缘。花单性，
　　　　　雌雄异株，总状花序腋生，下垂，具苞片；

雄花花萼 6 片；花瓣小，黄色，6 片，菱状圆形；雄蕊 6 枚，花丝极短；雌花有不育雄蕊 6 枚；子房上位，1 室，1 胚珠。浆果卵圆形。种子卵形，黑色，有光泽。

【药用部位】藤茎。

【性味功效】平，微甘、苦，有小毒。清热解毒，活血通络，祛风止痛。

【适 应 证】风湿性关节炎，风湿痹痛，赤痢，血淋，贫血，月经不调，跌打损伤。

50.
阔叶十大功劳

小檗科

别名│土黄柏、黄柏

Mahonia bealei (Fort.) Carr.

【形态特征】常绿灌木。茎粗壮，直立，木材黄色。叶为奇数羽状复叶，叶柄基部鞘状抱茎，互生；小叶革质而厚，通常 4~6 对，无叶柄，阔卵形，先端渐尖而有锐刺，叶缘粗锯齿尖锐，刺状；顶生小叶较大。7~8 月开花，总状花序丛生于茎顶；花冠黄褐色，萼片 9，3 轮，花瓣状；花瓣 6；雄蕊 6，花药瓣裂。浆果卵圆形，成熟时暗蓝色，外面有白粉。

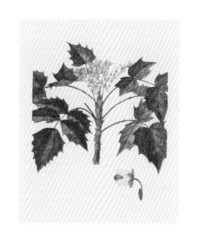

【药用部位】根、茎、叶。

【性味功效】寒，苦。清热解毒，燥湿消肿。

【适 应 证】肺结核，肺炎，结膜炎，牙痛，吐血，肝炎，痢疾，黄疸，痈疽，疔疮。

51.

千金藤

防己科

别名 | 犁壁藤、犁壁草、犁头藤

Stephania japonica (Thunb.) Miers

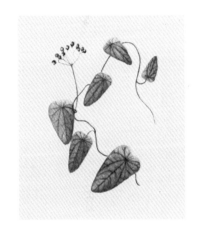

【形态特征】落叶藤本。老茎木质化，缠绕性；幼茎绿色，全株光滑无毛，小枝纤细而韧，有直线纹。叶互生，纸质，呈三角状阔卵形，全缘，背面粉白色。夏季腋生复伞形聚伞花序；雄花萼片 6~8，膜质，花瓣 3~4，稍肉质，黄色；雌花萼片、花瓣各 3~4，心皮卵状。核果倒卵形，成熟时红色。

【药用部位】全草。

【性味功效】寒，苦，有小毒。祛风活络，利尿消肿，解毒止痛。

【适 应 证】腹痛，痢疾，咳痰，痈肿，痛风，毒蛇咬伤，脚气水肿。

52.

粉防己

防己科

别名 | 倒地拱、石蟾蜍、汉防己

Stephania tetrandra S. Moore.

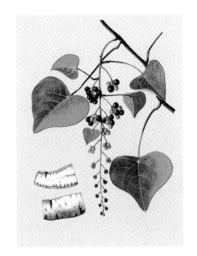

【形态特征】多年生落叶缠绕性藤本。主根呈块状或圆柱状，肉质，断面粉白色。茎柔弱弯曲，小枝具直线纹。单叶互生，纸质，阔三角形，全缘，两面均被短柔毛。夏季腋生头状花序，花单性，雌雄异株；雄花萼片 4，花瓣 4，肉质，聚药雄蕊 4，花

丝愈合成柱状；雌花萼片 4，花瓣 4，花柱 3。核果球形，红色；核呈马蹄形，有小瘤状突起及横槽纹。

【药用部位】根。

【性味功效】寒，苦。清热解毒，利尿通淋，祛风止痛。

【适 应 证】风湿性关节炎，高血压，中暑腹痛，风湿水肿，关节痛，毒蛇咬伤，疮痈肿毒。

53.
地枫皮

木兰科

别名│内叶披仙、矮顶香、钻地枫、追地枫

Illicium difengpi B. N. Chamg et al.

【形态特征】多年生藤状灌木。根深褐色，主根发达，全株具有八角的芳香气味；根外皮暗红褐色，内皮红褐色。茎匍匐地面或攀缘树干，褐色。叶聚生于枝端，叶片倒披针形，两面密布褐色细小油点，全缘。花紫红色，花被片 15~17；雄蕊 20~23；心皮常为15。聚合蓇葖果 9~15，深红色。

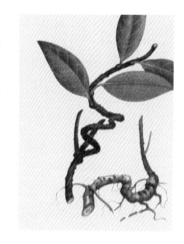

【药用部位】根茎。

【性味功效】温，苦、辛。祛风除湿，行气活血，破瘀生新。

【适 应 证】风湿关节痛，腰肌劳损，鼻咽癌，食管癌。

54.

南五味子

别名│和尚头藤、鸭母孔鸠、四美藤

Kadsura longipedunculata Finet et Gagnep.

【形态特征】常绿木质藤本。叶近革质，长圆状披针形，
上面具淡褐色透明腺点，叶缘具疏锯齿。
秋季花单生于叶腋，雌雄异株；雄花花被
片 8~17，淡黄色花，雄蕊 30~70；雌花花
被与雄花相似，心皮 40~60，离生，子房卵
圆形，花柱具盾状心形的柱头冠。聚合浆
果球形，红色。

【药用部位】根（红木香）。

【性味功效】微温，辛、甘、微酸。祛风活血，理气止痛。

【适 应 证】气滞胃痛，肺虚咳嗽，腹泻，痢疾，风湿痹痛，月经不调，跌打损伤，
无名肿毒。

55.

无根藤

别名│无头藤、无根草、
无头草、白饭藤、罗网藤

Cassytha filiformis Linn.

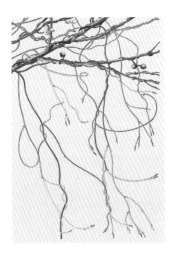

【形态特征】寄生缠绕性草本。茎线状，绿色或绿褐
色，借盘状吸根攀附于寄主植物上，稍木
质，幼茎被小柔毛；叶退化为微小的鳞片。
穗状花序密被锈色短柔毛，苞片微小；花
小白色，无梗；花被片 6，排成 2 轮，外轮
较小；能育雄蕊 9，花药 2 室，退化雄蕊

3；子房卵形，柱头头状。核果球形，包藏于增大的肉质果托内，顶端具宿存的花被片。

【药用部位】全草。

【性味功效】平，甘、微苦。化湿消肿，通淋利尿。

【适 应 证】肾炎水肿，尿路结石，尿路感染，跌打损伤，疖肿，湿疹，头风痛，小便淋闭。

56.

樟

别名｜樟树、樟柴

Cinnamomum camphora (L.) Presl

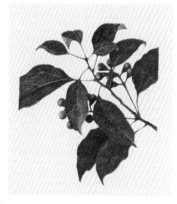

【形态特征】常绿乔木，全株具樟脑气味。茎枝黄褐色，光滑无毛。单叶互生，革质，卵状椭圆形，离基三出脉，脉腋有腺体；叶面深绿色，叶背粉白色。初夏腋生圆锥花序，黄绿色小花，花被片6；能育雄蕊9。核果球形，紫黑色，果托杯状。

【药用部位】全株。

【性味功效】温，辛。祛风散寒，消肿止痛，强心镇痉，杀虫。

【适 应 证】胃脘痛，胃肠炎，风湿痛，跌打损伤，皮肤瘙痒，腹胀。

57.

山鸡椒

别名｜山苍子、山苍树、木姜子、鸟樟、狭叶钓樟

Litsea cubeba (Lour.) Pers.

【形态特征】落叶小乔木。幼枝树皮黄绿色，光滑；老树皮灰褐色，全株具有樟脑的

气味。单叶互生，卵状披针形，脉腋有
腺体，全缘。春夏单生或簇生伞形花序，
苞片边缘有睫毛，每个花序有花 4~6，花
被片 6；能育雄蕊 9，花丝中下部有毛；
子房卵形，花柱短，柱头头状。核果球形，
成熟时红黑色。

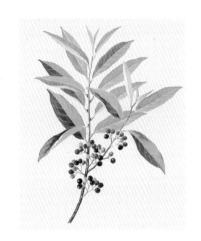

【药用部位】果实。

【性味功效】温，辛、微苦。温中散寒，行气止痛。

【适 应 证】胃痛，腹胀，感冒头痛，风湿痹痛，水肿，
蛇咬伤。

58.
白花菜

白花菜科

别名│羊角菜、五梅草、臭花菜、臭豆角、猪屎草

Cleome gynandra Linn.

【形态特征】一年生草本。茎直立，稍木质，多分枝，
有臭味；全株密生黏性腺毛，老时无毛。
掌状复叶，小叶 5，倒卵形，全缘，或有
微锯齿。夏季顶生总状花序，苞片叶状，
3 裂；花白色或淡紫色；雄蕊 6，不等长；
子房柄细长。蒴果圆柱形，有纵条纹。
种子肾形，黑褐色，有突起的皱折。

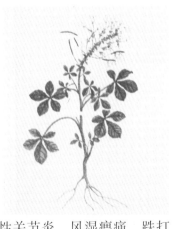

【药用部位】全草。

【性味功效】平，苦、辛，有小毒。活血止痛，祛风散寒。

【适 应 证】挫伤，淋浊带下，痔疮肿痛，疟疾，风湿性关节炎，风湿痹痛，跌打
损伤。

59.

荠

十字花科

别名│荠菜、三角菜

Capsella bursa-pastoris (L.) Medic.

【形态特征】一年生草本。叶幼时从根部作辐射状平铺地面，羽状深裂或不规则羽裂，无叶柄，两面被星状毛，通常上部茎分枝。春季开白色花，总状花序，花小，十字花冠。短角果，倒三角形而先端下凹，有一小突起。种子多数。

【药用部位】全草。

【性味功效】平，甘。益肝和胃，解毒，利水，止血。

【适 应 证】乳糜尿，小便不通，久痢，异常子宫出血。

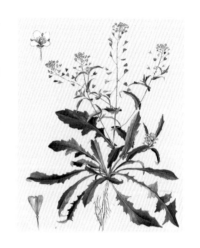

60.

蔊 菜

十字花科

别名│山芥菜

Rorippa indica (L.) Hiern.

【形态特征】一年生草本。茎直立，近基部分枝，有纵棱。单叶互生，叶片卵形至椭圆形，叶缘有锯齿或分裂；基生叶多呈羽状分裂，具叶柄。春夏顶生总状花序；花小，淡黄色，十字花冠；四强雄蕊；子房基部有 2 个腺点。角果细长形。

【药用部位】全草。

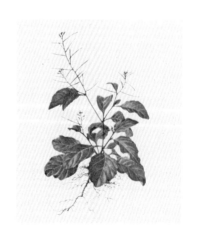

【性味功效】平，苦、辛。疏散风热，凉血解毒。

【适 应 证】感冒发热，咳嗽，小便不利，咽喉炎，麻疹不透。

61.

落地生根

景天科

别名｜新娘灯、鼓仔灯、刀药、枪刀药

Bryophyllum pinnatum (L. f.) Oken

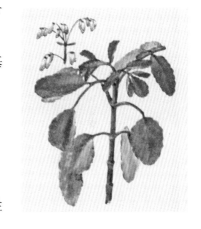

【形态特征】多年生肉质草本。茎直立，节明显，下
　　　　　部灰色，木质，上部紫红色，密被皮孔。
　　　　　单叶，对生成 3 叶轮生，椭圆形；茎基
　　　　　部为三出复叶，叶缘有波状形钝锯齿，
　　　　　紫色，无毛。春夏开淡红色聚伞花序，
　　　　　筒状花冠，下垂。蓇葖果。

【药用部位】叶。

【性味功效】寒，微酸涩。消肿拔毒，收敛止血。

【适 应 证】枪刀伤，外伤出血，痈疮，烫伤，急性
　　　　　中耳炎。

62.

佛甲草

景天科

别名｜刺插、午时花、火
烧草、火焰草、佛指甲

Sedum lineare Thunb.

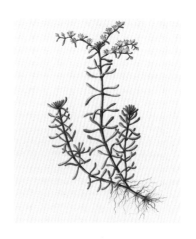

【形态特征】多年生肉质草本。茎纤细丛生，倾卧于
　　　　　地上，着地部分节节生根。叶 3~4 片轮
　　　　　生，近无柄，线形至倒披针形，先端短
　　　　　尖，基部有短矩。顶生聚伞花序，黄色；

萼片花瓣 5；雄蕊 10；心皮 5，成熟时分离，花柱短。蓇葖果。

【药用部位】全草。

【性味功效】寒，甘、淡。清热解毒，凉血消肿。

【适 应 证】烫伤，毒蛇咬伤，脓毒证，刀伤出血，疔疮，丹毒。

63.
虎耳草

虎耳草科

别名 | 老虎耳

Saxifraga stolonifera Meerb.

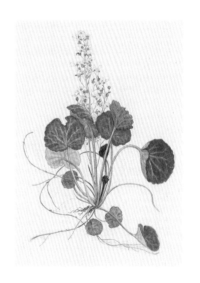

【形态特征】多年生草本。茎匍匐细长，紫红色，全株有绒毛。叶基生，圆形或肾形，叶缘有不规则锯齿，表面有白色斑点，背面粉红色，因其叶形如虎耳而得名。圆锥花序在叶丛间抽出，花瓣 5，白色；雄蕊 10；雌蕊由 2 心皮组成 2 室。蒴果卵圆形。

【药用部位】全草。

【性味功效】寒，苦、辛，有小毒。清热凉血，消肿解毒。

【适 应 证】急性中耳炎，急惊风，冻疮。

64.
枫香树

金缕梅科

别名 | 枫树、枫木

Liquidabar formosana Hance

【形态特征】落叶高大乔木。单叶互生，有长柄，掌状 3 裂或裂片三角形，叶缘有细锯齿，嫩时有毛。花单性，黄褐色，雌雄同株，无花瓣；雄花组成穗状花序，雄蕊多数；雌花组成头状花序，萼齿5，花后增大，子房半下位，2室。复合蒴果，球形，宿存花柱和萼齿针刺状。

【药用部位】根、叶、果实、树脂。

【性味功效】根：温，苦。祛风止痛。叶：平，苦。祛风除湿，行气止痛。果实：平，苦。祛风通络，利水，下乳。树脂：平，辛、苦。解毒生肌，止血止痛。

【适 应 证】根：风湿关节痛，牙痛。叶：肠炎，痢疾，胃痛，毒蜂蜇伤，皮肤湿疹。果实：乳汁不通，月经不调，风湿关节痛，腰腿痛，小便不利，荨麻疹。树脂：外伤出血，跌打疼痛。

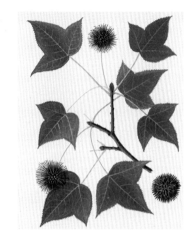

65.
檵　木

Loropetalum chinensis (R. Br.) Oliv.

【形态特征】常绿灌木。茎分枝，皮暗灰色。单叶互生，椭圆形，全缘，两面沿叶脉均被星状毛，有托叶。春季顶生总状花序；花瓣线形，黄白色，5裂；雄蕊5；子房半下位，2心皮基部合生成2室。木质蒴果球形，有2尖喙，2瓣裂。

【药用部位】叶、花、根。

【性味功效】叶、花：平，甘、涩；收敛燥湿，止血解毒，消暑热，止咳嗽。根：微温，苦、涩；健脾化湿，通经活络。

【适 应 证】烫伤，发热，咳嗽，烦渴，血痢，关节疼痛，腹痛腹泻，赤白带下。

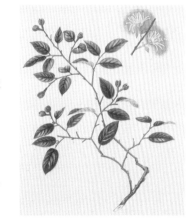

66.

龙芽草

蔷薇科

别名 | 仙鹤草、牛尾草、山稻穗

Agrimonia pilosa Ledeb.

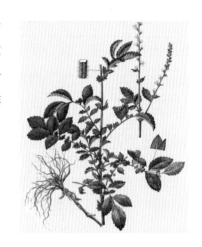

【形态特征】多年生草本，全株密生长柔毛。茎高
0.3~0.9m。叶为奇数羽状复叶，由大小不
齐的小叶 5~7 组成，杂有小型叶；小叶
椭圆状卵形或倒卵形。秋季生小花，排
列成穗状花序；花瓣 5，黄色；心皮 2。
瘦果倒圆锥形，密生刺毛，能附着他物。

【药用部位】全草。

【性味功效】微温，苦、涩。收敛止血，截疟，止痢，
消肿解毒。

【适 应 证】慢性溃疡，坏血病，旧伤出血，痔血，
血痢，咯血，异常子宫出血。

67.

桃

蔷薇科

别名 | 苦桃

Amygdalus persica L.

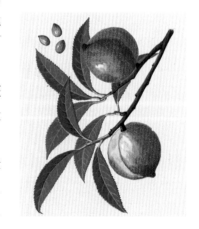

【形态特征】落叶小灌木。枝秃净，灰褐色，遍布斑
点及横折纹。单叶互生，纸质，矩圆状
披针形，叶柄短。春季花先开，叶后生；
花单生，无柄，粉红色，花托凹陷成壶
形的花筒，形成上位子房，周位花；花萼、
花瓣 5，离生；雄蕊多数，离生；心皮 1。

核果被柔毛。种子 1 个。

【药用部位】叶、花、果实、种子。

【性味功效】寒，甘、酸、微苦。破血消瘀，通经利水，润肠通便。

【适 应 证】闭经、二便不通，风湿性关节炎，癥瘕，瘀血肿痛，肠燥便秘。

68.

蛇　莓

蔷薇科

别名｜龙吐珠、蛇泡草、三爪风、和尚头草

Duchesnea indica (Andr.) Focke.

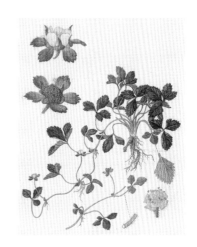

【形态特征】多年生草本，全株被白毛。匍匐茎细长柔软，伏地蔓延，节上生根。叶互生，3 小叶掌状复叶，卵形或倒卵形，小叶边缘有锯齿，叶柄长，托叶宿存。6~8 月，花多单生于叶腋，黄色花，副萼、萼片、花瓣各 5；雄蕊 20~30，离生；心皮多数，离生。小瘦果生于隆起的花托上，组成半圆形的聚合果，成熟时红色，有绿色的宿存萼。种子 1 个，肾形，光滑。

【药用部位】全草。

【性味功效】平，甘、酸，有小毒。消肿解毒，化痰止咳，祛风活血，止血。

【适 应 证】感冒，异常子宫出血，咯血，血崩，蛇咬伤，烫伤，支气管炎。

69.

月季花

蔷薇科

别名｜月月红、月月花

Rosa chinensis Jacq.

【形态特征】直立落叶或常绿灌木。枝有钩状皮刺，有时无刺。叶互生，奇数羽状复叶，

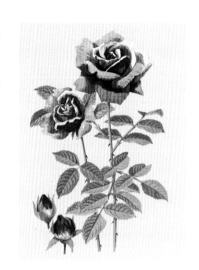

小叶 3~7，阔卵形至卵状长椭圆形，叶缘具锯齿；托叶与叶柄合生，全缘或具腺齿，顶端分离为耳状。花常簇生，花冠红色或玫瑰红色，稍有香气；雄蕊、心皮多数，上位子房，周位花。聚合瘦果卵形或梨形，萼片脱落。

【药用部位】花。

【性味功效】温，微甘。活血调经，消肿止痛，行气解郁。

【适 应 证】月经不调，痛经，白带异常，骨折，疔疮，胸腹胀痛，瘰疬肿痛。

70.
金樱子

蔷薇科

别名｜大金樱、大营花、糖罐子、金英子、刺榆子

Rosa laevigata Michx.

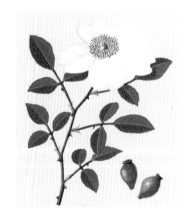

【形态特征】常绿小灌木。茎攀缘有刺。羽状复叶，小叶 3 或 5，椭圆状卵形，具锯齿。花单生于枝顶，花梗密生褐色毛刺；花瓣 5，形大色白气香；子房上位，周位花，心皮多数，分离。蔷薇果倒卵形，外被直刺，顶端具宿存萼片。

【药用部位】根、果实。

【性味功效】平，酸、甘、涩。遗精固脱，健脾止泻，益肝补肾，止虚汗。

【适 应 证】肺脓肿，遗精，白带异常，胃酸过多，久泻久痢，子宫脱垂，脱肛。

71.
野蔷薇
Rosa multiflora Thunb.

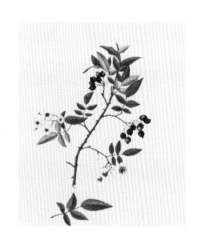

【形态特征】多年生落叶小灌木。茎枝多分布倒钩的
皮刺，有时呈偃伏或缠绕状。叶互生，
一回奇数羽状复叶，小叶椭圆形或卵形，
边缘具锐锯齿，叶柄和叶轴常有腺毛。
伞房花序排列成圆锥状，白色花瓣5，具
壶形花托筒；上位子房，周位花；雄蕊、
心皮多数，离生，花柱伸出花托口外。
蔷薇果球形，成熟时红色。

【药用部位】根、果实。

【性味功效】根：平，涩；果实：温，酸。利水除湿，
强精固脱。

【适 应 证】风湿关节痛，小便混浊，子宫脱垂，小儿疳积。

72.
寒　莓
Rubus buergeri Miq.

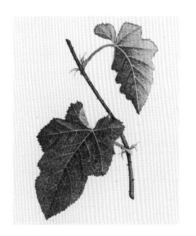

【形态特征】常绿蔓性小灌木。茎通常卧地，着地生
根。叶为掌状叶或稍呈圆形，叶缘有波
浪状的浅缺刻，并有细齿；茎叶密生绒毛，
极粗糙。夏季叶腋开白色小花；花瓣5，
离生；雄蕊、心皮多数，离生排列于隆

起的花托上。聚合果成熟时红色，花萼宿存。

【药用部位】根。

【性味功效】平，酸。收敛，解毒，活血止痛。

【适 应 证】胃痛，胃酸过多，遗精，头痛，黄疸性肝炎，吐泻，白带异常，痔疮。

73.

茅 莓

蔷薇科

别名│蓎田藨、小本刺波、虎姆波

Rubus parvifolius L.

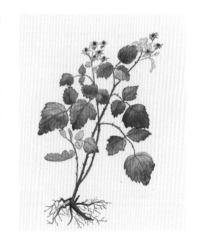

【形态特征】多年生匍匐性小灌木。茎枝攀缘，被细毛，有倒钩刺。叶互生，奇数羽状复叶，小叶 3，少数 5；小叶近圆形，大小不等，叶缘有锯齿，叶背被白色柔毛。春夏开淡紫红色小花，5 基数，花托凸起；雄蕊多数，离生；子房上位，心皮多数，离生。聚合核果球形，红色，具宿存萼。

【药用部位】根。

【性味功效】凉，甘、苦。祛风，散结，止痛，解毒。

【适 应 证】感冒，腰腿痛，癫痫，糖尿病，疝气，痔疮，湿疹，跌打损伤。

74.

广州相思子

豆 科

别名│鸡骨草、黄头草、黄仔强、大黄草、猪腰草

Abrus cantoniensis Hance

【形态特征】披散攀缘小灌木。主根粗壮。茎细长，棕红色，缠绕他物生长，幼枝部

分密被黄褐色柔毛。叶互生，偶数羽状复叶，小叶 7~12 对，卵状矩圆形，两面均被毛，叶脉凸起。春夏腋生总状花序，紫红色的花冠。荚果扁平有毛。

【药用部位】根、茎、叶。

【性味功效】平，甘、微苦。清肝利胆，散瘀止痛。

【适 应 证】肝炎，肝硬化，小便刺痛，胃脘胀痛，毒蛇咬伤。

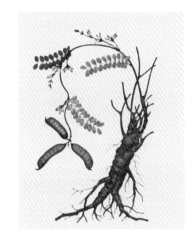

75.

紫云英

豆 科

别名｜翘摇

Astragalus sinicus L.

【形态特征】多年生宿根草本。茎匍匐地面。具长叶柄，奇数羽状复叶，小叶 7~15，倒卵形或椭圆形，全缘；托叶宿存。春末夏初伞房花序聚生于总花梗的顶端，呈头状；蝶形花冠淡紫色。荚果长圆形，略弯。种子肾形，棕褐色。

【药用部位】全草。

【性味功效】平，微辛。清热利水，祛风明目。

【适 应 证】黄疸性肝炎，白带异常，营养性水肿，神经痛，淋病，脓肿，外伤出血。

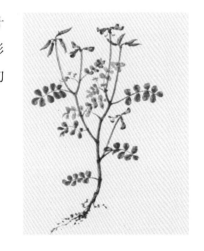

76.

三点金

别名 | 蚂蚁草、品字草、矮千斤拔、一条根

Desmodium triflorum (L.) DC.

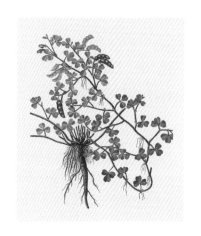

【形态特征】多年生草本。主根较发达。茎纤细，平
卧，带红色，多分枝，着地生根。复叶
互生，小叶 3，排成"品"字形；小叶
片呈倒心形，顶端截形或微凹，基部楔
形，上面绿色，无毛，下面灰绿色，被伏毛；
托叶膜质，宿存。夏秋开紫蓝色小花，
花冠蝶形，雄蕊二体；子房无柄。小荚
果扁平，镰刀状。

【药用部位】全草。

【性味功效】温，辛。消风散寒，排气破积，消炎止痛。

【适　应　证】中暑吐泻，疝气肿痛，跌打损伤，黄疸，痛经。

77.

榼　藤

别名 | 眼镜豆、榼子藤、过岗龙

Entada phaseoloides (L.) Merr.

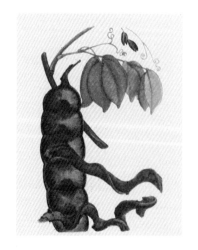

【形态特征】木质攀缘藤本。茎长，扁斜扭曲，断面
赭褐色，有淡黄色斑纹；小枝具条棱，
被短毛。叶互生，二回羽状复叶，顶端 1
对羽叶变为卷须；小叶 2~4 对，对生，
革质，椭圆形，全缘；叶柄基部膨大。
穗状花序，淡黄色小花；花萼 5 齿裂；

花瓣 5，基部与雄蕊、子房联合；雄蕊多数，稍长于花冠；子房无毛，花柱丝状，柱头凹陷。荚果长带状，扁平，有荚节，每节内有 1 粒种子。

【药用部位】茎皮。

【性味功效】平，涩、微苦，有毒。通络活血，祛风湿。

【适 应 证】风湿性关节炎，腰腿痛，跌打肿痛，催吐下泻。

78.
胡枝子

豆 科

别名｜木本胡枝子、里金丹、金腰带、抹草、麻薯糊

Lespedeza bicolor Turcz.

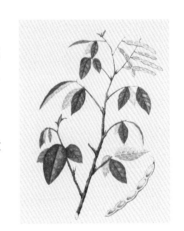

【形态特征】落叶灌木。茎直立，高 0.5~2m；多分枝，幼枝密被白色短伏毛。叶为三出复叶，顶生小叶长卵圆形，先端尖，上表面绿色，无毛，下表面苍白色，密被短伏毛，叶脉明显；侧生小叶较小，叶柄具浅槽；托叶暗褐色，宿存。夏季枝梢叶腋抽出花梗，盛开穗状的蝶形花，白紫色；雄蕊二体；子房有柄，被短柔毛。扁荚果被黄色绒毛。

【药用部位】根、叶。

【性味功效】平，辛、微苦。润肺解热，利水通淋。

【适 应 证】肺热咳嗽，百日咳，鼻衄，赤白带下，淋病。

79.
截叶铁扫帚

豆 科

别名｜胡流串、半天蕾、老牛筋、绢毛胡枝子

Lespedeza cuneata (Dum.-Cours.) G. Don

【形态特征】多年生亚灌木状草本。茎直立，皮黄褐色，枝具条棱、短绒毛。叶互生，

柄短，三出复叶，小叶常为线状楔形，
上面无毛，下面被短丝毛。夏季，叶腋
抽花梗，总状花序，蝶形花冠 2~4 朵，
黄白色，有紫斑；旗瓣比龙骨瓣稍短，
与翼瓣近等长。荚果，细小狭长。

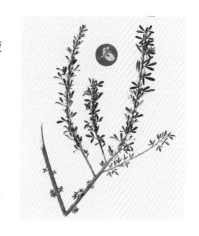

【药用部位】全草。

【性味功效】平，淡、微苦。益肝明目，清热利水。

【适 应 证】夜盲症，风湿性关节炎，肾炎，小儿疳积。

80.

多花胡枝子

豆 科

别名│圆叶胡枝子、苍蝇翼

Lespedeza floribunda Bunge.

【形态特征】多年生灌木状草本。茎高 0.5~1m，半斜
卧，常从基部分枝，枝条柔弱，带红色。
叶为三出复叶，顶生小叶椭圆形，先端
圆钝，叶背和叶端中脉被白色柔毛；侧
生小叶较小；托叶钻状。秋季叶腋抽出
总状花序，有明显花梗；花冠红紫色，
蝶形花冠，旗瓣较龙骨瓣短，翼瓣较旗
瓣短；二体雄蕊；子房被短柔毛。荚果，
卵形，内有 1 粒种子。种子近卵形，暗褐色。

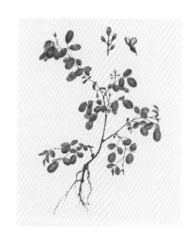

【药用部位】全草。

【性味功效】平，甘。清热解毒，消肿止痛。

【适 应 证】急性阑尾炎，产后腹痛。

81.

香花崖豆藤

豆 科

别名 | 山鸡血藤、牛大力、大力薯、三关刀豆

Millettia dielsiana Harms

【形态特征】攀缘灌木。根为长块状结节薯形，皮粗厚，有整齐横束线，黄土色。茎蔓生，少分枝，被白绒毛。叶互生，奇数羽状复叶，小叶9~11，小叶矩圆状披针形，叶面深绿色，无毛，叶背有薄毛。秋季顶生圆锥花序，唇形花冠紫色。结长荚果，密生绒毛。

【药用部位】块根。

【性味功效】平，甘。补虚润肺，通经活络，健脾。

【适 应 证】腰肌劳损，慢性肝炎，肺结核，溃疡，风湿痛。

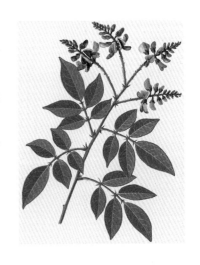

82.

网络崖豆藤

豆 科

别名 | 鸡血藤、香花崖豆藤、密花豆

Millettia reticulata Benth.

【形态特征】攀缘性灌木。老茎砍断后在韧皮部一圈有血红色汁液渗出，横断面呈数圈偏心环。叶为奇数羽状复叶，小叶5~7，卵圆形，先端尖，基部圆形，全缘。幼枝、花序、果实密生黄褐色绒毛。夏秋茎顶簇生淡紫红色花，蝶形花冠，排列成圆锥花序。荚果条形，具多数种子。

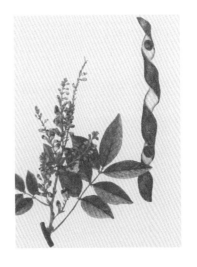

【药用部位】藤茎。

【性味功效】温，微苦、甘。活血补血，调经止痛，舒筋活络。

【适 应 证】贫血，风湿关节痛，腰膝酸痛，麻木瘫痪，月经不调。

83.

含羞草

豆 科

别名│畏尧草、害羞草

Mimosa pudica L.

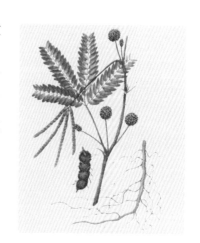

【形态特征】亚灌木状草本。茎多分枝，披散，有散生锐刺及无数倒生刺毛。二回羽状复叶，一回小叶指状排列于总叶柄之顶，二回羽状小叶数片，线状矩圆形，触之即闭合而垂下。夏季开淡红色头状花序，花辐射对称，花萼小，漏斗状；花冠钟状，下部合生；花瓣和雄蕊均4。荚果扁平，有 3~4 荚节。

【药用部位】全草。

【性味功效】微寒，微苦。清热利湿，安神，散瘀止痛。

【适 应 证】深部脓肿，肠炎，胃炎，疝气，小儿疳积。

84.

排钱树

豆 科

别名│广金钱草、猫狸尾、拉里连、双叠钱、牌钱草、纸钱草

Phyllodium pulchellum (L.) Desv.

【形态特征】多年生小灌木。茎直立，基部多分枝。三出复叶，无毛，互生；小叶卵状椭圆形或卵状披针形，先端渐尖；侧生小叶较顶生小叶小，基部

稍偏斜，叶背脉明显。秋后顶生或腋生
总状花序，蝶形花冠；雄蕊二体；子房
无柄，线形，被毛。荚果长椭圆形，具
1~2 荚节。

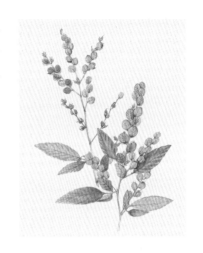

【药用部位】全草。

【性味功效】平，苦。祛风利湿，疏通气血，消肿解毒。

【适 应 证】感冒发热，咽喉肿痛，风湿痹痛，水肿，
肝脾肿大，跌打肿痛。

85.
葫芦茶

别名｜龙舌癀、胶剪股、金剑草、咸鱼草、百劳舌、葫芦草、尖刀癀

Tadehagi triquetrum (L.) Ohashi.

【形态特征】直立小灌木。茎高 0.5~2m，多分枝；枝
三棱柱状，棱上被白色短糙毛。单叶互
生，卵状披针形，先端尖，基部浅心形；
全缘；叶柄长，具阔翅；叶脉明显，侧
脉不达叶缘。6~10 月开紫红色花，总状
花序顶生；蝶形花冠；二体雄蕊；子房
密被短柔毛。荚果带形，密被短毛。种
子圆形，紫褐色。

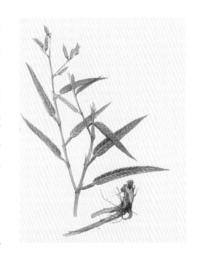

【药用部位】全草。

【性味功效】平，甘、涩，有小毒。清暑解热，健脾
消食，利水杀虫。

【适 应 证】感冒，中暑，胃痛，乳腺炎，阴疽发背，角膜溃疡，急性肾炎，丝虫病，
钩虫病。

86.
猫尾草

别名 | 猫尾射、虎尾轮、狐狸尾、通天草、鼠尾癀、狗尾射

Uraria crinita (L.) Desv.

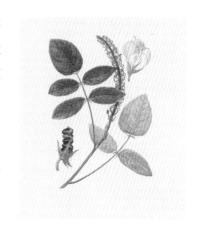

【形态特征】亚灌木状草本，高 5~8m。茎枝略粗，多分枝，被短毛。叶互生，一回奇数羽状复叶，小叶 3~7；小叶长椭圆形或卵状披针形，先端渐尖，基部圆形；叶片稍呈纸质，被短毛。夏秋间顶生穗状花序，先端弯曲，形似"猫尾"；花冠紫色，蝶形花冠，旗瓣阔；雄蕊 10，二体。小荚果 2~5 节。种子黑褐色，肾形。

【药用部位】根。

【性味功效】平，甘。活血通络，理气和中，温胃。

【适 应 证】胃及十二指肠溃疡，肺结核，白带异常，关节炎，小儿疳积。

87.
丁癸草

别名 | 苍蝇翼、人字草、红骨丁地青、乌龙草

Zornia gibbosa Span.

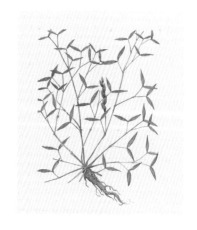

【形态特征】多年生草本。茎纤细而坚韧，多分枝，披散或卧地。叶小，互生，小叶 2，对生于叶柄顶端，呈"人"字形；叶片披针形，叶面无毛，叶背被褐色腺点；托叶盾状着生。夏秋开小黄花，总状花序腋生，蝶形花冠 2~6，排列疏松；无花梗；苞

片 2，具纵脉和白色缘毛；花萼钟状，被短柔毛；雄蕊单体；子房无柄，密被短毛。荚果 2~6 节，被短柔毛。种子暗紫红色，半圆形。

【药用部位】全草。

【性味功效】平，甘、淡。清热解毒，解暑利尿。

【适 应 证】感冒，小儿疳积，胃肠炎，肝炎，痈肿，水泻，疟疾。

88.

阳 桃

酢浆草科

别名｜酸桃、蜜桃

Averrhoa carambola L.

【形态特征】落叶小乔木。分枝多，树外皮暗灰色，内皮淡黄色。奇数羽状复叶，互生，小叶椭圆形，先端渐尖，基部偏斜，被柔毛，全缘，小叶柄短。春夏花单生或聚伞花序生于叶腋，花冠近钟形，花瓣白色或淡红色，萼片、花瓣 5；雄蕊 5~10；子房 5 室，胚珠多数。浆果肉质，椭圆形，下垂，外有 5 棱，幼时绿色，成熟时黄色，横切面呈星芒状。种子黑褐色。

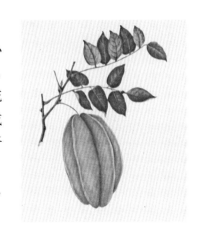

【药用部位】根、叶、果实。

【性味功效】根：平，酸、涩。涩精，止血，止痛。叶：凉，酸、涩。祛风利湿，消肿止痛。果实：平，酸、甘。生津止咳。

【适 应 证】根：遗精，鼻衄，慢性头痛，关节疼痛。叶：风热感冒，急性胃肠炎，小便不利，产后浮肿，跌打肿痛，痈疽肿毒。果实：风热咳，咽喉痛，疟母。

89.
酢浆草

Oxalis corniculata L.

【形态特征】多年生草本。茎红而柔弱，匍匐地面，节上生根；全株被柔毛。叶互生，掌状复叶，小叶 3，呈倒心形，叶缘贴伏缘毛，叶柄长。自春至秋叶腋抽出花梗，连续开花，伞形花序；小苞片 2，膜质；萼片 5，宿存；花瓣 5，黄色；雄蕊 10，5 长 5 短相间排列；子房长圆形，5 室，花柱 5。蒴果圆柱形，具 5 棱，成熟后裂开，弹出种子。种子褐色。

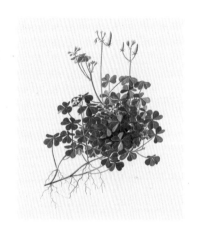

【药用部位】全草。

【性味功效】寒，酸。清热利湿，凉血散瘀，解毒消肿。

【适 应 证】湿热泄泻、痢疾、黄疸、淋证、带下病、吐血、衄血、尿血、月经不调、跌打损伤、咽喉肿痛、痈肿疔疮、丹毒、湿疹、疥癣、痔疮、麻疹、烫火伤、蛇虫咬伤。

90.
红花酢浆草

Oxalis corymbosa DC.

【形态特征】多年生草本。无地上茎，地下有球状的鳞茎，鳞茎下有 1~3 个白色块根，肉质。叶基生，叶柄长，小叶 3，倒心形，顶端凹陷，全缘。夏季叶间抽出花茎，二歧聚伞花序排列成伞形花序；苞片 2，萼片 5，先端有暗红色长圆形的小腺体 2；花瓣 5，淡紫红色；雄蕊 10，5 长 5 短；子房 5 室，花柱 5。蒴果具 5 棱。

【药用部位】根茎或全草。

【性味功效】寒，酸。清热解毒，散瘀消肿，调经。

【适 应 证】肾盂肾炎，痢疾，咽炎，牙痛，月经不调，白带异常；外用治毒蛇咬伤，跌打损伤，烧烫伤。

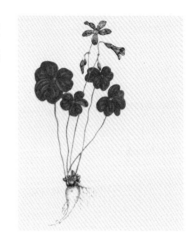

91.
佛 手

别名｜佛手香橼

Citrus medica L. var. *sarcodactylis* (Noot.) Swingle

【形态特征】常绿灌木。茎节上有硬刺。叶大，互生，长椭圆形，叶缘细锯齿，叶柄短，叶腋有枝刺。白色圆锥花序腋生，雄花较多；花萼杯状，先端 5 裂；花瓣 5，内面白色，外面淡紫色；子房上位，10~15 室，花柱有时宿存。柑果长圆状，成熟时顶端分裂张开如指，外皮鲜黄色，香气甚浓，无肉瓤与种子。

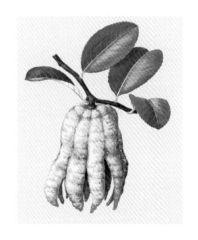

【药用部位】根、叶、果实。

【性味功效】平，辛、苦、酸。理气止痛，消食化痰。

【适 应 证】胸腹胀满，食欲不振，胃痛，呕吐，咳嗽气喘。

92.

黄皮树

别名 | 黄皮果、黄弹

Clausena lansium (Lour.) Skeels

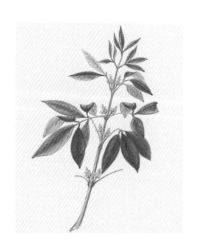

【形态特征】常绿小乔木，全株有油腺点，揉之有芸香味。茎枝粗糙，暗灰绿色。叶互生，奇数羽状复叶，小叶 5~11，卵状披针形，两侧不对称，叶缘波浪形。春季顶生圆锥花序；萼片、花瓣 5，被短毛；雄蕊 10，长短相间；子房 5 室，外密被长柔毛。浆果球形，成熟时黄色。种子 1~4。

【药用部位】果实、叶、根。

【性味功效】果实：微温，甘、酸。行气，消食，化痰。叶：温，苦、辛。解表散热，行气化痰，利尿，解毒。根：平，微辛、苦。行气止痛。

【适 应 证】果实：食积胀满，脘腹疼痛，疝痛，痰饮咳喘。叶：温病发热，疟疾，咳嗽痰喘，脘腹疼痛，风湿痹痛，小便不利，热毒疥癣，蛇虫咬伤。根：气胃痛，腹痛，疝痛，风湿骨痛，痛经。

93.

三桠苦

别名 | 三叉虎、肺炎草、三叶英、白马屎、三爪英

Evodia lepta (Spreng.) Merr.

【形态特征】灌木。树皮灰白色，不剥落，幼枝方形，嫩芽具短毛，余秃净。三出复叶，纸质，对生，叶柄长，小叶片长披针形或椭圆形，先端渐尖或急尖，全缘，波浪状。夏季

腋生圆锥花序，花冠白色，5 基数。蒴果卵圆形。

【药用部位】根、叶。

【性味功效】寒，苦，叶微辛。清热解毒，祛风除湿，消肿止痛。

【适 应 证】感冒发热，咽喉肿痛，肺热咳嗽，胃痛，风湿痹痛，跌打损伤，湿疹，
疮疖肿毒。

94.
金 柑

芸香科

别名｜山金橘、山柑仔

Fortunella hindsii (Champ. ex Benth.) Swingle

【形态特征】常绿小灌木。茎多分枝，常具枝刺。单
叶互生，革质，叶片椭圆形，有透明油
腺点，揉之有芳香味。夏季腋生单花，
花萼杯状，4~5 裂；花瓣 5，白色；雄蕊
花瓣数为雌蕊的 2~3 倍，花盘稍隆起；
子房 3~6 室，花柱短，柱头不增粗。柑
果椭圆形，成熟时橙红色，果皮肉质。

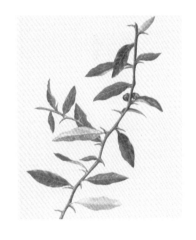

【药用部位】根、果实。

【性味功效】温，辛，苦。疏风散寒，理气止痛。

【适 应 证】感冒咳嗽，胃痛，风湿痛，头痛。

95.
九里香

芸香科

别名｜七里香、过山香

Murraya exotica L.

【形态特征】常绿灌木。茎直立，多分枝；树皮灰白色。叶为奇数羽状复叶，互生，

小叶 3~9，椭圆形，有透明油腺点，搓之有香气。秋季开白花，萼片 5，离生；花瓣 5，离生；雄蕊多数，离生；上位子房。核果卵形，成熟时红色。

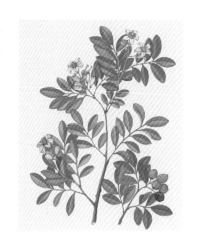

【药用部位】根、叶、花。

【性味功效】温，微苦、辛。祛风除湿，行气止痛。

【适 应 证】风湿骨痛，胃痛，胃溃疡，蛇咬伤，牙痛，痔疮，睾丸肿痛，疮痈，疥癣。

96.

芸 香

芸香科

别名│臭草、小叶香、百应草、猴仔草

Ruta graveolens L.

【形态特征】多年生草本。茎下部带木质，多分枝，有浓烈气味。叶互生，二至三回羽状复叶，裂片长椭圆形，叶缘具浅钝齿。春末夏初枝梢开金黄色小花，聚伞形排列；花萼 4；花瓣 4；雄蕊 8，其中 4 枚与花瓣对生且贴附于花瓣上；子房 4 室，每室胚珠多粒。蓇葖果 4 分瓣，果皮具凸起的油点。种子多，肾形。

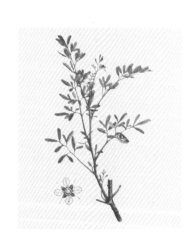

【药用部位】全草。

【性味功效】凉，辛、微苦。清热解毒，散瘀止痛。

【适 应 证】感冒发热，牙痛，月经不调，小儿湿疹，疮疖肿毒，跌打损伤。

97.

簕㯭花椒

芸香科

别名 | 刺楤、鹰不泊、鸟不宿、鸟不踏、鸟不企

Zanthoxylum avicennae (Lam.) DC.

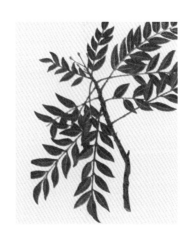

【形态特征】落叶灌木。茎直立，密生钩刺。叶互生，
二回羽状复叶，小叶卵形至阔卵形，叶
端渐尖，叶基椭圆形，叶缘有小锯齿；
叶柄基部有刺。小花淡黄色，5 基数，雄
蕊多数。核果球形，果皮有透明腺点。

【药用部位】根、果实。

【性味功效】平，辛，有小毒。祛风除湿，行气活血。

【适 应 证】跌打扭伤，关节炎，腰脊挫伤疼痛，肿
痛，胃痛。

98.

驱风草

芸香科

别名 | 大叶臭花椒、驱风痛、姜母草

Zanthoxylum myriacanthum Wall. ex Hook. f.

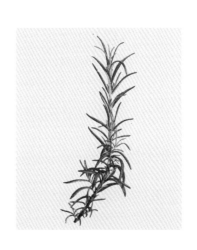

【形态特征】多年生小灌木。茎直立，多分枝，表皮
粗糙。单叶对生，线状披针形，叶缘内
卷，中脉明显，全缘，叶面淡绿色，叶
背灰白色，密被细柔毛，搓之有姜的芳
香味。6~8 月枝端或叶腋开花，花小，淡
紫色，5 瓣裂。核果椭圆形。

【药用部位】叶。

【性味功效】温，辛、微苦。祛风除湿，消肿解毒。

【适 应 证】风寒感冒，风湿痹痛，跌打骨折，外伤出血，烧伤，毒蛇咬伤。

99.

两面针

芸香科

别名｜光叶花椒、叶下穿针、山胡椒、猫公刺

Zanthoxylum nitidum (Roxb.) DC.

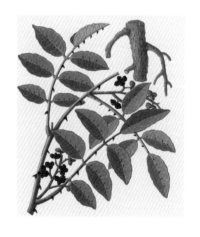

【形态特征】多年生木质藤本。茎、枝、叶轴下面和
小叶中脉两面均着生钩状皮刺；奇数羽
状复叶；小叶 5~11，对生，卵形至宽椭
圆形，边缘有疏圆齿。圆锥状聚伞花序，
腋生；花小，白色，4 基数。蒴果。

【药用部位】根、茎、叶。

【性味功效】平，苦、辛，有小毒。祛风行气，清热
燥湿，散瘀活血，排脓解毒。

【适 应 证】风火牙痛，风湿骨痛，喉炎，关节炎，
胃脘痛，跌打损伤，乳腺炎，牙龈出血。

100.

鸦胆子

苦木科

别名｜苦参子、苦山参、老鸦胆

Brucea javanica (Linn.) Merr.

【形态特征】多年生灌木或小乔木。树皮有苦味，枝、叶柄和花序均被黄色柔毛。叶
互生，纸质，奇数羽状复叶，小叶 3~15，卵状披针形，叶缘具粗锯齿，
两面均被柔毛。夏季顶生圆锥花序，单性花；雄花花萼 4，基部联合；
花瓣 4，暗紫色，分离；雄蕊 4，花丝短；雌花花萼、花瓣与雄花同；

雄蕊退化；心皮4，分离，每心皮有1个胚珠。核果椭圆形，带肉质，成熟时黑色。

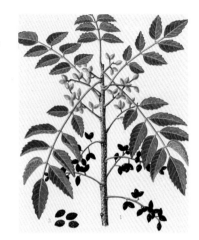

【药用部位】根、叶、果实。

【性味功效】寒，苦。清热凉血，燥湿杀虫。

【适 应 证】痢疾，疟疾，耳疔，鸡眼，赘疣。

101.

橄　榄

橄榄科

别名 | 黄榄、青果、青橄榄

Canarium album (Lour.) Rauesch.

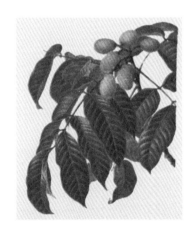

【形态特征】常绿乔木。幼枝被黄棕色绒毛。叶互生，奇数羽状复叶，小叶对生，披针形，革质，全缘，叶脉明显。夏季腋生花序，单性，雌雄异株；雄花序为圆锥花序，花萼、花瓣3，离生，雄蕊6；雌花序为总状花序，子房卵圆形，3室，柱头微3裂。核果长椭圆形，青黄色，外果皮肉质，3室，每室具种子1。

【药用部位】果实、根、叶。

【性味功效】平，甘、酸。清热解毒，利咽喉。

【适 应 证】咽喉肿痛，咳嗽，暑热烦渴，肠炎腹泻。

102.
楝

别名 | 苦楝、楝枣、楝树、紫花树、令枣仔

Melia azedarach Linn.

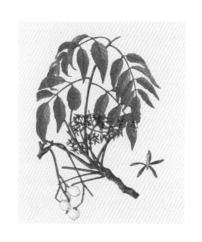

【形态特征】落叶乔木。茎皮暗褐色而有槽纹，纵裂，有细小灰白色斑点。叶互生，二回或三回奇数羽状复叶；小叶对生，卵形或披针形，叶缘有钝锯齿。春季腋生圆锥花序，花芳香；花萼 5 深裂；花冠 5，紫色；雄蕊管紫色，花药 10；子房球形，5 室。核果球形，5 室，成熟时黄色，每室具种子 1，暗褐色。

【药用部位】根皮、果实。

【性味功效】寒，苦，有小毒。清热燥湿，驱虫止痛。

【适 应 证】蛔虫病，蛲虫病，钩虫病，疥癣，头癣，腹痛，睾丸炎，骨折。

103.
黄花倒水莲

别名 | 观音串、倒吊孩儿、
木本远志、黄花远志、观音坠

Polygala fallax Hemsl.

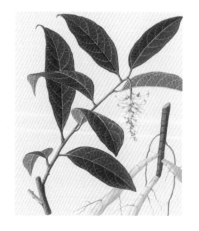

【形态特征】落叶灌木。茎直立，有分枝，小枝密被短柔毛。单叶互生，薄纸质，倒卵状披针形，两面疏被短柔毛，全缘；叶柄短。总状花序，花后延长且下垂；花黄色，小苞片线状，早落；萼片 5，不等大，外

面 3 片较小，内面 2 片较大，呈花瓣状；花瓣 3 片，下部合生，中央 1 片，呈龙骨瓣状，顶端具鸡冠状附属物；雄蕊 8 枚，花丝下部合生；子房 2 室，具环状花盘。蒴果成串，扁心形。

【药用部位】根、茎。

【性味功效】平，苦、微甘。祛风除湿，舒筋活络，活血调经。

【适 应 证】风湿手足痛，跌打损伤，产后关节痛，月经不调。

104.
瓜子金

Polygala japonica Houtt.

【形态特征】多年生常绿草本。宿根细而弯曲，呈黄白色。茎细长，多数由基部丛生，匍匐斜升，具细纵棱，全株被卷曲短柔毛。单叶互生，卵圆形，全缘，边缘反卷。总状花序与叶对生或腋生，花淡绿色，小苞片披针形，早落；萼片 5，宿存；花瓣 3，基部合生，顶端背面具鸡冠状附属物；雄蕊 8，花丝合生成鞘；子房倒卵形，柱头 2 裂。蒴果扁球形，具阔翅。种子黑色，密被柔毛。

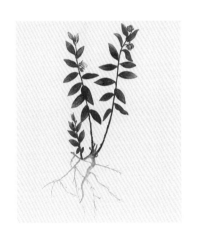

【药用部位】全草。

【性味功效】平，甘、苦。活血散瘀，化痰止咳。

【适 应 证】毒蛇咬伤，疔痈疮肿，跌打损伤，咳嗽，失眠。

105.

大叶金牛

别名 | 天青地紫、一包花、红背兰、岩石远志、咤呢癀、猫仔癀、金牛草

Polygala latouchei Franch.

【形态特征】矮小亚灌木。根肥厚，搓之有香气。茎枝圆柱形，均被短柔毛，中下部具圆形突起的黄褐色叶痕。单叶密集于枝的上部，椭圆形，背面或全叶紫红色，全缘。春夏间顶生总状花序，密集小花；苞片1，早落；萼片5，内萼片花瓣状；花瓣3，膜质，紫红色；雄蕊8；子房倒卵形，具狭翅。蒴果扁圆形，具翅。种子卵形，黑色，具乳突，被白绒毛。

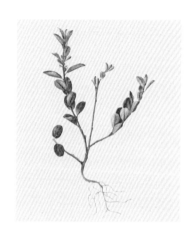

【药用部位】全草。

【性味功效】平，甘、淡、微辛。活血散瘀，镇咳，消肿。

【适 应 证】胸痛，咳嗽，中耳炎，肾炎水肿，小儿麻痹，小儿疳积，跌打损伤，白带异常。

106.

铁苋菜

别名 | 野麻草、山黄麻、人苋、玉碗棒真珠

Acalypha australis L.

【形态特征】一年生草本。茎直立，多分枝，高 0.2~0.5m，具细纵纹。单叶互生，有叶柄，卵状披针形，先端尖，叶缘有浅锯齿，叶面皱纹粗糙如麻。夏秋

叶腋开淡褐色花，穗状花序，花雌雄同
株同花序，雄花簇生于花序轴上部，雌
花常 3~5 朵生于下部；雌花苞片叶状，
如海蚌。蒴果小，表面被毛。

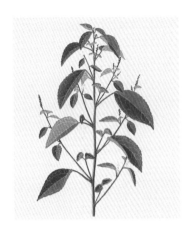

【药用部位】全草。

【性味功效】平，微苦、涩。清热利湿，凉血解毒，
固肠止痢。

【适 应 证】痢疾，吐血，骨髓炎，跌打损伤。

107.
黑面神

大戟科

别名｜漆仔旧、山桂花、猴写字

Breynia fruticosa (L.) Hook. f.

【形态特征】秃净灌木。茎直立，多分枝，全株无毛。
单叶互生，革质，卵形至卵状披针形，
叶面深绿色，叶背粉绿色；叶柄短；托
叶三角状披针形。夏季开陀螺形小花，
黄绿色，单性，雌雄同株，无花瓣；雄
花花萼陀螺形；雌花花萼钟状，6 深裂，
花柱 3，外弯。蒴果呈浆果状，球形，肉
质，宿存萼膨大成盘状。

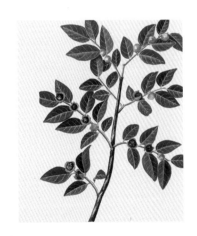

【药用部位】根、叶。

【性味功效】平，苦。清热解毒，散瘀止痛。

【适 应 证】喉痛，扁桃体炎，咽喉炎，皮肤过敏，皮炎，毒蛇咬伤。

108.

火殃簕

大戟科

别名 | 金刚纂、圆骨火巷树

Euphorbia antiquorum L.

【形态特征】常绿秃净灌木。茎直立，肉质，有乳汁；
老枝圆柱形、三角形，有3纵棱，在纵
棱处有1对暗褐色锐利的托叶刺。叶少
而肉质，倒卵形，全缘，两面无毛，脉
不明显；具短叶柄。大戟花序单生，苞
叶倒卵形；花黄绿色，总苞4瓣裂，腺
体4；雄花多数；雌花子房3室，花柱3，
离生。蒴果。

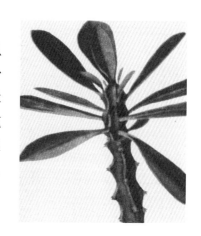

【药用部位】叶、茎。

【性味功效】寒，苦、涩。消肿止痛，泻水拔毒。

【适 应 证】急性胃肠炎，痈疮，疥癣，维生素C缺乏症。

109.

飞扬草

大戟科

别名 | 大飞扬、节节花、大号乳汁草、蚂蚁藤草

Euphorbia hirta L.

【形态特征】一年生草本，茎被粗毛。通常由基部分
枝，枝淡红色，匍匐或扩展。叶对生，
卵形至矩圆形，基部略圆而偏斜；叶缘
有小锯齿，中部有紫斑；托叶小，线形。
全年四季均开花，总苞淡绿色或淡紫色，
多为腋生，短柄的花束为稠密的聚伞花

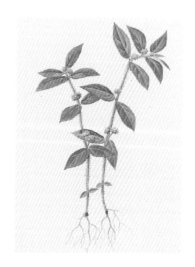

序。蒴果阔卵形。

【药用部位】全草。

【性味功效】凉、酸涩、微苦，有小毒。清热利湿，凉血止痢，消肿解毒，通乳。

【适 应 证】肠炎，痢疾，产后缺乳，乳腺炎，坐骨神经痛，湿疹，皮肤瘙痒。

110.

地锦草

大戟科

别名｜铺地草、红乳仔草、奶疳草、小本猪母乳

Euphorbia humifusa Willd. ex Schlecht.

【形态特征】一年生披散草本。茎从根际分生数枝，平卧地面，呈红色。叶小，呈椭圆形，对生，茎叶均含白色乳汁。夏秋腋生大戟花序，并与退化的叶混生；总苞陀螺形，顶端5裂，腺体4，有极小的白色花瓣状附片；雄花少数；雌花子房三棱形，花柱3。蒴果三棱形，较小，果瓣的脊上被毛。

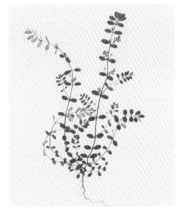

【药用部位】全草。

【性味功效】平，涩。止血止痢，清热解毒，通乳消疳。

【适 应 证】细菌性痢疾，子宫脱垂，慢性下肢溃疡，结膜炎，咽喉炎，牙槽脓肿，肠鸣腹痛，产后乳汁不通，慢性肾盂肾炎。

111.

毛果算盘子

大戟科

别名｜生毛壕、漆大功

Glochidion eriocarpum Champ. ex Benth.

【形态特征】多年生小灌木。茎直立，多分枝，密被淡黄色粗毛。单叶互生，卵状披

针形，两面均被白毛。春季开黄绿色的小花，1~4朵生于叶腋；雄花花萼6，雄蕊3；雌花花萼6，子房5室。蒴果扁球形，被毛，红褐色。

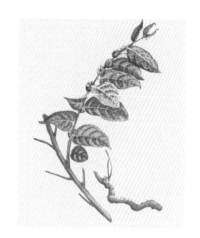

【药用部位】全草。

【性味功效】平，涩、微苦。根：润肠止泻。叶：燥湿。

【适 应 证】急性胃肠炎，痢疾，结膜炎，腹股沟淋巴结肿大，皮肤过敏，湿疹。

112.

算盘子

大戟科

别名 | 算盘珠、山金瓜、蝉仔树、红心松

Glochidion puberum (L.) Hutch.

【形态特征】常绿小灌木。茎直立，多分枝，表面灰褐色。单叶互生，叶柄短，叶片披针形或长卵形，先端钝尖，叶背被短柔毛，全缘。夏秋叶腋开黄绿色花，雄花花萼6，雄蕊3；雌花花萼6，子房8~10室，密被绒毛，花柱合生成环状。蒴果球状，具3棱，胞背裂开。种子4~5。

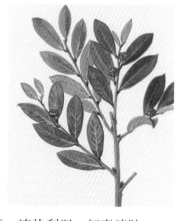

【药用部位】根、叶。

【性味功效】根：凉，苦，有小毒。清热，利湿，行气，活血，解毒消肿。叶：凉，苦、涩，有小毒。清热利湿，解毒消肿。

【适 应 证】根：感冒发热，咽喉肿痛，咳嗽，牙痛，湿热泻痢，淋浊，带下病，风湿痹痛，腰痛，疝气，痛经，闭经，跌打损伤，痈肿，瘰疬，蛇虫咬伤。叶：湿热泻痢，黄疸，淋浊，带下病，发热，咽喉肿痛，痈疮疖肿，漆疮，湿疹，蛇虫咬伤。

113.

白背叶

Mollotus apelta (Lour.) Muell.-Arg.

【形态特征】落叶灌木。茎皮灰白色，分枝稍有棱，
被黄鳞毛。单叶互生，卵圆形，全缘，
叶缘浅波状，叶面绿色，叶背白色，密
生绵毛。夏季开穗状花序，花冠灰黄色。
结果成串，密被软刺，状如小棉球。

【药用部位】根、叶。

【性味功效】平，微苦、涩。收涩固脱，滋肾明目。

【适 应 证】慢性肝炎，疝气，脱肛，子宫脱垂，白内
障，淋浊，白带异常，结膜炎，乳腺炎。

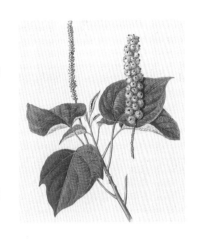

114.

余甘子

Phyllanthus emblica L.

【形态特征】乔木，树皮浅褐色。茎多分枝，小枝被
锈色短柔毛。叶互生，成 2 纵列，密生
在纤弱小枝上，似羽状复叶，叶片长圆形，
顶端截平或钝圆，基部浅心形；托叶三
角形，褐红色，边缘有睫毛。花单性同株，
簇生于叶腋；无花瓣，雄花具腺体 6，雄
蕊 3；雌花子房 3 室。核果肉质扁圆而稍
带 6 棱，成熟时淡黄色。种子略带红色。

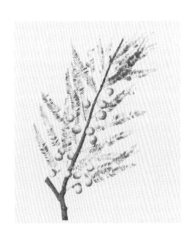

花期 4~6 月，果期 7~9 月。

【药用部位】根、叶、果实。

【性味功效】根：平，甘、苦。清热解毒。叶：平，辛。清热解毒。果实：平，酸、涩、甘。清热利咽，润肺止咳。

【适　应　证】根和叶：皮炎，湿疹，风湿痛等。果实：感冒，咳嗽，胃痛，消化不良，腹胀，咳嗽，咽喉痛，口干等。

115.

叶下珠

大戟科

别名｜水油柑、山油柑、油柑草、油柑癀

Phyllanthus urinaria L.

【形态特征】一年生草本。茎直立，具分枝，红紫色，有细纵棱。叶互生，排成 2 列，小叶矩圆形，薄纸质，全缘，近无柄。花雌雄同株；雄花花萼 6，腺体花盘 6，分离，与萼片互生，雄蕊 3，花丝合生；雌花花萼 6，子房 3 室，花柱 3，分离。蒴果圆球形，排列于假性复叶下面，棕黄色，表面具瘤状体突起，有宿存萼及花柱。种子三棱形，具明显横沟纹。

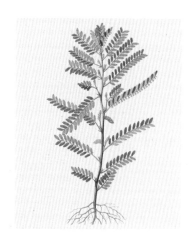

【药用部位】全草。

【性味功效】平，微苦、涩。清热解毒，清肝明目。

【适　应　证】肝炎，夜盲证，感冒发热，肠炎腹泻，尿路感染，肾炎水肿，结膜炎。

116.

蓖　麻

Ricinus communis L.

别名│红骨蓖麻

【形态特征】多年生小灌木。茎高 1.8~2.5m，圆柱形，中空，表皮被白粉。叶互生，盾形掌状分裂，各裂片先端尖，边缘有粗锯齿；叶柄长，有腺体。花单性同株，叶腋及茎梢生圆锥花序，花序下部为雄花，上部为雌花；花萼 3~5 裂；无花瓣；雄花雄蕊多数，花丝树状分枝；雌花子房上位，3 室，花柱 3，各 2 裂。蒴果有刺。种子扁椭圆形，表面光泽，有黑褐色花斑点。

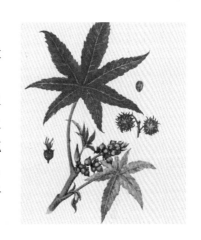

【药用部位】种子、蓖麻油。

【性味功效】种子：平，甘、辛，有小毒。消肿排脓，拔毒，泻下通滞。蓖麻油：滑肠，润肤。

【适 应 证】种子：颈淋巴结结核，喉痹，脓肿。蓖麻油：肠内积滞，腹胀，便秘，疥癣，疮，烫伤。

117.

乌　柏

Sapium sebiferum (L.) Roxb.

别名│木蜡树、虹树、白叶心

【形态特征】落叶乔木。茎高大，有白色乳汁，树皮灰色。叶互生，阔卵形而尖，质薄无毛，叶柄细长。初夏顶生穗状花序，花小，密集，黄色，雌雄同序；雄花花萼杯状，3 浅裂，雄蕊 2；雌花花萼 3 深裂，子房 3 室，花柱 3。蒴果球形黑褐色，木质。种子圆形，黑色，外被蜡层。

【药用部位】根、叶、种子。

【性味功效】根: 寒, 苦, 有小毒。逐水泻热, 散结消肿。叶: 微温, 苦, 有毒。泻下逐水, 消肿散瘀, 解毒杀虫。种子: 凉, 甘, 有毒。拔毒消肿, 杀虫止痒。

【适 应 证】根: 急性肾炎水肿, 肿毒, 蛇咬伤, 皮肤病。叶: 水肿, 腹水, 二便不利, 湿疹疥癣, 疮痈肿毒, 跌打损伤, 毒蛇咬伤。种子: 湿疹, 癣疮, 皮肤皲裂, 水肿, 便秘。

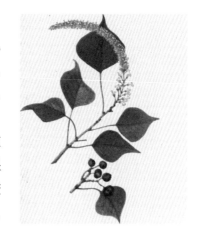

118.

油 桐

大戟科

别名 | 桐子树

Vernicia fordii (Hemsl.) Airy Shaw.

【形态特征】落叶乔木。茎直立, 粗壮, 幼枝疏生长毛。单叶互生, 叶片阔卵状心脏形, 革质, 绿色有光泽。春季枝梢开聚伞花序, 花单性, 同株; 雄花花萼 2~3 裂, 花瓣 5, 白色, 雄蕊 8~20; 雌花花被与雄花相似, 子房 3~5 室, 花柱 2 裂。核果近球形。种子 3~5。

【药用部位】根、种子。

【性味功效】根: 寒, 甘、微辛, 有大毒。下气消积, 利水化痰, 驱虫。种子: 寒, 甘、微辛, 有大毒。消肿解毒, 拔脓生肌。

【适 应 证】根: 食积痞满, 水肿, 哮喘, 瘰疬, 蛔虫病。种子: 烫伤, 疥癣, 刺伤, 久年烂疮, 冻疮, 皲裂。

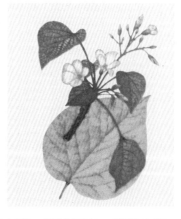

119.

盐肤木

漆树科

别名 | 老公担盐、蒲盐

Rhus chinensis Mill.

【形态特征】落叶小乔木。茎高达数米。叶为奇数羽状复叶，互生；叶片长椭圆形，叶缘有粗圆的锯齿，总叶柄基部膨大，叶轴上部多数具狭翅，叶背浅白色。秋季开白色的花，圆锥花序。核果扁圆形，成熟时红色，外被小柔毛。

【药用部位】根、叶。

【性味功效】微寒，酸、咸。根：理气行血，祛瘀生新，利水消肿。叶：消肿解毒。

【适 应 证】根：风湿痹痛，腰肌劳损，肾炎，水肿，急性淋巴结炎，疔疮，跌打肿痛，扭伤。叶：漆疮，疮疡，湿疹。

120.

野　漆

漆树科

别名 | 山漆、野漆树

Toxicodendron succedaneum (L.) O. Kuntze.

【形态特征】落叶乔木。茎高 3~6m，有乳汁。叶互生，为奇数羽状复叶，小叶无柄，卵状披针形，全缘；叶脉显著，平滑无毛，叶背具白粉。圆锥状花序腋生，多分枝；花黄绿色，花萼无毛；花瓣长圆形；花盘 5

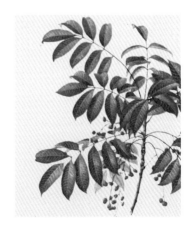

裂；子房球形，柱头 3 裂。核果圆球形，偏斜，黄绿色。

【药用部位】根、叶。

【性味功效】温，涩，有小毒。祛瘀消肿，活血止血。

【适 应 证】骨髓炎，腹股沟淋巴结肿大，椎间盘突出症，咯血，吐血，外伤出血。

121.

秤星树

别名｜岗梅、梅叶冬青、万点金、鸡骨柴

Ilex asprella (Hook. et Arn.) Champ. ex Benth.

【形态特征】落叶灌木。茎枝圆柱状，紫褐色，散生
椭圆状白色皮孔。单叶互生，卵形，先
端尖，叶缘小锯齿，叶面深绿色，有叶柄。
夏季开白花，雄花 1~3 朵簇生于叶腋；
雌花单生，4 基数。球形浆果，有纵棱，
成熟时黑色，具果柄。

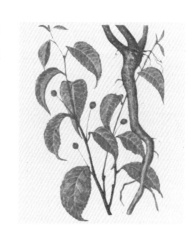

【药用部位】根。

【性味功效】平，苦、微甘。清热解毒，通络散瘀。

【适 应 证】急性扁桃体炎，咽喉炎，肺脓肿，感冒。

122.

毛冬青

别名｜细叶冬青、山冬青、毛披树、山胡椒、小叶乌、苦滴

Ilex pubescens Hook. et Arn.

【形态特征】常绿灌木。根粗壮，淡黄色；小枝、叶柄和叶的主脉上均被短绒毛，
小枝有棱。单叶互生，具短叶柄，叶片卵状矩圆形，全缘或稍有锯齿。

腋生伞形花序或丛生花序；雌雄异株；花淡紫色或白色；雄花单生，花萼 5~6 裂，花瓣 4~6；雌花花萼 6~7 深裂，花瓣 5~8。核果浆果状，球形，成熟时红色。

【药用部位】全株。

【性味功效】寒，苦。消肿解毒，活血通络。

【适 应 证】冠状动脉硬化性心脏病，急性心肌梗死，闭塞性脉管炎；外用治烫伤，冻疮。

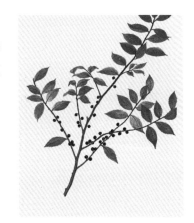

123.

铁冬青

Ilex rotunda Thunb.

冬青科

别名 | 救必应、山熊胆、白银香

【形态特征】常绿乔木。树皮灰白色，部分分枝有棱。叶薄革质，互生，椭圆形，全缘；叶脉明显，有叶柄。聚伞花序腋生，花小，单性，雌雄异株，花冠黄白色。浆果状核果椭圆形，深红色，具宿存柱头；分核背部具 3 棱及 2 槽。

【药用部位】树皮、根、叶。

【性味功效】寒，苦。清热利湿，消肿止痛。

【适 应 证】急性胃肠炎，腹胀腹痛，感冒发热，牙痛，喉痛，风湿性关节炎，毒蛇咬伤。

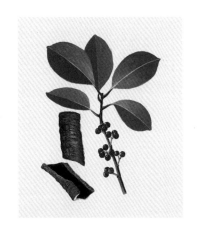

124.

过山枫

别名 | 鳝鱼藤、穿山龙、南蛇藤、黏藤

Celastrus aculeatus Merr.

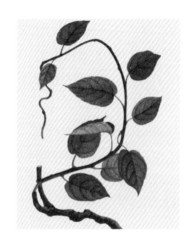

【形态特征】多年生藤本。根状茎赤褐色,有丰富黏液;
独根,皮质与木质境界分明,木质部中
心淡红色;茎粗壮,密生白色的圆形皮孔。
叶互生,椭圆形,叶面青绿色,叶背灰
白色,被细绒毛;叶脉明显,背脉隆起,
主侧脉淡红色,有横行网脉;叶缘有细
锐锯齿。聚伞花序腋生,花 2~3,绿色;
花萼杯状,5 深裂;花瓣 5,倒披针形,
被柔毛;雄蕊 5,花丝被柔毛;子房卵形,
花柱顶端截形。果实球形。种子 3~4,有
橙黄色假种皮。

【药用部位】根。

【性味功效】平,涩。清热凉血,消肿解毒。

【适 应 证】肠伤寒,急性胃肠炎,疖肿,高热。

125.

南蛇藤

别名 | 过山枫、穿山龙

Celastrus orbiculatus Thunb.

【形态特征】落叶攀缘性灌木。茎长,多分枝,表皮暗褐色,密生圆形皮孔,小枝密
生绒毛。单叶互生,椭圆形至广倒卵形,先端尖,叶缘具细锯齿,短叶柄,
光滑。聚伞花序腋生,黄绿色小花 2~3;花萼杯状,5 深裂;花瓣 5,被

柔毛；雄蕊 5，子房卵形，向上收缩；花盘 5 浅裂。蒴果球形。种子 3~4。

【药用部位】根、茎、叶。

【性味功效】温，微辛。活血行气，祛风除湿，消肿解毒。

【适 应 证】感冒，风湿性关节炎，跌打损伤，腰骶酸痛，带状疱疹。

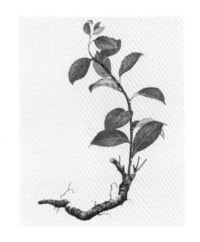

126.

雷公藤

别名｜菜虫药、南蛇根、山砒霜、黄藤木

Tripterygium wilfordii Hook. f.

【形态特征】落叶藤状灌木。小枝有 4~6 细棱，密生锈色短毛及瘤状皮孔。叶互生，椭圆形至阔卵形，先端短尖，基部近圆形；脉腋有细毛，叶缘有细齿。顶生或腋生圆锥状聚伞花序，花序梗及小花梗被锈色短毛；花绿白色，花萼浅 5 裂；花瓣 5；雄蕊 5，着生于花盘边缘裂凹处。蒴果具 3 个膜质翅，短圆形。

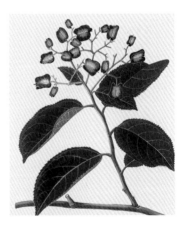

【药用部位】根的木质部。

【性味功效】凉，辛、苦，有大毒。祛风除湿，活血通络，消肿止痛，杀虫解毒。

【适 应 证】类风湿关节炎，肾炎，肾病综合征，红斑狼疮，白塞综合征，湿疹，银屑病，麻风病，疥疮，顽癣。

127.

倒地铃

无患子科

别名 | 倒地令、小果倒地铃

Cardiospermum halicacabum L.

【形态特征】缠绕性草质藤本。茎枝质软，具卷须，略被绒毛，有明显糟纹。叶为二回三出复叶，小叶卵状披针形，叶缘有锯齿。夏季开小白花，萼片4；花瓣4；雄蕊8；子房3室，柱头3裂。蒴果三角形，3果瓣膜质，形似小包袱。

【药用部位】全草。

【性味功效】寒，淡。清热解毒，散瘀消肿。

【适 应 证】跌打损伤，疔痈疖肿，咳嗽。

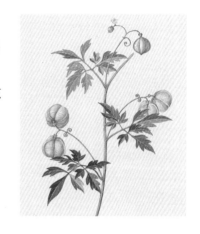

128.

无患子

无患子科

别名 | 麻盒、鬼见愁

Sapindus mukorossi Gaertn.

【形态特征】落叶乔木。树皮光滑，灰白色；小枝有皮孔。叶互生，偶数羽状复叶，小叶10~18，椭圆状披针形，革质，全缘；叶面无毛，叶背有微毛。6月开淡黄绿色小花，圆锥花序顶生；萼片5，微被绒毛；花瓣5，边缘睫毛状，其内侧有2片被绒毛的鳞片；雄蕊8；子房三角状，花柱短。核果肉质，圆球形，成熟时黄色。种子球形，坚硬而色黑。

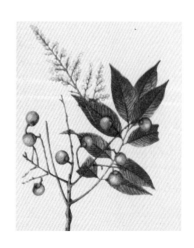

【药用部位】根、叶、果实。

【性味功效】根：凉，苦。清热祛痰，利咽止泻。叶：平，苦，有小毒。解毒，镇咳。果实：寒，苦，微辛，有小毒。清热解毒，化痰散瘀。

【适 应 证】根：感冒高热，咳嗽，哮喘，白带异常，毒蛇咬伤。叶：毒蛇咬伤，百日咳。果实：白喉，咽喉炎，扁桃体炎，支气管炎，百日咳，急性胃肠炎（煅炭）。

129.

凤仙花

凤仙花科

别名 | 金凤花、指甲花、急性子

Impatiens balsamina L.

【形态特征】一年生草本。茎圆形，肉质。叶互生，披针形，边缘有深锯齿，叶柄有腺体。花腋生而下垂，花冠深红色、淡红色或白色，单瓣或重瓣，两侧对称；侧生2萼片小；唇瓣舟形，基部延伸成距；雄蕊5，花药合生；子房上位，5室。蒴果，圆形而尖，外被毛茸。种子多数，球形。

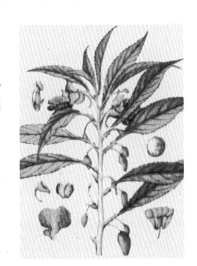

【药用部位】全草。

【性味功效】微温，苦，有小毒。活血散瘀，消肿解毒，催生化骨。

【适 应 证】闭经，难产，骨鲠，甲沟炎，蛇咬伤，无名肿毒，避孕。

130.

铁包金

鼠李科

别名 | 老鼠耳、老鼠乳、鼠米、乌痧头、乌李楝

Berchemia lineata (L.) DC.

【形态特征】半藤状小灌木。根皮黑色，中心黄色。茎圆滑，多分枝，紫褐色，小枝被毛。单叶互生，短叶柄，卵圆形，全缘，叶脉明显放射状。夏季顶生或腋生总状花序，花小，白色；萼片、花瓣5；雄蕊5；子房上位，2室。小核果肉质，长卵状，紫黑色，基部有宿存的花盘和萼筒。

【药用部位】根、叶、果实。

【性味功效】根、叶：平，涩、微苦。活血行瘀，消肿解毒。果实：平，甘，微酸涩。理肺止咳，祛痰止痛，疏肝退黄，健胃消积。

【适 应 证】颈淋巴结结核，肺结核，关节炎，小儿腹泻，疔疮肿毒。

131.

乌蔹莓

葡萄科

别名 | 五爪藤、五爪龙、五叶藤、五叶金丝藤、五掌蛇

Cayratia japonica (Thunb.) Gagnep.

【形态特征】多年生蔓生草本。茎带紫绿色，有纵棱，具卷须，二分叉，与叶对生。叶互生，掌状复叶，小叶5，排列成鸟足状，卵圆形，叶缘有锯齿。夏季腋生聚伞花序，两性花，绿白色，花瓣4，单体雄蕊。浆果球形，

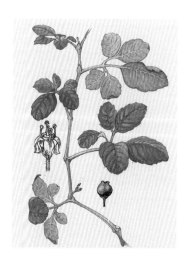

成熟时黑色。

【药用部位】全草。

【性味功效】寒，苦、酸。清热利湿，解毒消肿，利尿，止血。

【适 应 证】咽喉肿痛，腮腺炎，毒蛇咬伤，疔疮痈肿，风湿痛，尿血。

132.

葡萄科

蘡 薁

别名｜山葡萄、野葡萄、山苦瓜

Vitis bryoniaefolia Bge.

【形态特征】蔓性木质藤本。幼枝被锈色或灰白色蛛丝
状毛，卷须分枝或不分枝。单叶互生，
叶片薄纸质，心形，3~5 裂，有不整齐的
锯齿，上面无毛，下面密被淡褐色绵毛。
7 月与叶对生的花轴生淡绿色小花，组成
圆锥花序；花萼盘状，全缘；花瓣 5；雄
蕊 5。浆果球形，成熟时紫黑色。

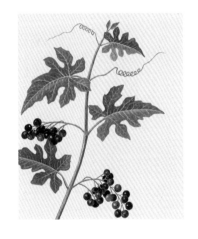

【药用部位】全草。

【性味功效】平，甘、酸，有小毒。清热解毒，祛风
除湿。

【适 应 证】中暑，肝炎，关节炎，疮痈肿毒，瘰疬。

133.

锦葵科

小叶黄花稔

别名｜黄花稔、索血草、黄花母

Sida alnifolia Linn var. *microphylla* (Cavan.) S. Y. Hu

【形态特征】多年生小灌木。茎直立，多分枝，被细毛，有乳汁。单叶互生，小叶椭

圆形或菱形，叶缘有小锯齿；叶面绿色，叶背淡绿色被绒毛；叶柄短；托叶 2，线状披针形，常宿存。秋冬腋生或顶生黄色花，花柄长，有副萼，花瓣 5，离生，具纤毛；单体雄蕊；花柱六叉，柱头头状。蒴果，果皮有网状皱纹。

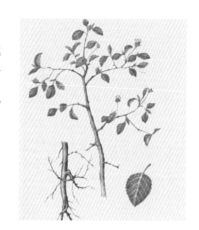

【药用部位】全草。

【性味功效】平，甘、微辛。活血行气，消痈解毒。

【适 应 证】感冒发热，细菌性痢疾，黄疸，头晕，痈肿脓疡。

134.

黏毛黄花稔

锦葵科

别名｜索仔草、磨盘公

Sida mysorensis Wight et Arn.

【形态特征】多年生草本。茎直立，分枝，全株被黏质的星状毛和腺毛。单叶互生，膜质，阔卵状心形，叶缘钝齿；托叶刚毛状，具长叶柄。叶腋单生或成对假总状花序，花梗纤弱，中部有节；花萼 5 裂，疏被长毛；花瓣 5，黄色，基部合生；雄蕊柱被长硬毛；子房心皮 5~10，花柱与心皮同数，柱头头状。蒴果近球形，分果爿 5，先端无芒，包藏于宿存萼内。种子卵形，无毛。

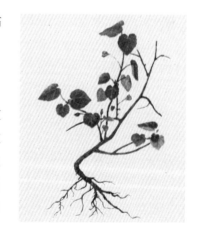

【药用部位】全草。

【性味功效】平，甘、微辛。活血行气，清热解毒，止咳。

【适 应 证】支气管炎，肝炎，痢疾，乳腺炎，腰肌劳损乏力，脓肿。

135.

苘　麻

锦葵科

别名｜白麻、磨盾草、磨仔草、文头草、磨盘子

Abutilon theophrasti Medic.

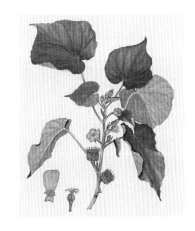

【形态特征】一年生或多年生直立大草本。茎多分枝，灰白色，全株有星状毛。单叶互生，圆心形，叶缘有不规则细圆齿，叶柄长。秋季叶腋开黄色花，无副萼，花萼杯状，5 裂；花瓣 5，顶端微凹；单体雄蕊，心皮 15~20，排成轮状。蒴果形如磨盘，有粗毛，顶端具有 2 长芒。种子 3~4，肾形。

【药用部位】种子。

【性味功效】平、甘、淡。清热利湿，平肝解毒，退翳。

【适 应 证】感冒发热，发热不退，流行性腮腺炎，外耳炎，颈淋巴结炎，咽喉炎。

136.

地桃花

锦葵科

别名｜肖梵天花、八卦癀、磨鼎糊、山加簕、加簕换、山芙蓉

Urena lobata L.

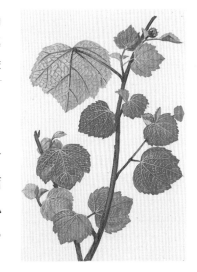

【形态特征】亚灌木状草本。茎多分枝，高 0.3~1m，被星状毛，韧皮纤维发达。叶柄长；下部叶圆形，上部叶浅裂五角形；叶背面淡灰色，具有星状毛。初夏腋生淡红色小花，单体雄蕊，柱头 5 裂，折断有黏液。蒴果扁球形。

【药用部位】全草。

【性味功效】平，苦、辛。祛风利湿，活血解毒。

【适应证】风湿性关节炎，急性乳腺炎，跌打损伤，蛇咬伤，肺炎，吐血。

137.
木芙蓉

锦葵科

别名 | 芙蓉、芙蓉花、霜降花

Hibiscus mutabilis L.

【形态特征】落叶灌木或小乔木。枝条上被星状毛。单叶互生，掌状 3~5 裂，裂片三角形，基部心形，先端渐尖，两面均被毛，叶缘有钝锯齿。花初开放时为白色或淡红色，后渐变为深红色，具副萼，花萼 5；花瓣 5 或重瓣；单体雄蕊；柱头五叉。蒴果球形，被黄毛，瓣裂。

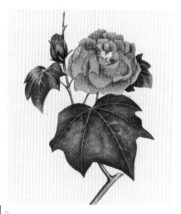

【药用部位】根、叶、花。

【性味功效】平，微辛。清热解毒，消肿排毒，凉血止血。

【适应证】肺热咳嗽，月经过多，白带过多，痈疽肿毒，疔疮，瘘管，腰扭伤，赤眼肿痛。

138.
木　棉

木棉科

别名 | 攀枝花、斑芝花、英雄树、红棉

Bombax ceiba L.

【形态特征】落叶大乔木。树干直立，树皮灰白色，有明显瘤刺。掌状复叶互生，小叶 3~5，椭圆状披针形，叶柄长。早春先叶开花，花簇生于枝端，花冠

红色或橙红色，称"斑芝花"；花瓣5，
肉质，两面均被星状柔毛；雄蕊多数，
合生成管，排成3轮，最外轮集生成5束。
蒴果大，木质，呈长圆形，成熟后裂开，
内有棉花状纤维。种子多数，黑色，藏
于白色棉絮内。

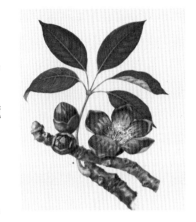

【药用部位】根皮、花。

【性味功效】根皮：凉，微苦。祛风除湿，清热解毒，
散结止痛。花：凉，甘、淡、微苦。祛湿热，
止血，止痢。

【适 应 证】根皮：风湿痹痛，胃痛，赤痢，产后水肿，瘰疬，跌打扭伤。花：血崩，
痢疾，冻疮，外伤出血，恶疮疥癣。

139.
山芝麻

梧桐科

别名 | 山油麻、山麻、山黄麻

Helicteres angustifolia Linn.

【形态特征】小灌木。茎枝密被星状短绒毛。单叶互生，
叶片矩圆状披针形，先端短尖，基部钝，
全缘，具短叶柄；叶面被少柔毛，叶背
密被灰色星状绒毛。六七月间叶腋生聚
伞花序，花2至数朵，花冠淡紫色，花
瓣5，基部有2个耳状附属物；雄蕊10枚，
5枚短；子房5室。蒴果卵状长圆形。种
子小，褐色。

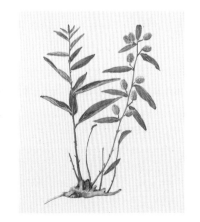

【药用部位】全草。

【性味功效】寒，苦。清热解毒，祛瘀生新。

【适 应 证】小儿惊风，颈淋巴结结核，急性肝炎，中暑腹痛。

140.

元宝草

别名 | 包骨癀、合掌草、叶抱枝、穿心草

Hypericum sampsonii Hance

【形态特征】多年生草本。须根纤细而短，茎多分枝。
单叶交互对生，二叶基部完全合生一体
似船形，茎贯穿中间，叶片椭圆状披针
形，全缘。二歧聚伞花序腋生或顶生，
小苞片披针形；萼片5；花小，黄色，花
瓣5，倒卵形；雄蕊花丝基部合生成5束；
花柱细长，顶端5裂。蒴果卵形，具黄
褐色腺体。种子细小。

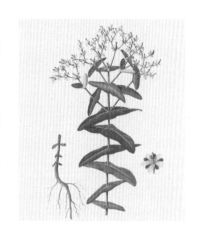

【药用部位】全草。

【性味功效】寒，辛。活血散瘀，消肿解毒，凉血止血。

【适 应 证】小儿高热，痢疾，肠炎，吐血，衄血，月经不调，白带异常，跌打损伤，
乳腺炎，烧烫伤，毒蛇咬伤。

141.

地耳草

别名 | 田基黄、七寸金、黄花仔、珠仔草、对叶草

Hypericum japonicum Thunb. ex Murray.

【形态特征】一年生草本。茎方形，上部分枝，全株无毛。单叶对生，无叶柄，叶片
卵形；茎下部的叶因节较短而互相接近，抱茎，全缘，两面具细小的透
明油点。聚伞花序顶生，成叉状分枝，苞片和小苞片膜质；花小，黄
色；萼片、花瓣5；雄蕊多数，基部联合成3束；子房上位，花柱3，分离，

柱头头状。蒴果长圆形，3瓣裂，具宿存萼。种子多数，淡褐色，表面有纵棱和细纹。

【药用部位】全草。

【性味功效】平，微苦、辛。清热解毒，活血消肿。

【适 应 证】肠热下痢，小儿惊风，疔疮疖肿，急、慢性肝炎，泄泻，痢疾，毒蛇咬伤。

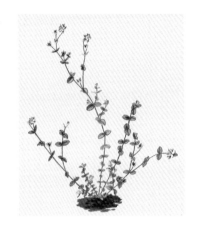

142.
七星莲

别名｜天堇菜、蔓茎堇菜、茶匙癀、白花地丁

Viola diffusa Ging.

【形态特征】多年生草本。茎短缩匍匐地面，着地生根，全株被白色短毛。叶簇生，椭圆形，叶柄长，叶缘有钝锯齿。早春开白色花，萼片5，基部有截形附属物；花瓣5，不整齐，下面1片较大而有距。蒴果椭圆形，3瓣裂。种子多数。

【药用部位】全草。

【性味功效】寒，甘、微苦。清热凉血，消肿解毒，去腐生肌。

【适 应 证】痈疮疖肿，结膜炎，毒蛇咬伤。

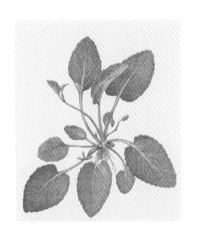

143.

紫花地丁

董菜科

别名 | 光瓣董菜、雍菜癀、耳钩草

Viola yedoensis Makino.

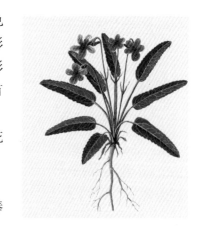

【形态特征】多年生草本。根状茎短，全株密被白色短毛。叶基生，长叶柄，叶片狭披针形或卵状披针形，顶端钝或圆，基部截形或稍呈心形，下延于叶柄成翅，叶缘有波状浅钝齿；托叶膜质，线状披针形。花腋生，具长花梗，蓝紫色或淡紫色花冠，两侧对称，中部有苞片2；萼片5；花瓣5，下面1片扩大而有细管状的距；子房上位，3心皮合生，1室，花柱棍棒状。蒴果长圆形。

【药用部位】全草。

【性味功效】寒，苦。清热解毒，凉血消肿。

【适 应 证】咽喉炎，结膜炎，疔痈疖肿，丹毒，毒蛇咬伤。

144.

番木瓜

番木瓜科

别名 | 木瓜、万寿匏

Carica papaya L.

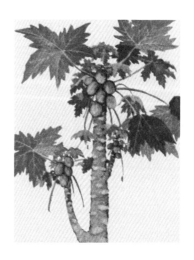

【形态特征】肉质化乔木。不分枝，树干质松，上部中空，有白色髓质，茎皮表面遗留叶迹。叶大，掌状深裂，再羽状分裂，叶柄长而中空。单性花，雌雄异株；雄花黄色，雌花黄白色。果实椭圆形或近球形，成熟时橙黄色，内有黑色种子。

【药用部位】根、果实。

【性味功效】寒，甘。化积，驱虫，消肿。

【适 应 证】扭伤，消化不良，产妇乳汁缺少，便秘，肠道寄生虫病，蜈蚣咬伤。

145.

了哥王

瑞香科

别名│南岭荛花、埔银、地棉根、山膏药、地棉皮

Wikstroemia indica (L.) C. A. Mey.

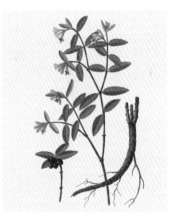

【形态特征】落叶小灌木。有强韧皮纤维的内皮。茎光滑无毛，多分枝，赤褐色。单叶对生，革质，长椭圆形，近无柄，全缘。春夏间开黄绿色花，有香气，花萼管状，呈花瓣状；花瓣缺；雄蕊 8，排成 2 轮。浆果卵圆形，红色。

【药用部位】根、叶。

【性味功效】寒，苦，有毒。逐水消肿，行瘀散结，清热解毒。

【适 应 证】睾丸肿痛，疟腮，瘰疬，风湿痹痛，疮疖肿毒，水肿腹胀，足癣。

146.

胡颓子

胡颓子科

别名│宜梧、柿梧、鸟食子、三花根、雀儿酥

Elaeagnus pungens Thunb.

【形态特征】常绿灌木。茎直立，有刺，幼枝密被金褐色的盾状鳞片。叶长椭圆形，叶缘波状，叶片厚革质，叶背具银灰色鳞片。叶腋开银白色花，下垂。花被筒圆筒形或漏斗形，先端 4 裂；雄蕊 4；子房上位，花柱无毛，柱

头不裂。坚果椭圆形，被锈色鳞片，成熟时棕红色。

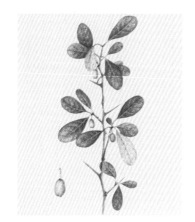

【药用部位】根、叶、果实。

【性味功效】根：平，苦、酸。活血止血，祛风利湿，止咳平喘，解毒敛疮。叶：微温，酸。止咳平喘，止血，解毒。果实：平，酸、涩。收敛止泻，健脾消食，止咳平喘，止血。

【适 应 证】根：吐血，咯血，便血，月经过多，风湿关节痛，黄疸，水肿，泻痢，小儿疳积，咳喘，咽喉肿痛，疮疥，跌扑损伤。叶：肺虚咳嗽，气喘，咯血，吐血，外伤出血，痈疽，痔疮肿痛。果实：泄泻，痢疾，食欲不振，消化不良，咳嗽气喘，崩漏，痔疮下血。

147.
石 榴

石榴科

别名 | 安石榴、若榴、金庞、涂林

Punica granatum Linn.

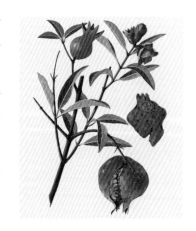

【形态特征】乔木或灌木。树干有瘤状突起；枝端常呈刺状，无毛。叶对生或簇生，长披针形，全缘，有光泽，短叶柄。花两性，红色或白色，钟状花或筒状花；花萼管状，萼片5~7裂，肉质；花瓣与萼片同数而互生，覆瓦状排列，单瓣或重瓣；雄蕊多数，花丝无毛；子房下位，心皮4~8合生成多室，胚珠多数。浆果球形，成熟时黄色，内有薄隔膜，顶端具宿存萼。种子多数，粉红色。

【药用部位】根皮、叶、花、果皮。

【性味功效】温，酸涩。收敛，杀虫，涩肠，止痢，凉血，止血。

【适 应 证】蛔虫、蛲虫、绦虫等寄生虫病，久痢，脱肛，崩漏，带下病，疥癣，烫伤。

148.

桉

桃金娘科

别名│大叶桉树

Eucalyptus robusta Smith.

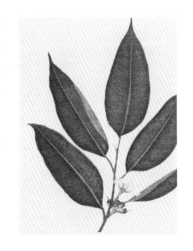

【形态特征】常绿大乔木。树皮灰褐色，粗糙而有槽纹；幼枝深红色，有棱。叶对生，卵圆形，无叶柄；老枝叶互生，革质，卵状披针形，有短叶柄；具透明油腺点，揉之有香气。春季腋生伞形花序，总花梗粗短、扁平、有棱；花白色，萼管陀螺形；帽状体中部稍缢缩，长于萼管。蒴果高脚杯状，果瓣 3~4。

【药用部位】叶。

【性味功效】平，苦、辛。疏风解毒，防腐止痒。

【适 应 证】痢疾，支气管炎，皮肤溃疡，神经性皮炎，老鼠咬伤，化脓性感染。

149.

番石榴

桃金娘科

别名│篮拔、巴乐、番李仔、罗仔拔

Psidium guajava L.

【形态特征】常绿灌木。树皮老时鳞片状脱落，红褐色；幼枝方形，被绒毛。单叶对生，革质，稀有轮生，矩圆状椭圆形至卵圆形，全缘，被短毛。夏季开

白色两性花；花瓣 5；雄蕊多数，着生于
花盘边缘；子房下位。浆果球形或卵形，
成熟时黄色，有香味，顶端有宿存萼。

【药用部位】果实、叶。

【性味功效】果实：温，甘、微酸、涩。健脾消积，
涩肠止泻。叶：温，苦、涩。燥湿健脾，
清热解毒。

【适 应 证】果实：食积饱胀，疳积，腹泻，痢疾，脱肛，
血崩。叶：泻痢腹痛，食积腹胀，牙龈肿痛，
风湿痹痛，湿疹臁疮，疔疮肿毒，跌打肿痛，外伤出血，毒蛇咬伤。

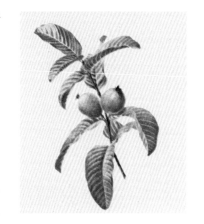

150.

桃金娘

桃金娘科

别名丨山吒呢、哆呢、岗稔、稔子、桃娘

Rhodomyrtus tomentosa (Ait.) Hassk.

【形态特征】常绿灌木。幼枝密被柔毛。单叶对生，
椭圆形，质厚被毛，离基三出脉。腋生
聚伞花序，紫红色花；花萼 5 裂，萼筒
略与子房合生，宿存；花瓣 5，着生于花
盘边缘，倒卵形，紫红色，鲜艳；雄蕊
多数，花丝紫红色，花药金黄色；下位
子房，3 室，花柱单生。浆果卵状壶形，
成熟时暗紫色，花萼宿存。

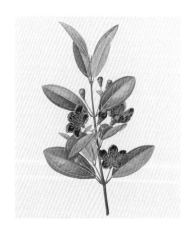

【药用部位】根、叶、花、果实。

【性味功效】根：平，辛、甘。理气止痛，利湿止泻，祛瘀止血。叶：平，甘。除湿
止泻，解毒止痛，生肌止血。花：平，甘、涩。收敛止血。果实：平，
甘、涩。养血止血，涩肠固精。

【适 应 证】根：脘腹疼痛，消化不良，呕吐泻痢，黄疸，癥瘕痞块，崩漏，劳伤出
血，跌打伤痛，风湿痹痛，白浊，浮肿，疝气，痈肿，瘰疬，痔疮，汤火伤。
叶：泄泻，痢疾，黄疸，头痛，胃痛，疳积，崩漏，乳痈，疮肿，痔疮，
疥癣，烫伤，外伤出血，毒蛇咬伤。花：咯血，鼻衄。果实：血虚体弱，
吐血，鼻衄，劳伤咯血，便血，崩漏，遗精，带下病，痢疾，脱肛，烫伤，
外伤出血。

151.

野牡丹

野牡丹科

别名｜王不留行、大号蒲淡、蒲必、酒瓮

Melastoma candidum D. Don

【形态特征】常绿灌木。茎密被鳞片状糙伏毛。单叶
对生，叶片椭圆形，短叶柄，两面均密
被短粗毛，有 5~7 条纵行粗脉，全缘。
夏季开大而美丽的紫红色花，花萼基部
联合，5 基数；雄蕊 10，异形。蒴果坛状，
孔裂散出细小种子。

【药用部位】全草。

【性味功效】平，涩、微苦。活血通络，行瘀止痛，
消肿解毒。

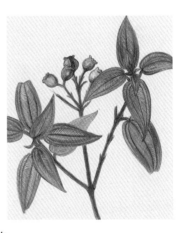

【适 应 证】新生儿黄疸，乳腺炎，产妇缺乳，外伤出血。

152.

地 菍

别名 | 地稔、山地菍、蒲淡、小号埔笔、古柑

Melastoma dodecandrum Lour.

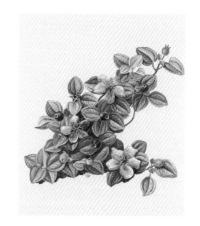

【形态特征】披散匍匐状亚灌木。茎分枝，下部伏地。叶对生，卵形或椭圆形，先端短尖，基部钝圆，叶脉有 3 条较明显，全缘，叶缘有糙伏毛，叶柄短。夏季顶生 1~3 朵短梗紫红色花，5 基数；雄蕊 10，5 长 5 短；子房半下位，5 室，顶端具刺毛。浆果坛状球形，色紫，肉质，宿存萼被疏糙伏毛。

【药用部位】全草。

【性味功效】凉，甘、涩；行气活血，消炎解毒，祛瘀利湿。

【适 应 证】咽喉肿痛，痛经，崩漏，带下病，产后腹痛，瘰疬，疔疮痈肿，痔疮，毒蛇咬伤。

153.

金锦香

别名 | 金石榴

Osbeckia chinensis L.

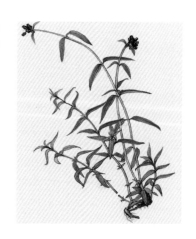

【形态特征】多年生灌木状直立草本。茎四棱形，有伏贴短刚毛，多分枝。单叶对生，或 3 叶轮生，线状矩圆形至线状披针形，全缘，纵脉 3 条明显，双面被粗毛，叶柄短。夏秋季顶生无柄的花，淡紫红色；萼筒

坛形，裂片 4；花瓣 4，具缘毛；雄蕊 8；子房球形。蒴果呈壶状，为坛
状宿存萼所包裹。

【药用部位】全草。

【性味功效】平，淡、微涩。清热解毒，消肿镇痛。

【适 应 证】产后腹痛，痢疾，蛇咬伤，痈疔疖肿。

154.
楮头红

野牡丹科

别名 | 肉穗草、风柜斗草

Sarcopyramis nepalensis Wall.

【形态特征】一年生草本。茎肉质，全株紫红色，茎
稍有纵棱。单叶对生，有叶柄；叶片椭
圆形，叶面青绿色，叶背淡绿色，被疏
刚毛；叶缘有细锯齿，基生 3 脉，上面
凹陷，下面突起。冬季顶生小花 1~3，排
成聚伞花序，花序基部具 2 叶状苞片；
花萼四方形呈风柜斗状，故名风柜斗草。
蒴果杯状，具 4 棱。

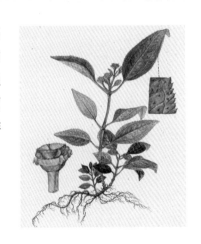

【药用部位】全草。

【性味功效】平，甘、酸。清热平肝，利湿解毒。

【适 应 证】急性肝炎，肺热咳嗽，头目眩晕，耳鸣，耳聋。

155.
菱

菱 科

别名 | 菱角

Trapa bispinosa Roxb.

【形态特征】一年生水草。根生于水底泥土中。水中茎长出水面。叶略作三角形，叶

缘有锯齿，表面绿色光滑，背面叶脉隆
起；叶柄中部膨大，成浮囊，漂浮水面。
夏季叶间开白色花，花萼4齿裂，花瓣4，
雄蕊4。果实有角，果肉甘美。

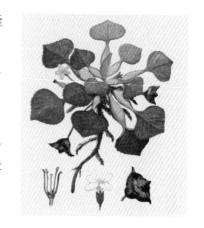

【药用部位】茎、叶、果实。

【性味功效】平，甘、微涩。安中，补脏，散瘀，解毒。

【适 应 证】胃溃疡，胃癌，食管癌，宫颈癌，皮肤
多发性赘疣，痔疮肿痛，小儿疮疖。

156.

水 龙

柳叶菜科

别名｜过江藤、水蕹菜、过塘蛇

Ludwigia adscendens (L.) Hara

【形态特征】多年生肉质草本。根状茎匍匐，浮水茎
节上有白色呼吸根。单叶互生，叶片长
圆状倒披针形，全缘，有叶柄。夏秋季
开淡黄色花，5基数；雄蕊10；子房下位，
柱头5浅裂。蒴果圆柱形。种子多数，
长圆形。

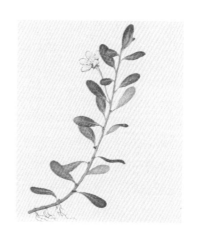

【药用部位】全草。

【性味功效】寒，甘、淡。清热解毒，利尿消肿。

【适 应 证】小便不利，膀胱炎，尿道结石，痈疮疖肿，
大便秘结。

157.
细花丁香蓼

别名 | 丁香蓼、水丁香、水榭、水黄麻、水杨桃

Ludwigia perennis L.

【形态特征】一年生草本。茎直立，圆柱形有棱，多
分枝，淡紫色。单叶互生，薄纸质，披
针形，全缘。4~6月腋生黄色或紫红色花，
单生或成对；花瓣4；雄蕊4；子房下位。
蒴果，圆柱状，绿色或淡紫色，顶端具
宿存萼。种子多数。

【药用部位】全草。

【性味功效】寒，甘、微苦。利水消肿，清热解毒。

【适 应 证】水肿，急性肾盂肾炎，疮疖，外伤出血，
咽喉肿痛。

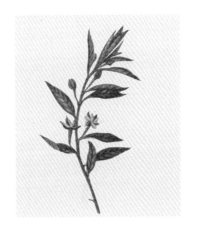

158.
白　簕

别名 | 苦刺仔、白刺、三加皮

Acanthopanax trifoliatus (L.) Merr.

【形态特征】攀缘灌木。茎皮灰绿色，有细小斑点，
被倒刺。叶互生，掌状复叶有小叶3，椭
圆形，叶缘有疏齿。8~11月开花，伞形
花序组成顶生复伞形花序或圆锥花序，
花黄绿色，花瓣5；雄蕊5；子房2室，
花柱2。果实球形，黑色。

【药用部位】根、叶。

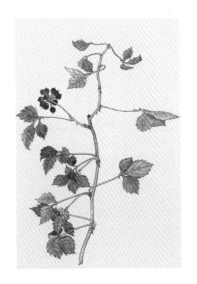

【性味功效】平，苦、辛。行气活血，祛风利湿，消肿止痛。

【适 应 证】风湿性关节炎，腰腿痛，感冒，胃痛，肠炎，疮疡疖肿，跌打扭伤。

159.

黄毛楤木

五加科

别名│鸟不企、刺公牡、红骨刺公牡

Aralia decaisneana Hance

【形态特征】落叶灌木。根横走，白色。茎直立，髓心中空。二回奇数羽状复叶，互生，叶缘有锯齿，叶柄长。茎、枝、叶密生尖锐刺，被黄色绒毛。伞形花序再组成圆锥状复花序；花黄绿色或白色，花基数5。核果球形，具5棱，黑色。

【药用部位】根。

【性味功效】平，微甘、苦。祛风除湿，散瘀消肿，清热解毒。

【适 应 证】多发性脓肿，胃溃疡，胃癌，淋巴结肿痛，睾丸炎，糖尿病，血吸虫病。

160.

竹节参

五加科

别名│竹节人参、竹鞭三七

Panax japonicum C. A. Mey.

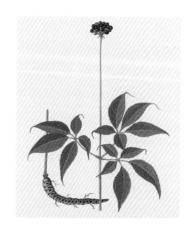

【形态特征】草本。根状茎横走，节结膨大，每节有一浅环形的茎基痕。掌状复叶3~5枚轮生；小叶5，长5~15cm。伞形花序单生于茎顶；花5数，淡黄绿色。果实扁球形，成熟时红色。初夏开花。

【药用部位】根茎。

【性味功效】温，甘、苦。活血祛瘀，止咳化痰。

【适 应 证】咳嗽多痰，吐血，跌打损伤，外伤出血，痈肿初起。

161.

鹅掌藤

五加科

别名│鸭脚藤、藤本七叶莲

Schefflera kwangsiensis Merr. ex Li

【形态特征】常绿蔓状灌木。茎圆柱形，有纵纹，全株有特殊香味。叶互生，掌状复叶，总叶柄长，小叶一般7，长卵圆形，顶端渐尖，叶基椭圆形，全缘。春季开绿白色小花，伞形花序组成圆锥花序。核果球形，成熟时橙黄色。

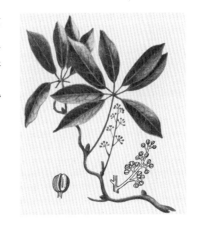

【药用部位】根或茎叶。

【性味功效】温，苦、甘。舒筋活络，消肿止痛。

【适 应 证】风湿性关节炎，跌打损伤，头痛，牙痛，痛经。

162.

鹅掌柴

五加科

别名│公母树、鸭脚木

Schefflera octophylla (Lour.) Harms.

【形态特征】常绿乔木或大灌木。茎圆柱形，皮灰褐色。掌状复叶互生，叶轴长，与托叶合生；小叶6~9，长椭圆形，顶端短尖或渐尖，基部阔楔形或近圆形，全缘，革质，秃净，上面深绿色，下面灰白色。冬季开花，呈伞形花序，再组成大的圆锥花序；花小，白色，芳香。
核果，球形。

【药用部位】根、皮、叶。

【性味功效】平，甘、淡、微辛。清热解毒，舒筋活络。

【适 应 证】急性淋巴结炎，睾丸炎，挫伤骨折，咽喉肿痛，风湿痹痛。

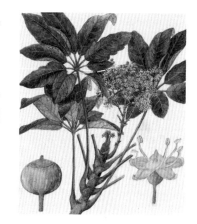

163.

积雪草

Centella asiatica (L.) Urban.

伞形科

别名│蚶壳钱草、崩大碗、落得打

【形态特征】多年生匍匐草本。全体光滑无毛，茎细长，匍匐地面，着地生根。单叶互生，叶片圆肾形，叶缘有锯齿，长叶柄，基部鞘状。伞形花序 2~4 个聚生于叶腋，总苞片 2；花基数 5，花瓣紫红色或乳白色，卵形，膜质，呈覆瓦状排列。双悬果圆球形，果棱间有小横脉，表面具网状纹。

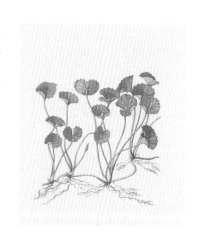

【药用部位】全草。

【性味功效】平，甘、微苦、辛。清热解暑，利水消肿，凉血解毒。

【适 应 证】急性胃肠炎，中暑，外伤出血，小便不通，睑腺炎。

164.
天胡荽

伞形科

别名│遍地锦、满天星

Hydrocotyle sibthorpioides Lam.

【形态特征】多年生草本。茎细长匍匐地面，节上生
　　　　　　根。单叶互生，圆心形，掌状浅裂，叶
　　　　　　柄长。春夏间伞形花序腋生或与叶对生，
　　　　　　总苞片4~10；花瓣绿白色，卵形，有腺点。
　　　　　　双悬果圆形，分果侧扁，无毛，具多数
　　　　　　小斑点。

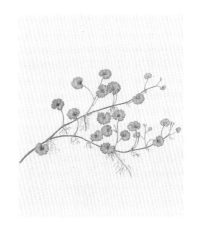

【药用部位】全草。
【性味功效】平，辛。清热凉血，消肿解毒，宣肺利肠。
【适 应 证】黄疸，咽喉炎，高血压，带状疱疹，疔疮，
　　　　　　百日咳，痢疾，小儿发热，痤疮。

165.
隔山香

伞形科

别名│蛇见愁、三脚虎、过山香

Ostericum citriodorum (Hance) Yuan et Shan

【形态特征】多年生草本。根肉质，主根长纺锤形，表
　　　　　　皮淡黄白色。茎直立，少分枝，有纵棱，
　　　　　　髓部松或空。奇数羽状复叶，小叶3~5，
　　　　　　长椭圆形，全缘，先端钝尖，叶柄基部
　　　　　　扩大成鞘而抱茎，紫红色，全草搓之有
　　　　　　香气。伞形花序，白色，萼齿明显，宿
　　　　　　存；花瓣顶端小舌片内折，呈微缺状；

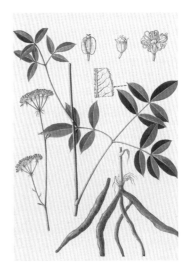

花柱细。双悬果椭圆形至宽卵形，扁平，背棱稍隆起，侧棱有宽翅。

【药用部位】根茎。

【性味功效】平，辛、微苦。疏风清热，祛痰止咳，消肿止痛。

【适应证】感冒，咳嗽，头痛，腹痛，痢疾，肝炎，风湿痹痛，疝气，跌打伤肿，疮痈。

166.

朱砂根

紫金牛科

别名｜八爪金龙、大罗伞、叶底红

Ardisia crenata Sims.

【形态特征】常绿矮小灌木。根肉质，肥壮。茎直立，紫色，有分枝，高 0.6~1.2m。单叶互生，革质，椭圆状披针形，叶缘具圆锯齿或微波状，近边缘处连成明显的边脉，边缘腺体位于齿尖；叶两面有突起腺点，叶背绿色或紫红色，两侧叶脉 12~18 对。夏季叶腋生伞形花序，花枝顶端常有小叶 2~3，花冠白色或淡红色。浆果球形，成熟时红色，具腺点。

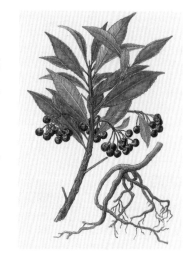

【药用部位】根。

【性味功效】平，苦。活血散瘀，止痛消肿，祛风除湿。

【适应证】喉炎，跌打损伤，关节炎。

167.

百两金

紫金牛科

别名 | 珍珠伞、红凉伞、铁雨伞、铁凉伞、无中根

Ardisia crispa (Thunb.) A. DC.

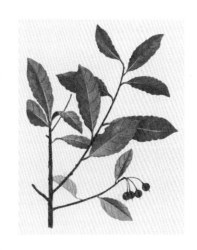

【形态特征】常绿小灌木，高达 1m，少分枝。表面光滑无毛，灰褐色，有细纵纹。单叶互生，椭圆状披针形，先端渐尖，近全缘，或微波状，或稍反卷，具明显的边缘腺点；两面无毛。夏秋间伞形花序单生于侧生特殊花枝顶端，簇生小花；花冠白色或紫红色，具腺点；子房无毛。核果球形，成熟时红色。

【药用部位】根及根茎。

【性味功效】平，苦、涩、微甘。清热利咽，祛痰止咳。

【适 应 证】急性咽喉炎，扁桃体炎，肝炎，肾炎，关节炎，骨结核。

168.

酸藤子

紫金牛科

别名 | 酸果藤、信筒子、咸酸藤、酸味藤、咸壳酸

Embelia laeta (L.) Mez.

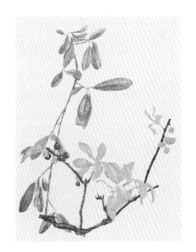

【形态特征】灌木状藤本。茎匍匐或缠绕他物生长，茎枝赤褐色；幼枝无毛，老枝具皮孔。叶互生，叶片倒卵形，肉厚革质，有酸汁，叶面深绿色，叶背被薄白粉，两面无腺点，全缘。腋生总状花序，有花 3~8；花小，

单性，花冠白色或淡黄色，4基数；子房瓶状，无毛。浆果球形，成熟时红黑色。

【药用部位】根、叶、果实。

【性味功效】根、叶：微温，酸涩。散瘀消肿，收敛止泻。果实：平，甘、酸。强壮补血。

【适 应 证】根、叶：咽喉红肿，牙龈出血，痢疾，泄泻，疮疖溃疡，皮肤瘙痒，痔疮肿痛，跌打损伤。果实：血虚，牙龈出血。

169.

鲫鱼胆

紫金牛科

别名｜玻璃茶

Maesa perlarius (Lour.) Merr.

【形态特征】多年生常绿灌木或小乔木。茎多分枝，外皮紫褐色，小枝被长硬毛和小白点。单叶互生，有叶柄，叶片卵状长椭圆形，呈青绿色，叶端急尖，叶基楔形；叶缘有粗锯齿，幼叶密被长硬毛。夏季开花，花小，两性，5基数；花冠白色，钟形，具脉状腺条纹；雄蕊内藏，无腺点；雌蕊略短，柱头4裂。浆果球形，有脉状腺条纹，宿存萼包住果实。种子小，多数，具棱角。

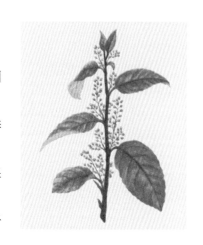

【药用部位】全草。

【性味功效】平，苦、甘。散瘀活血，破积软坚，降火化痰。

【适 应 证】脓肿，湿疹，颈淋巴结结核初起，跌打损伤。

170.

星宿菜

报春花科

别名 | 福氏排草、水柯仔草、田柯仔、喉蛾癀、假辣条

Lysimachia fortunei Maxim.

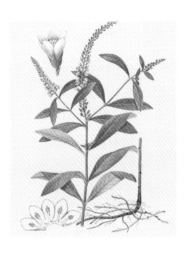

【形态特征】多年生草本。地下茎蔓延横走，须根淡
　　　　　黄色；茎基部紫红色，肉质。单叶互生，
　　　　　叶片披针形，全缘，两面具褐色腺点；
　　　　　叶柄短。夏季顶生总状花序，花小，白色，
　　　　　5 基数，花冠具黑色腺点；雄蕊 5；子房
　　　　　球形，1 室。蒴果球形，棕褐色，5 瓣裂。
　　　　　种子小，多数，红褐色。

【药用部位】全草。

【性味功效】平，苦、辛。祛风止痛，清热解毒，活
　　　　　血散瘀。

【适 应 证】小儿惊风，肝炎，腰扭伤，感冒，哮喘，痢疾，乳腺炎。

171.

白花丹

白花丹科

别名 | 白雪花、山茉莉、隔布草、千斤秤

Plumbago zeylanica Linn.

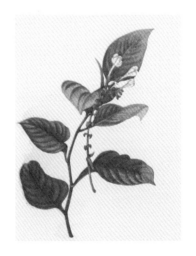

【形态特征】多年生攀缘状亚灌木，高 1~2 m。茎分枝
　　　　　多，有棱槽，除花萼有腺体外均秃净。
　　　　　单叶互生，纸质，矩圆状卵形，顶端短尖，
　　　　　基部阔楔形，并稍下延；叶柄短，基部
　　　　　扩大而抱茎。冬季开穗状花序，花序轴
　　　　　被腺体；小苞片 2；花萼绿色，5 裂，具

5棱，棱上具有腺体；花冠白色，高脚碟状，5裂；雄蕊5；子房长圆形，柱头5裂。蒴果长圆形，5果瓣。

【药用部位】根、叶。

【性味功效】微温，苦、微涩，有毒。消肿解毒，祛风除湿。

【适 应 证】风湿性关节炎，跌打损伤，指甲癣，胃痛，颈淋巴结结核。

172.
柿

别名│红柿、柿子

Diospyros kaki L. f.

【形态特征】落叶大乔木。树皮鳞片状开列，老枝具长圆形皮孔。叶互生，椭圆形或卵形，全缘，秋季叶呈红色。夏季叶腋开黄色花，单性，雌雄异株，花萼钟状，4深裂；花冠坛状，4裂，反折。浆果成熟时橙黄色，扁圆形，具宿存萼。

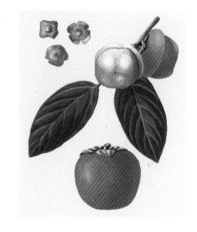

【药用部位】根、皮、果实。

【性味功效】寒，甘，涩。健脾润肠，消痰止渴，凉血止血。

【适 应 证】半身不遂，重舌，血崩，下血，血痢，烫伤。

173.
钩 吻

别名│胡蔓藤、断肠草

Gelsemium elegans (Gardn. et Champ.) Benth.

【形态特征】多年生蔓状常绿木质藤本。茎圆柱形，缠绕茎颇光滑，小枝有细纵纹。

单叶对生，有叶柄，叶片卵形或披针形，全缘。冬末茎顶生聚伞花序，黄色花冠漏斗状，5裂片；雄蕊5，着生于花冠筒中部；子房2室，柱头4浅裂。蒴果卵形，室间开裂为2果瓣。种子多数，具膜质翅，边缘锐裂成齿牙状。

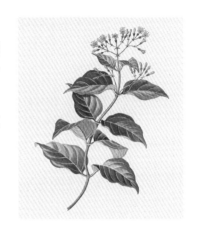

【药用部位】全草。

【性味功效】温，辛，有大毒。行血止痛，散瘀消肿。

【适 应 证】臌胀，脚气病，各种疼痛，胃酸过多，胃肠癌，跌打损伤。

174.
狗牙花

夹竹桃科

别名│白狗蹄、山马茶

Ervatamia divaricata (L.) Burk. cv. *Gouyahua* Tsiang

【形态特征】小灌木。茎直立，多分枝，茎枝秃净，有白色的乳汁。单叶对生，每对生叶中的1枚常较小，椭圆状卵形至矩圆形，先端渐尖，基部楔尖，光亮，全缘。6月开白色花，常为重瓣，芳香，单生或成对，花冠裂片的边缘有皱纹，状如犬牙，故有"狗牙花"之称。

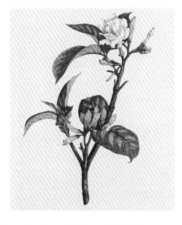

【药用部位】全草。

【性味功效】平，微苦、涩。清热解毒，散瘀消肿。

【适 应 证】多发性脓肿，无名肿毒，多发性疔肿，疥疮，头痛，骨折，高血压。

175.

羊角拗

夹竹桃科

别名│打破碗、贡破碗花、羊角扭、螺心鱼

Strophanthus divaricatus (Lour.) Hook. et Arn.

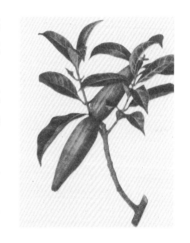

【形态特征】直立或攀缘状秃净灌木。茎多匍匐枝，棕褐色，有白色皮孔，折断后有白色乳液流出。单叶对生，椭圆形、全缘、深绿色。春夏开淡黄色花，常 3 朵排成顶生聚伞花序，花冠筒檐部内疏被短柔毛，具舌状鳞片的副花冠；雄蕊 5，花药粘于柱头上；子房无毛，柱头 2 裂。蓇葖果广叉开，长椭圆形，成对似羊角，绿色，木质坚硬。种子纺锤形，轮生白色绢质种毛。

【药用部位】叶、果实。

【性味功效】寒，苦，有大毒。祛风湿，通经络，解疮毒，杀虫。

【适 应 证】风湿痹痛，小儿麻痹后遗症，跌打损伤，痈疮，疥癣。

176.

匙羹藤

萝摩科

别名│武靴藤、白环藤、熏桑、鸡肠

Gymnema sylvestre (Retz.) Schult.

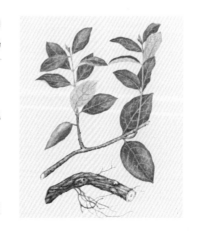

【形态特征】多年生蔓性草本。地下茎蔓延繁殖，地上茎细长缠绕上升；全株有白色乳汁，被柔毛。单叶对生，卵状披针形，全缘；叶柄短，叶柄顶端有腺体。总状花序腋生，小花多数，密生于顶端；花萼绿色，5 深裂；花冠绿白色，5裂，反卷；副花冠低，呈环形；雄蕊5，花药箭形；子房上位，由2个离生心皮组成，柱头2裂。蓇葖果2，呈兽角形。种子多数，扁卵形。

【药用部位】全草。

【性味功效】平，苦。消肿解毒，补益精气，通乳。

【适 应 证】多发性脓肿，深部脓肿，乳腺炎，阳痿，疮痈肿毒。

177.

球兰

萝藦科

别名│壁梅、贴壁梅、绣球花

Hoya carnosa (L. f.) R. Br.

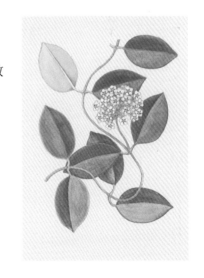

【形态特征】多年生蔓性草本。茎匍匐附生于岩石上，茎节上有气生根。单叶对生，长椭圆形，全缘，肉质。夏季腋生聚伞花序，多数小花排列成球形；花冠淡红色或白色，有绒毛和星状副花冠。蓇葖果圆柱状。种子具白色绢质种毛。

【药用部位】茎、叶。

【性味功效】寒，微苦。清热，止咳，消肿，解毒。

【适 应 证】高热不退，百日咳，肺炎，支气管炎，麻疹余热不退，关节炎，疔疮痈肿。

178.
马蹄金

旋花科
别名｜黄疸草、田螺丕、小金钱草

Dichondra repens Forst.

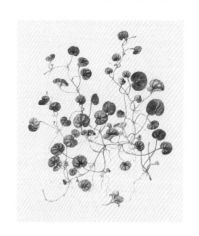

【形态特征】多年生匍匐状小草本，全株被灰白色细
毛。茎可长达数米，节上易生须根。叶
互生，圆形或肾形，先端微凹，基部心
形，似马蹄；全缘，深绿色；具细长叶柄。
2~4 月开花，花小，单生于叶腋；花冠阔
钟形，5 基数；子房 2 室，花柱 2，柱头
头状。蒴果小，球形，膜质。种子 1~2。

【药用部位】全草。

【性味功效】平，辛。清热解毒，利湿消肿。

【适 应 证】黄疸性肝炎，肝硬化腹水，中暑，喉炎，细菌性痢疾，泌尿系统结石。

179.
厚　藤

旋花科
别名｜马鞍藤、二叶红薯

Ipomoea pes-caprae (L.) Sweet

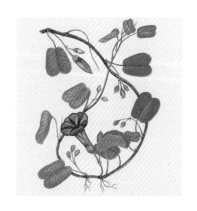

【形态特征】多年生匍匐草本。茎韧而繁，平卧，红
紫色，基部木质化，全株无毛，茎叶含
有黏性的白色乳汁。单叶互生，叶片圆
形或广椭圆形，先端微凹或 2 裂，质厚
平滑，有长柄，呈浅红色。夏秋开漏斗
状红紫色花，数朵腋生排成多歧聚伞花
序。蒴果球形，4 瓣裂。种子半圆形，黑

褐色，密被黄褐色绒毛。

【药用部位】全草。

【性味功效】温，微苦、甘。消肿解毒，祛风除湿，活血散瘀。

【适 应 证】坐马痈，耳疔，关节风湿痛，疮痈肿毒。

180.
大尾摇

紫草科

别名｜象鼻癀、狗尾虫、鱿鱼草、象鼻草

Heliotropium indicum L.

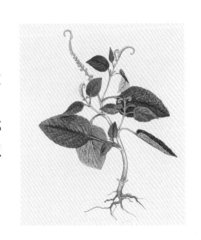

【形态特征】一年生草本。茎直立，分枝，被粗毛。叶互生，草质，叶片卵圆形或卵状矩圆形，先端短尖，基部下延至叶柄上，叶缘波状至全缘。夏季顶生蝎尾状花序，单生，少分枝；花冠浅蓝色，高脚碟状，全部生于花轴的一侧，花轴尾部弯曲，形似象鼻。小坚果卵形，2深裂，有明显棱，顶部有1对角状尖头。

【药用部位】全草。

【性味功效】平，苦。清热凉血，消肿解毒。

【适 应 证】膈下胀肿，喉炎，肺炎，肺结核，痈疮。

181.
杜虹花

马鞭草科

别名｜紫珠、雅目草、螃蟹目、小将军、蛤古花、大叶毛将军

Callicarpa formosana Rolfe

【形态特征】多年生落叶灌木。小枝方形，有节，密被黄褐色星状毛和分枝毛。单叶

对生，卵状披针形或椭圆形，上面被短硬毛，下面密被黄褐色星状毛和疏生黄色透明腺点；先端尖，叶缘有锯齿。秋季腋生聚伞花序；花小，花萼4裂，有绒毛和腺点；花冠紫色；雄蕊4，伸出花冠外。浆果状核果。

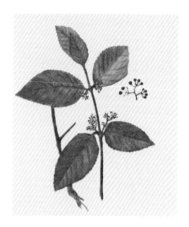

【药用部位】根、茎、叶。

【性味功效】平，苦、涩。清热解毒，凉血止血，散瘀消肿。

【适 应 证】各种出血，骨髓炎，咽喉炎，肺炎，支气管炎，外伤出血，烧伤。

182.

尖尾枫

马鞭草科

别名 | 长柄紫珠、长叶紫珠、牛舌癀

Callicarpa longissima (Hemsl.) Merr.

【形态特征】落叶灌木。幼枝方形，节上有毛环，被褐色柔毛。单叶对生或轮生，倒卵状披针形，先端尖，叶缘粗锯齿，表面涩，具多细胞毛，搓之甚黏。秋季叶腋着生聚伞花序，花小而密集，淡红色；花冠4裂片；雄蕊4，药室纵裂。肉质核果球形，有红色小腺点。

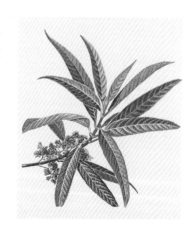

【药用部位】根、茎、叶。

【性味功效】平，辛、微苦。散瘀止血，祛风除湿。

【适 应 证】胃出血，外伤出血，风湿痹痛，关节炎，跌打瘀肿。

183.

臭牡丹

马鞭草科

别名丨狗屎花、龙船花

Clerodendrum bungei Steud.

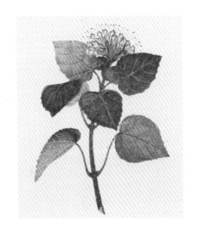

【形态特征】落叶小灌木。茎直立，全株有臭味，具皮孔，髓部白色中实。单叶对生，阔卵形，叶缘有粗锯齿，被毛或秃净，基生三出脉，脉腋有数个盘状腺体。夏季顶生伞房状聚伞花序，紫红色。核果球形，成熟时蓝黑色，宿存萼增大。

【药用部位】根、叶。

【性味功效】微温，辛。祛风利湿，消肿止痛。

【适应证】风湿性关节炎，脚气水肿，跌打损伤，痈疽，脱肛。叶外用治痈疮。

184.

大 青

马鞭草科

别名丨臭树青、草大青、大青臭、土地骨皮、鸡角段

Clerodendrum cyrtophyllum Turcz.

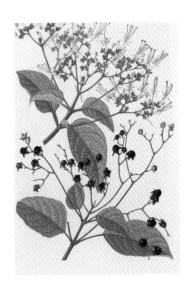

【形态特征】落叶灌木或小乔木。幼枝四棱形，老枝圆柱形。单叶对生，长圆状披针形，顶端渐尖，叶基圆形，全缘，叶脉有白色柔毛，上表面褐绿色，下表面灰绿色，常有腺点；叶柄长，有沟。圆锥状聚伞花序，花冠白色，细管状，5裂；雄蕊4；

子房 4 室，每室具胚珠 1，花柱长，柱头 2 浅裂。核果球形，幼时红色，成熟时蓝紫色，并被红色的宿存萼所托。

【药用部位】叶、根。

【性味功效】平，淡、微苦。清热解毒，消肿镇痛，祛风除湿，通利小便。

【适 应 证】脑膜炎，流行性感冒，痢疾，腮腺炎，咽喉痛，痔疮肿痛，风湿痛，偏头痛。

185.

尖齿臭茉莉

马鞭草科

别名 | 臭屎茉莉、臭茉莉、蜻蜓叶、老虎草、过墙风、冬地梅

Clerodendrum lindleyi Decne. ex Planch.

【形态特征】亚灌木。茎直立，分枝，略为四棱形，有明显皮孔，稍被毛。单叶对生，阔卵形，叶缘有疏齿或全缘，揉之有臭味；具长叶柄。顶生聚伞花序；花萼 5~6，红紫色；花冠淡红色，单瓣或重瓣，具香气；雄蕊 4，伸出花冠外；雌蕊 1，花柱突出，柱头 2 裂，子房上位，4 室。肉质核果，有槽纹 4，分裂为 4 枚小坚果，蓝黑色。

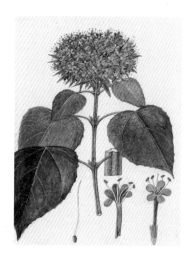

【药用部位】根、叶。

【性味功效】平，淡。祛风除湿，活血消肿，强筋壮骨。

【适 应 证】头风，高血压，风湿性关节炎，月经不调，湿疹，中耳炎，慢性骨髓炎。

186.
马缨丹

别名 | 五彩花、如意草、土红花、五色梅、红刺仔花、毛神花

Lantana camara L.

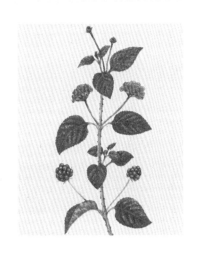

【形态特征】直立或披散小灌木。茎方形，茎枝有下弯钩刺，全株有强烈的臭味。单叶对生，叶片矩圆状卵形，先端短渐尖，叶缘有钝齿；叶面粗糙有短刺毛，背面被小刚毛。全年开花，腋生稠密的头状花序，橙色、黄色、红色或白色；花萼小，管状，膜质，顶端有短齿；花冠管细长，稍二唇形，4浅裂；雄蕊4，内藏于花冠管中部；子房无毛，花柱短。核果肉质，成熟时紫黑色。

【药用部位】根、叶、花。

【性味功效】温，苦、辛，有毒。祛风逐湿，活血行瘀，散结止痛。

【适应证】疟疾、肺结核、淋巴结结核、腮腺炎、风湿关节痛、胃肠炎、跌打损伤、腰扭伤。

187.
假马鞭

别名 | 玉龙鞭、蛇尾草、蓝花蛇尾草

Stachytarpheta jamaicensis (L.) Vahl.

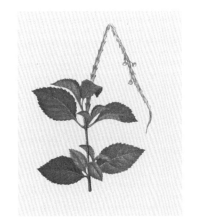

【形态特征】多年生草本。茎直立，近四方形，无毛，分枝横展。单叶对生，厚纸质，椭圆形，叶缘有锯齿。穗状花序顶生，略弯曲形似鞭；花萼管状，膜质，透明；花冠紫蓝色，顶端5裂；雄蕊2，花药2裂；子

房无毛，柱头头状。果实藏于宿存萼内，成熟后 2 瓣裂成 2 个分果，每分果各有 1 个种子。

【药用部位】全草。

【性味功效】寒，苦。消肿止痛，清热解毒。

【适 应 证】跌打肿痛，疔疮疖肿，结膜炎，银环蛇咬伤，咽喉炎。

188.

马鞭草

马鞭草科

别名 | 铁马鞭、蜻蜓饭

Verbena officinalis L.

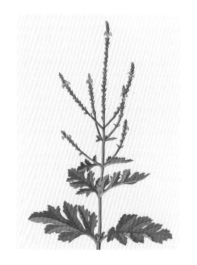

【形态特征】多年生草本。茎直立，基部木质，上部方形，有分枝。叶对生，基生叶倒卵圆形，边缘有粗齿和缺刻；茎生叶菱形，深羽状分裂，裂片边缘有不整齐锯齿。穗状花序细长如鞭，顶生或上部腋生；花小，淡紫色，花柄极短，苞片针刺状；花萼钟形，5 裂；花冠粉红色或淡紫色，二唇形，上唇全缘，直立，下唇 3 裂；雄蕊 4，2 长 2 短，着生于花冠管上；子房上位，4 深裂，花柱着生于 4 深裂的子房中央底部。蒴果，藏于萼内，成熟时分裂成 4 个分核。

【药用部位】全草。

【性味功效】寒，苦。破血通经，利尿消肿，清热解毒。

【适 应 证】腹股沟淋巴结肿大，急性睾丸炎，牙龈肿痛，咽喉炎，疟疾，哮喘。

189.
黄 荆

Vitex negundo L.

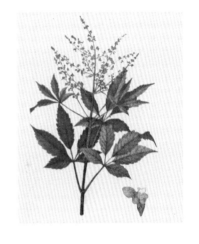

【形态特征】落叶灌木，高 2~4m。枝叶对生，小枝四方形。叶有长柄，掌状复叶，5 小叶，小叶椭圆状披针形或披针形，叶缘有浅锯齿，两面绿色。夏秋枝梢顶生圆锥花序，花冠淡紫色，二唇形，上唇短，2 浅裂，下唇 3 裂，中央裂片大；雄蕊二强。结黑色球形核果，具宿存萼，有香气。

【药用部位】根、叶、果实。

【性味功效】温，甘、辛。祛风解表，清热止咳，解毒消肿，理气止痛。

【适 应 证】感冒，中暑，胃肠炎，偏头痛，哮喘，子宫肌瘤，乳痈肿痛，毒蛇咬伤，蜈蚣咬伤。

190.
金疮小草

Ajuga decumbens Thunb.

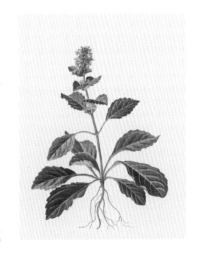

【形态特征】二年生草本。丛生数茎，茎近方形，紫绿色，肉质，全株被白色柔毛。叶对生，长椭圆形或倒卵形，边缘有波状圆齿，侧脉显著。花白色或略带紫色，唇形花冠，数朵排成一轮，再组成多轮的假穗状花序。小坚果倒卵状三棱形，背部具网状皱纹。

【药用部位】全草。

【性味功效】寒，苦。凉血解毒，止咳祛痰，散瘀止痛。

【适 应 证】痈疮，疔疮，肠胃炎，骨折，咽喉肿痛，小儿头身疮疖，结膜炎，烫伤。

191.

肾 茶

唇形科

别名｜猫须草、肾菜

Clerodendranthus spicatus (Thunb.) C. Y. Wu ex H. W. Li

【形态特征】多年生木质草本。茎直立，有节，分枝，方形，全株被疏细毛及散布凹陷腺点。叶卵状披针形，对生；中上部的叶缘有锯齿，下部全缘。腋生或顶生轮伞花序，排成聚伞花序；花冠紫白色，二唇形；雄蕊 4，花丝白色，超出花冠外，状如猫须；花盘呈指状膨大，花柱顶端棍棒状，2 浅裂。小坚果。

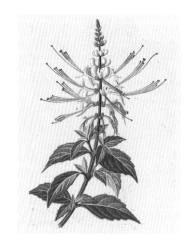

【药用部位】全草。

【性味功效】凉，微苦、甘。清热，利尿，排石。

【适 应 证】急、慢性肾炎，膀胱炎，尿路结石，胆结石，风湿性关节炎。

192.

活血丹

唇形科

别名｜大金钱草、金钱薄荷、连钱草

Glechoma longituba (Nakai) Kuprian.

【形态特征】多年生匍匐状草本。茎方形，细长，基部带红色，节上着地生根，蔓延繁殖。叶交互对生，具长柄，圆形，基部心形，叶缘有粗锯齿，叶脉明显。春夏开轮伞花序，常 2 枚；苞片线形；花萼管状；淡紫色的唇形花冠，具紫斑，上唇直立，下唇 3 裂片；雄蕊 4，花药 2 室。坚果细小，深褐色。

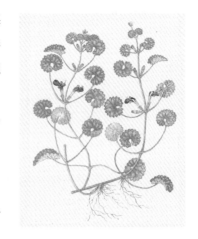

【药用部位】全草。

【性味功效】平，辛、微苦。散热行气，利尿消肿。

【适 应 证】尿路结石，胆结石，尿血，感冒，中暑高热不退。

193.

益母草

唇形科

别名│坤草、茺蔚、红花益母草

Leonurus heterophyllus Sweet.

【形态特征】一年生或二年生草本。茎方形，全株被毛。叶对生，基生叶近圆形，具长叶柄，叶缘 5~9 浅裂；中部叶菱形，掌状 3 深裂，叶柄短，边缘有粗锯齿；顶部叶近于无柄，线状披针形。轮伞花序腋生；花萼具 5 刺状齿；唇形花冠，淡红紫色。小坚果长圆状三棱形。

【药用部位】地上部分、果实。

【性味功效】地上部分：微寒，辛、苦。活血调经，利尿消肿，清热解毒。果实：微寒，辛、苦。活血调经，清肝明目。

【适 应 证】地上部分：月经不调，痛经经闭，恶露不净，水肿尿少，疮疡肿毒。果实：月经不调，经闭痛经，目赤翳障，头晕胀痛。

194.

薄 荷

唇形科

别名 | 野薄荷、银丹草

Mentha haplocalyx Briq.

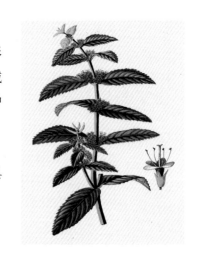

【形态特征】多年生宿根草本。茎直立，方形，中空，被倒向微柔毛。单叶对生，长圆状披针形或椭圆形，叶缘疏生锯齿，叶被腺鳞和绒毛；茎叶芳香。腋生轮伞状花序；花萼钟状，5裂齿；花冠唇形，淡紫色或白色，冠檐4裂；雄蕊4，伸出花冠外，花药2室；柱头2等裂。小坚果卵球形，黄褐色，具小腺窝。

【药用部位】地上部分。

【性味功效】凉，辛。疏散风热，清利头目，利咽，透疹，疏肝行气。

【适 应 证】风热感冒，风温初起，喉痹，头痛，目赤，风疹，胸胁胀闷。

195.

石香薷

唇形科

别名 | 香薷、青香薷、香茹

Mosla chinensis Maxim.

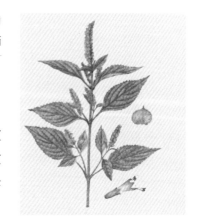

【形态特征】一年生草本。全株香气甚浓。茎直立，分枝，略方形，具钝棱。单叶对生，披针状长椭圆形，叶缘有稀圆锯齿，略被绒毛，叶背具有腺点。顶生或腋生轮伞花序，排成假穗状花序，苞片宽卵圆形，具尾尖；花萼钟形；淡紫色的唇形花冠，上唇缺，下唇 3 裂；二强雄蕊。小坚果卵圆形，具网纹。

【药用部位】全草。

【性味功效】温，辛、微苦。发汗解表，理气利湿，散瘀定痛，解蛇毒。

【适 应 证】暑湿感冒，头痛无汗，毒蛇咬伤，跌打瘀痛，皮肤湿疹，多发性疖肿。

196.

石荠苎

唇形科

别名│小本土荆芥、痱仔草

Mosla punctulata (J. F. Gmel.) Nakai.

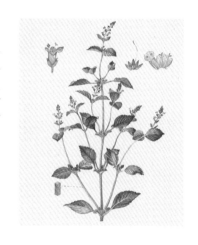

【形态特征】一年生草本，具香气。茎方形。叶对生，长椭圆形，浅锯齿，具叶柄；茎叶略呈紫色，密被倒向细毛。秋季，枝梢上开淡紫色的唇形花，轮伞排列成假圆锥花序；雄蕊 4；花柱顶端 2 浅裂。小坚果黄褐色，球形，4 瓣裂。

【药用部位】全草。

【性味功效】温，辛。疏风解表，解毒止痒。

【适 应 证】感冒发热，痱子，皮肤瘙痒，肝炎，便秘，痔疮。

197.

九层塔

唇形科

别名│罗勒、丁香

Ocimum basilicum L.

【形态特征】一年生芳香草本。茎直立，方形，多分枝，被柔毛。单叶对生，卵圆形，

叶缘有锯齿。叶腋着生轮伞花序，白色
或淡红色花；花冠二唇形；雄蕊 4，超出
花冠；花盘平顶，具 4 小齿，柱头 2 等裂。
小坚果长圆状，黑褐色。

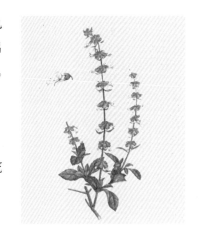

【药用部位】全草。

【性味功效】温，辛。解毒散瘀，消肿止痛。

【适 应 证】胃痛，风湿性关节炎，皮炎，湿疹，蛇
咬伤，跌打扭伤，疔肿。

198.

紫 苏

唇形科

别名 | 豨莶、臭苏、白紫苏

Perilla frutescens (L.) Britt.

【形态特征】一年生草本。茎方形，多数有分枝。叶对
生，卵圆形，边缘有锯齿，有叶柄。茎
叶有一种令人不愉快的臭气。夏秋间顶
端和叶腋开白色的小唇形花冠，排列为
穗状花序。小坚果灰褐色，近球形。种
子多数，细小，黑色。

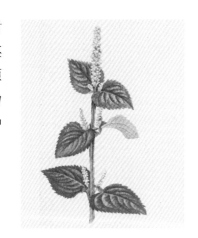

【药用部位】果实、叶、茎。

【性味功效】温，辛。果实：降气化痰，止咳平喘，
润肠通便。叶：解表散寒，行气和胃。
茎：理气宽中，止痛，安胎。

【适 应 证】果实：痰壅气逆，咳嗽气喘，肠燥便秘。叶：风寒感冒，咳嗽呕恶，妊
娠呕吐，鱼蟹中毒。茎：胸膈痞闷，胃脘疼痛，嗳气呕吐，胎动不安。

199.

茴茴苏

唇形科

别名 | 红骨紫苏

Perilla frutescens (L.) Britt. var. *crispa* (Thunb.) Decne.

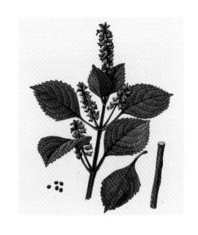

【形态特征】一年生直立草本，具香气。茎方形，红紫色，有毛。叶对生，卵形或阔卵形，两面被紫色或白色细毛，叶缘有粗锯齿，叶片红紫色。腋生或顶生轮伞花序，集成总状花序状，花冠红色或淡红色。小坚果倒卵圆形，灰褐色。

【药用部位】果实、叶、茎。

【性味功效】温，辛。果实：降气化痰，止咳平喘，润肠通便。叶：解表散寒，行气和胃。茎：理气宽中，止痛，安胎。

【适 应 证】果实：痰壅气逆，咳嗽气喘，肠燥便秘。叶：风寒感冒，咳嗽呕恶，妊娠呕吐，鱼蟹中毒。茎：胸膈痞闷，胃脘疼痛，嗳气呕吐，胎动不安。

200.

香茶菜

唇形科

别名 | 铁拳头母、土川芎

Rabdosia amethystoides (Benth.) Hara

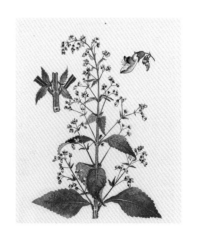

【形态特征】多年生草本。地下茎肥大，疙瘩状，有须根；地上茎直立，方形，中空，有节，具条纹，基部木质化，表皮暗灰棕色。叶对生，卵形，叶缘有钝齿。秋末顶生紫白色唇形花冠，轮伞花序组成圆锥花序。小坚果卵形黄栗色，被腺点。

【药用部位】全草。

【性味功效】平，苦、辛。消肿解毒，行气活血。

【适 应 证】闭经，乳痈，疮毒，跌打损伤，毒蛇咬伤。

201.

溪黄草

别名 | 溪沟草、山羊面、胆囊草、土黄连

Rabdosia serra (Maxim.) Hara

【形态特征】多年生草本。茎直立，方形，密被倒向
微柔毛。叶对生，卵状披针形，叶缘有
粗锯齿；茎基部的叶全缘，叶面略皱不
平，叶脉显露，脉上散布黄色腺点。茎
叶均为茶绿色，其液汁为深黄色。秋季
腋生聚伞花序，唇形花冠，花小，白紫色。
小坚果卵圆形，具腺点和白色绒毛。

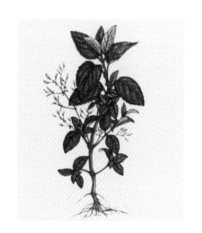

【药用部位】全草。

【性味功效】平，淡。清热利湿，退黄祛湿，凉血散瘀。

【适 应 证】急性黄疸性肝炎，急性胆囊炎，痢疾，肠炎，跌打瘀痛。

202.

半枝莲

别名 | 狭叶韩信草、并头草、耳挖草、向天草

Scutellaria barbata D. Don

【形态特征】多年生小草本。茎不分枝或少分枝，方形，下部伏地，上部圆柱形。单
叶对生，叶片卵形至卵圆状披针形，全缘或有少数不明显的钝齿，两面

无毛。春夏间轮伞花序单生于茎顶端或分枝上部叶腋内并偏向一侧的总状花序上，紫蓝色的唇形花，外被柔毛。小坚果深褐色，卵球形，包于宿存萼中，具瘤。

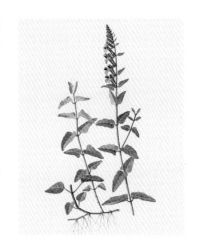

【药用部位】全草。

【性味功效】平，微苦、辛。清热解毒，活血行气。

【适 应 证】胃痛，肝炎，毒蛇咬伤，疮疡肿毒，狂犬病。

203.
韩信草

唇形科

别名 | 向天盏、耳挖草、过细草、金茶匙

Scutellaria indica L.

【形态特征】多年生草本。茎直立，分枝，具4棱。单叶对生，卵圆形，叶缘锯齿，全株均被短绒毛，叶背带紫红色。春夏开淡紫红色小花，小花形如"耳挖"，唇形花冠，轮伞花序稠密排列成假总状花序。小坚果暗褐色，具瘤。

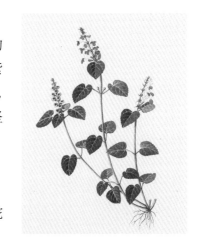

【药用部位】全草。

【性味功效】寒，苦、微辛。消肿解毒，舒筋活络。

【适 应 证】跌打扭伤，刀伤出血，产后风瘫，毒蛇咬伤，肠痈。

204.

曼陀罗

别名│白花曼陀罗、曼陀花、鼓吹花、洋金花

Datura stramonium L.

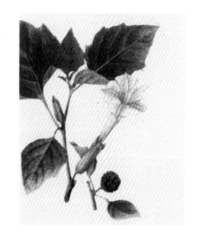

【形态特征】一年生直立灌木状草本。茎圆柱形，表面光滑，淡绿色。单叶互生，卵圆形至宽卵形，先端渐尖，基部不对称楔形，叶缘有缺齿或波浪形。夏秋间叶腋单生漏斗状的白花，直立，形如喇叭；花萼筒状，先端5裂；花冠裂片5；雄蕊5；子房不完全4室。蒴果圆球形，表面疏生短针刺，成熟时淡褐色。

【药用部位】根、花、叶、种子。

【性味功效】温，苦、辛，有大毒。麻醉镇痛，平喘止咳，解痉。

【适 应 证】哮喘，咳嗽，关节痛，久年臁疮。

205.

枸 杞

别名│苦杞、地骨

Lycium chinense Mill.

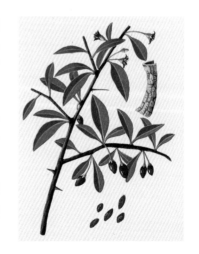

【形态特征】蔓生落叶小灌木。茎披散或稍斜上；小枝有棱线，具棘刺，枝条柔弱，常弯曲下垂。单叶互生或簇生，卵状矩圆形，全缘。夏季叶腋开淡紫色小花；花冠漏斗状，5裂，花冠管与裂片近等长；雄蕊5。浆果椭圆形，成熟时红色。

【药用部位】根皮、果实。

【性味功效】根皮：寒，甘、淡。凉血泻火，清肺热。果实：平，甘。补肝肾，益精明目。

【适 应 证】根皮：咯血，结核病潮热，腰膝酸痛。果实：虚劳精亏，目昏不明，眩晕耳鸣。

206.

酸　浆

茄　科

别名│灯笼草、打扑草、点灯癀

Physalis alkekengi L.

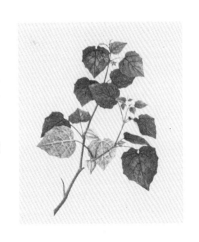

【形态特征】一年生草本。地下根状茎横走，伸长；茎多单生，直立，表面具棱，秃净或具细软毛。单叶互生，有叶柄，常2叶并生于小节上，呈对生状，卵圆形，叶缘有锯齿。叶腋抽花梗，梗端开花，白色，花瓣合生，裂片5；雄蕊5，着生于花冠管上；子房上位。浆果圆形，具宿存萼，成熟时橙红色。

【药用部位】全草。

【性味功效】寒，苦。清热凉血，化痰利喉。

【适 应 证】咽喉肿痛，肺热咳嗽，跌打损伤，湿疹，丹毒。

207.

刺天茄

茄　科

别名│紫花茄、水茄、黄刺茄

Solanum indicum L.

【形态特征】多年生亚灌木状草本。全株被有节的纤毛，茎和小枝具有淡黄色的细直刺。

单叶互生，阔卵形，叶缘具不规则深波状浅裂，叶脉上有钩刺；叶柄粗壮，疏被纤毛及直刺。夏季开伞状花序，淡紫色小花，有花梗；花萼杯状；花冠漏斗状；子房球形。浆果球形，橙红色，花萼宿存。

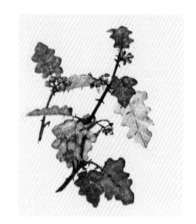

【药用部位】根、果实。

【性味功效】凉，苦，有小毒。舒筋活络，散瘀消肿。

【适 应 证】跌打损伤，胃痛，劳伤，睾丸炎，风湿痛。

208.

白 英

茄 科

别名│白毛藤、葫芦藤、蛤仔藤、四时春阳、老君司

Solanum lyratum Thunb.

【形态特征】多年生攀缘草本。茎细长，被柔毛。叶互生，常为琴形或戟形，顶端渐尖，基部 3~5 裂，叶基圆形或心形，两面均被白色长柔毛，侧脉 5~7 对。顶生或腋生聚伞花序，白色花疏生；花萼杯状，无毛，5 裂齿；花冠 5 深裂，先端被微柔毛。浆果圆球形，成熟后红黑色。种子盘状，扁平。

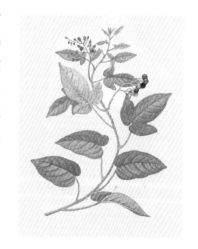

【药用部位】全草。

【性味功效】平，苦、涩。利水除湿，消肿解毒。

【适 应 证】黄疸性肝炎，肝硬化腹水，急性肾炎，疔疮，咽喉黏膜溃疡，烂疮，狗咬伤。

209.

茄

别名 | 白茄、茄仔

Solanum melongena L.

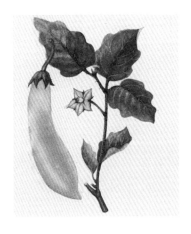

【形态特征】一年生草本。茎多分枝，幼枝、叶及花
梗、花萼均被星状绒毛。叶互生，卵形
或阔椭圆形，密被细毛，叶缘波状。夏
季茎上着生紫白色花，花萼近钟形，顶
端 5 裂，裂片披针形；花冠的冠檐 5 裂，
裂片三角形；子房圆形，顶端密被星状毛。
浆果圆柱形。种子多数，花萼宿存。

【药用部位】根。

【性味功效】平，甘、淡。凉血止血，解毒除湿。

【适 应 证】尿血，便血，血痢。

210.

龙　葵

别名 | 乌点归、七粒扣、乌归仔菜、五宅茄

Solanum nigrum L.

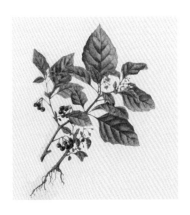

【形态特征】一年生草本。茎高 0.6~1m，圆柱形。单
叶互生，叶片椭圆形，有波状缺齿，具
叶柄。夏秋节间抽细梗，簇生多数有梗
的白色小花，伞状排列；花萼小，浅杯
状；花冠白色，冠筒隐藏在花萼内，檐
部 5 深裂；花丝短，花药黄色；子房卵形，
柱头小。浆果球形，外形隐约可见 2 室，
成熟时黑色。

【药用部位】全草。

【性味功效】寒，苦、微甘。清热泻火，凉血解毒。

【适 应 证】白喉，咽喉炎，牙痛，荨麻疹，高血压，疖肿，狂犬咬伤。

211.
母　草

别名｜公母草、四方草

Lindernia crustacea (L.) F. Muell.

【形态特征】一年生草本。茎四方形，分枝披散着生
地面，节上生根。叶对生，叶片卵圆形，
叶缘钝锯齿。单生或对生短总状花序，
花梗细弱；花萼坛状，果时增大；二唇
形花冠，较小，紫色；雄蕊4，二强，全
育；花柱早落。蒴果椭圆形。种子球形，
具明显的蜂窝状瘤突。

【药用部位】全草。

【性味功效】平，苦、涩。止泻止痢，清热解毒。

【适 应 证】痢疾，急性胃肠炎，尿道结石，小儿高热，
痈肿。

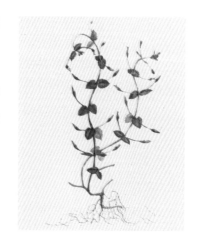

212.
旱田草

别名｜定经草、鸭嘴癀、鸭舌癀

Lindernia ruellioides (Colsm.) Pennell.

【形态特征】一年生草本。植株常分枝且匍匐地面，节上生根。叶对生，叶片长椭圆
状倒卵形，叶柄短，叶缘具细锯齿，齿无芒状刺尖；叶背脉明显。夏秋

顶生总状花序，细管状花冠，淡紫色，
二唇形，喉部有长毛；花梗短；雄蕊4；
柱头宽而扁。蒴果小，圆柱状，顶端渐尖。
种子椭圆形，褐色。

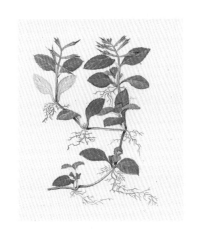

【药用部位】全草。

【性味功效】平，甘、淡。行气理血，散结止痛，消
肿解毒。

【适 应 证】扁桃体炎，月经不调，痛经，闭经，乳痈，
瘰疬，跌打损伤。

213.

刺毛母草

玄参科

别名 | 离根红、小回魂、红根癀、见风红、小含铃

Lindernia setulosa (Maxim.) Tuyama ex Hara

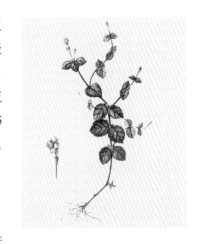

【形态特征】一年生草本。茎方形，纤细，分枝，疏生
刺状毛或近于无毛。须根离地后即变淡
红色。单叶对生，叶柄较短，叶片卵圆形，
全缘或疏钝齿，先端钝尖，叶背微被疏
细毛。叶腋单生紫蓝色唇形花，花萼5
齿裂；雄蕊4。蒴果纺锤状，比宿存萼短。

【药用部位】全草。

【性味功效】寒，苦、微辛。解热镇痉，活血通络，
消肿止血。

【适 应 证】小儿惊风，高热不退，腹痛，肠炎，跌
打吐血，肿毒。

214.

野甘草

玄参科

别名｜珠仔草、瘴仔草

Scoparia dulcis L.

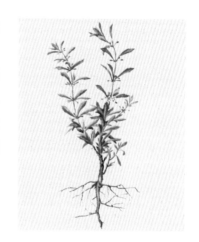

【形态特征】多年生亚灌木草本。茎直立，分枝，枝
　　　　　有棱角或狭翅，无毛。叶对生或轮生，
　　　　　菱状披针形或菱状卵形，先端短尖，基
　　　　　部渐狭而成短柄，叶缘有锯齿，两面无毛，
　　　　　具腺点。夏秋间开小白花，单生或对生
　　　　　于叶腋，花基数 4；子房球形，花柱顶端
　　　　　稍膨大。蒴果球形，室间开裂。种子小，
　　　　　种皮有蜂窝状孔纹。

【药用部位】全草。

【性味功效】凉，甘。疏风止咳，清热利湿。

【适 应 证】感冒发热，肺热咳嗽，咽喉肿痛，肠炎，痢疾，小便不利，脚气水肿，
　　　　　湿疹瘴子。

215.

独脚金

玄参科

别名｜疳积草

Striga asiatica (L.) O. Kuntze.

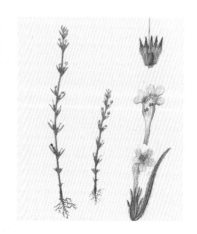

【形态特征】一年生半寄生草本。茎直立，粗糙或被
　　　　　刚毛，单生，少分枝，干时暗黄色。叶
　　　　　下部对生，披针形；上部互生，叶片线形；
　　　　　无叶柄。夏秋开花，黄色或粉红或白色，
　　　　　顶生间断的穗状花序；花冠管秃净，近

顶端弯曲，唇形花冠，上唇 2 裂，下唇 3 裂。蒴果卵形，室背开裂，包于宿存萼内。种子小而多。

【药用部位】全草。

【性味功效】平，甘。健胃醒脾，消积除疳。

【适 应 证】小儿疳积，咽喉炎。

216.

水苦荬

玄参科

别名｜仙桃草、接骨仙桃草

Veronica undulata Wall.

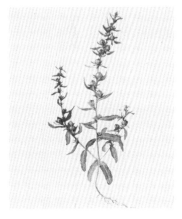

【形态特征】一年生草本。茎直立，多分枝。下部的叶对生，上部的叶互生，矩圆状披针形，上部有钝齿，无柄。夏初腋生总状花序，白色或淡红色小花；雄蕊 2，短于花冠。蒴果扁压状，顶端中部凹下如扁桃形，成熟果内常有寄生虫。

【药用部位】全草。

【性味功效】平，微苦。清风热，消肿痛，通经络，活气血。

【适 应 证】闭经，跌打红肿，吐血，咽喉肿痛，外伤出血，疮痈肿毒。

217.

野 菰

列当科

别名｜官真花

Aeginetia indica L.

【形态特征】一年生草本。寄生于芒属植物的根部。从基部丛生数茎，直立，茎枝呈黄褐色。叶鳞片状，无叶绿素。茎顶侧生一花，花萼一侧裂开至近基部，佛焰苞状，有黄色条纹；花冠为长筒状，4~5裂片，呈淡紫色。蒴果圆锥状。种子细小。

【药用部位】全草。

【性味功效】平，甘。清热，凉血，利尿。

【适 应 证】肝炎，小便不利。

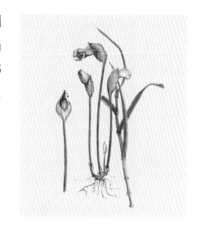

218.

穿心莲

爵床科

别名│一见喜、苦草、印度苦草

Andrographis paniculata (Burm. f.) Nees

【形态特征】一年生草本。茎直立，方形，分枝多，节稍膨大。单叶对生，纸质，卵状长圆形，叶缘有浅齿。秋季顶生或腋生总状花序，苞片小；花萼5深裂，外被腺毛；花冠二唇形，红紫色，唇瓣向外反卷，下唇3裂，内面带紫色斑纹；雄蕊2，药室1大1小；子房2心皮构成2室。蒴果椭圆形，2瓣裂。种子多数。

【药用部位】全草。

【性味功效】寒，苦。清热解毒，凉血，消肿。

【适 应 证】感冒高热，咽喉肿痛，细菌性痢疾，肺炎，扁桃体炎，口舌生疮。

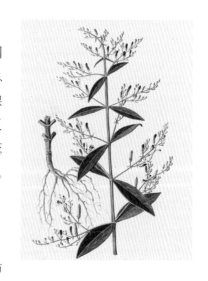

219.

狗肝菜

别名 | 天青菜、古仔菜

Dicliptera chinensis (L.) Juss.

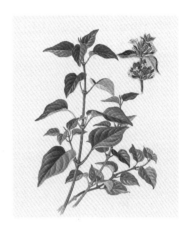

【形态特征】一年生或二年生草本。茎直立，分枝，有棱线，常被微毛，节膨大，呈膝状。单叶对生，纸质，卵圆形，全缘，叶面深绿色，叶背淡绿色，叶脉有柔毛，具短叶柄。秋冬腋生疏散的花束或具花柄的聚伞花序，每个聚伞花序有数朵花，总苞片4；淡紫色的花冠，二唇形，上唇全缘，下唇3浅裂；雄蕊2，花药2室。蒴果，棒状，略被柔毛。

【药用部位】全草。

【性味功效】平，甘、微咸。清热解毒，消肿止痛。

【适 应 证】疔疮疖肿，结膜炎，毒蛇及蜈蚣咬伤，感冒。

220.

观音草

别名 | 红丝线、山蓝、咳嗽草、四川咳嗽草

Peristrophe baphica (Spreng.) Bremek.

【形态特征】多年生木质草本，全株被褐红色短柔毛。茎具纵棱，节间膨大；老枝具淡褐色皮孔。单叶对生，深绿色，纸质，卵状披针形，先端渐尖，全缘；叶搓烂后放在开水中初见红丝，稍久，水变红色。顶生或腋生紫红色花，

花束下有叶状总苞片，易脱落；花冠二唇形；花丝被毛，花药2室。蒴果。

【药用部位】全草。

【性味功效】平，甘、淡。清肺止咳，散瘀活络，收敛止血。

【适 应 证】肺结核咯血，支气管炎，刀伤。

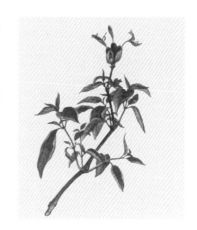

221.

爵 床

爵床科

别名│麦穗癀、鼠尾癀、老鼠尾

*Rostellularia procumben*s (L.) Nees

【形态特征】一年生小草本。茎常簇生，基部匍匐，上部斜升，带方形，绿色，节膨大，呈膝状；表面被灰白色细柔毛。单叶对生，卵形或椭圆形，全缘，先端尖，基部楔形。秋季顶生圆柱形穗状花序；花萼裂片4；花冠淡红色，二唇形；雄蕊2，药室2，不等高，较低的1室具距；子房2室。蒴果。种子扁卵形。

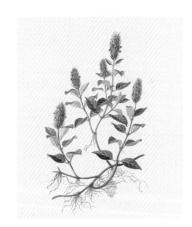

【药用部位】全草。

【性味功效】寒，微苦。清热解毒，利湿消滞，截疟止血。

【适 应 证】咽喉炎，痈疮疖肿，小儿疳积。

222.

马　蓝

爵床科

别名｜大青叶

Strobilanthes cusia (Nees) Ktze.

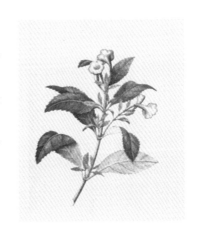

【形态特征】灌木状草本。茎直立，上部多分枝；小
枝四棱形，节膨大。单叶对生，通常二
叶不等大，叶片披针形或卵状长圆形，
叶缘有浅锯齿，上表面绿色，背面灰绿
色，有叶柄。秋季开淡紫色花，呈漏斗状，
每节具 2 朵对生的花；花被片 5，花冠筒
里有 2 行短柔毛；雄蕊 4，二强。蒴果，
棒状。

【药用部位】根、叶。

【性味功效】寒，苦。清热解毒，凉血消肿。

【适 应 证】流行性乙型脑炎，流行性脑膜炎，流行性感冒，腮腺炎，急性肝炎，咽
喉炎，丹毒。

223.

车　前

车前科

别名｜山厚末、山芥菜、五根草

Plantago asiatica L.

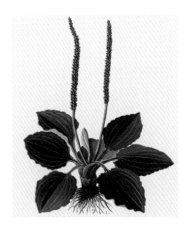

【形态特征】多年生草本。地下须根黄白色。基生叶
丛生，椭圆形或卵圆形，叶脉数条明显，
叶柄长。夏季叶丛间抽生穗状花序，花
绿白色，每花有 1 三角形宿存的苞片；

花萼 4；花冠 4 裂；雄蕊 4。蒴果椭圆形。黑褐色种子 5~6 个。

【药用部位】全草、种子。

【性味功效】全草：寒，甘。清热利尿通淋，祛痰，凉血，解毒。种子：寒，甘。清热利尿通淋，渗湿止泻，明目，祛痰。

【适 应 证】全草：热淋涩痛，水肿尿少，暑湿泄泻，痰热咳嗽，吐血衄血，痈肿疮毒。种子：热淋涩痛，水肿尿少，暑湿泄泻，目赤肿痛，痰热咳嗽。

224.

水团花

茜草科

别名 | 水金京、水杨梅、金琼、水金琼

Adina pilulifera (Lam.) Franch. ex Drake

【形态特征】灌木至小乔木。茎枝赤褐色，有皮孔，小枝近无毛。单叶对生，倒披针形或矩圆状椭圆形，全缘，上表皮无毛，下表皮脉腋陷窝具缘毛；侧脉 7~10 对，在背面凸起；托叶 2 深裂达基部，裂片披针形。夏季叶腋着生白色头状花序，如柔毛球状；萼管被柔毛，花冠裂片阔卵形。蒴果楔形，4 瓣裂，冠以宿存萼裂片。种子长圆形，两端有短翅。

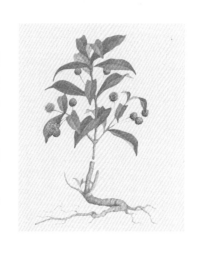

【药用部位】全株。

【性味功效】平，苦、微涩。清热解毒，消肿散瘀，止血。

【适 应 证】感冒头痛，水肿，睾丸炎，烫伤，面神经麻痹，臁疮，刀伤出血。

225.
拉拉藤

茜草科

别名 | 锯子草、锯锯藤、细叶茜草、活血草、锯耳草

Galium aparine L. var. *echinospermum* (Wallr.) Cuf.

【形态特征】多年生草本。茎细长，稍软弱，平卧或倾斜向上，具4棱，棱上有细逆刺，能钩着他物。叶狭长倒披针形，叶缘亦有细刺毛；数叶轮生在茎周，上下成层，其中位于茎下部者常以8片轮生。春夏各节之叶腋生小花，白色或淡黄绿色。果实为小粒状核果。

【药用部位】全草。

【性味功效】凉，苦、辛。清热利尿，消痈解毒。

【适 应 证】阑尾炎，维生素C缺乏症，乳腺癌，溃疡，痈疖肿毒，毒蛇咬伤。

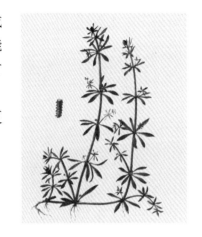

226.
栀 子

茜草科

别名 | 山栀子、黄枝

Gardenia jasminoides Ellis.

【形态特征】常绿灌木。茎直立，多分枝。叶对生或3叶轮生，革质，光滑，长椭圆形，叶面深绿色，叶背淡绿色，全缘；托叶鞘状，膜质。夏季开白色花，花冠高脚碟状，芳香，6~9裂。果实倒卵形，有棱，宿存萼黄色。种子多，坚硬。

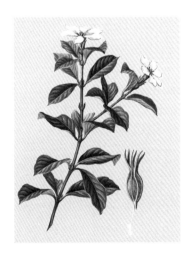

【药用部位】根、果实。

【性味功效】寒，苦。凉血解毒，清热泻火。

【适 应 证】急性黄疸性肝炎，牙痛，感冒高热，细菌性痢疾，各种出血。

227.
爱地草

别名│龙鳞草、荷连豆草

Geophila herbacea (Jacq.) K. Schum.

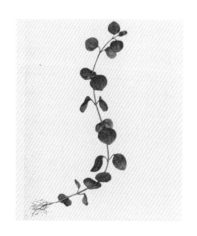

【形态特征】多年生蔓性纤弱草本。茎细长，匍匐地面，茎、枝被柔毛。单叶对生，圆形或阔卵状，叶纸质，淡绿色，全缘。叶背或脉上被微柔毛，干后呈淡黄色。夏季开花，小花淡绿色，单生或 2~3 排列成伞形花序，总花梗被短柔毛；苞片线形，萼管及花冠裂片 4，雄蕊着生于花冠管中下部，花药内藏。核果肉质，近球形，成熟时红色，分核 2，腹面平，背面有肋状突起。

【药用部位】全草。

【性味功效】平，甘、淡、微苦。清热解毒，祛风镇痉，消肿排脓。

【适 应 证】破伤风，中暑吐泻，腹股沟淋巴结肿大。

228.
金毛耳草

别名│耳草、黄毛耳草、过路蜈蚣、四时春

Hedyotis chrysotricha (Palib.) Merr.

【形态特征】多年生草本。茎纤弱，匍匐地面，节节生根。全株密被黄色的多细胞长

柔毛。单叶对生，椭圆形或耳形，叶缘
浅锯齿；叶柄短。叶腋开浅蓝白色小花，
无花梗；花冠下部筒状；萼管球形，裂
片披针形；花冠管的裂片长圆形，外被
疏柔毛；柱头 2 裂，棒状。蒴果球形，
成熟时不开裂。

【药用部位】全草。

【性味功效】平，微苦。清热利水，消肿解毒。

【适 应 证】小儿急性肾炎，肠炎，痢疾，疔疖痈疮，
牙槽脓肿，咽喉炎。

229.

白花蛇舌草

茜草科

别名 | 蛇舌癀、蛇针草、腊草仔、蛇总管、金石榴

Hedyotis diffusa Willd.

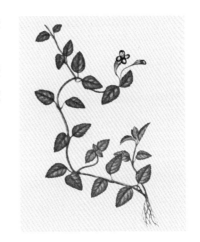

【形态特征】一年生草本。茎从基部分枝，细而纤弱，
披散或横卧；幼枝四棱形，老枝近圆柱
形，全株无毛。叶对生，线形，全缘，
无叶柄。春季叶腋单生小白花，4 基数，
花冠管状，花药伸出冠管外。蒴果扁球形。
种子多数，有棱。

【药用部位】全草。

【性味功效】凉，甘、微苦。清热解毒，散结消肿，
利湿通淋。

【适 应 证】疔疮痈疖，肠痈腹痛，热淋涩痛，湿热黄疸，癌肿，小儿惊风，毒蛇
咬伤。

230.

纤花耳草

茜草科

别名｜杉刺癀

Hedyotis tenelliflora Bl.

【形态特征】一年生草本。茎匍匐，披散多分枝，小枝
上部呈方形，全株无毛。叶对生，近无柄，
线状披针形，中脉明显，革质，叶端具
锐尖，叶缘平直。夏秋间于叶腋开白花，
花萼管倒锥形；花冠漏斗状；花药伸出
冠管外；柱头2裂，粗厚，突出冠管外。
蒴果扁球形，无毛。种子多数，微小。

【药用部位】全草。

【性味功效】寒，微苦。清热解毒，活血止痛。

【适　应　证】肺热咳嗽，慢性肺炎，肝硬化腹水，肠
痈，跌打损伤，蛇咬伤。

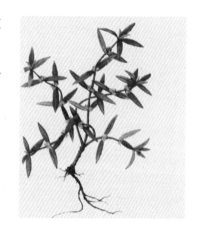

231.

长节耳草

茜草科

别名｜穿心草、向日红、白丁香

Hedyotis uncinella Hook.

【形态特征】多年生直立草本。茎稍带肉质。叶对生，
卵圆状披针形，叶面深绿色，叶背淡绿
色，被疏白细毛，全缘。4~6月叶腋生伞
房花序，白色，近无花梗；萼管倒锥形；
裂片长圆状披针形；花冠管状，5裂；花
药伸出花冠管外；柱头内藏。蒴果倒卵

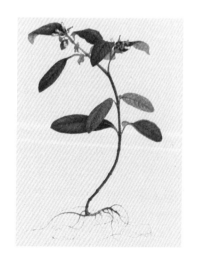

状近圆形，成熟时室间 2 瓣裂。种子具棱和窝孔。

【药用部位】全草。

【性味功效】平，甘、辛、微苦。清热解毒，行气活血，祛风利湿。

【适 应 证】大叶性肺炎，黄疸性肝炎，肝硬化腹水，风湿性关节炎，蛇咬伤。

232. 玉叶金花

茜草科

别名｜仙甘草、山甘草、假忍冬藤、白蝴蝶

Mussaenda pubescens Ait. f.

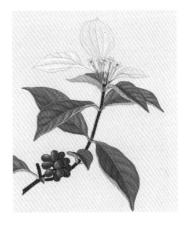

【形态特征】蔓性亚灌木。小枝被柔毛。叶对生，有
短叶柄，叶片卵状披针形，先端渐尖，
基部阔楔形，全缘，背面被毛，有小托
叶。夏季开黄色小花，聚伞花序顶生，
花冠高脚碟状；花萼 5 裂片，其中 1 片
发展为阔卵形，色白，常成对突出枝梢，
犹如粉蝶。浆果椭圆形。

【药用部位】全草。

【性味功效】平，甘。清热解暑，利湿消肿，凉血解毒。

【适 应 证】烫伤，蛇咬伤，感冒咳嗽，深部脓肿，中暑。

233. 鸡矢藤

茜草科

别名｜清风藤、臭屁藤

Paederia scandens (Lour.) Meer.

【形态特征】多年生草质藤本，全株具鸡屎臭气。单叶对生，具叶柄，椭圆状披针形
或细长卵形，有托叶。夏季叶腋或枝梢着生聚伞花序，花冠管外灰白色，

内带红紫色，5裂；雄蕊5；花柱2。核
果圆形，黄色。

【药用部位】全草。

【性味功效】平，甘、微苦。益肝肾，祛风湿，舒经络，
清暑热。

【适 应 证】中暑，食积，肝硬化腹水，痢疾，风湿
痹痛，无名肿毒，跌打损伤。

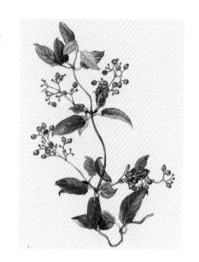

234.
九 节

茜草科

别名│弄楼仔、牛屎乌、大罗伞、刀斧伤

Psychotria asiatica L.

【形态特征】直立灌木。幼枝方形，老枝圆形。叶纸
质，椭圆状矩圆形，叶基部有紫红色斑点，
叶背的叶脉有簇毛，余秃净；托叶膜质，
早落。聚伞花序顶生及腋生，苞片、花
梗和花萼外面均被微毛。花冠钟状，白花，
萼管倒锥形，萼檐杯状；冠管喉部被白
色长柔毛，裂片三角形，5基数；花药伸
出花冠管外；子房2室，每室胚珠1个，
柱头2。浆果状核果，近球形，成熟时红
色，有纵棱。

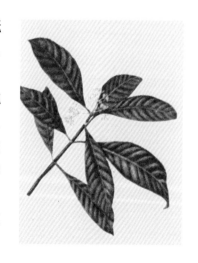

【药用部位】根、叶。

【性味功效】平，苦。清热解毒，散瘀消肿。

【适 应 证】白带异常，喉痛，痢疾，跌打损伤，风湿骨痛，无名肿痛。

235.

茜草

Rubia cordifolia L.

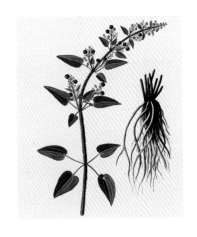

【形态特征】多年生蔓生草本。根丛生，圆柱状，橙
红色。茎方形，具 4 棱，棱上有倒生细
刺。叶 4 片轮生，长卵形或卵状披针形，
有叶柄，全缘，叶柄及叶脉均有细刺。
秋季开淡黄白色小花，排列成圆锥状聚
伞花序；花小，5 基数；子房下位，2 室。
结肉质球形浆果，成熟时黑色。

【药用部位】根及根茎。

【性味功效】寒，苦。凉血止血，祛瘀，通经。

【适 应 证】血瘀闭经，月经过多，衄血，外伤出血。

236.

白马骨

别名 | 满天星、六月雪、天星花、渍雪花

Serissa serissoides (DC.) Druce

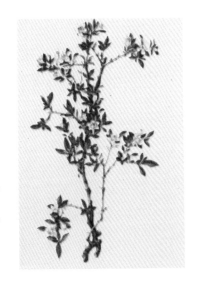

【形态特征】常绿小灌木。茎粗壮，多分枝，皮灰白
色，嫩枝微被短毛。叶通常丛生在小枝
上，倒卵形至倒披针形，叶面深绿色，
叶背被灰白色柔毛；近无柄；托叶顶端
有数条刺状刚毛。夏秋间小枝顶端丛生
白色小花，花冠管 5 裂。核果球形，内
有 2 个分核或仅 1 个分核发育。

【药用部位】全草。

【性味功效】平，淡。清热利湿，消肿止痛。

【适 应 证】肝炎，腹泻，颈淋巴结结核，痢疾，恶疮，瘰疬，咽喉炎，头痛。

237.

忍 冬

别名│金银花、银花、两宝花、姐妹花

Lonicera japonica Thunb.

【形态特征】多年生木质藤本。茎长圆柱形，赤褐色，幼枝密生柔毛和腺毛。单叶对生，卵形至卵状椭圆形，幼时两面被短毛，全缘。初夏开花，花成对生于叶腋，苞片叶状；花萼5裂，无毛；花冠管状，二唇形，上唇4裂，直立，下唇不裂，外面有柔毛和腺毛，甚芳香，初开时为白色，后变成黄色，故有"金银花"之称；雄蕊5，和花柱均稍长于花冠。浆果球形，成熟时黑色。

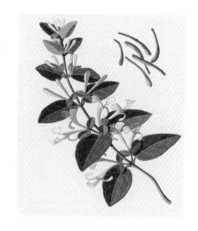

【药用部位】花蕾、茎枝。

【性味功效】花蕾：寒，甘。清热解毒，疏散风热。茎枝：寒，甘。清热解毒，疏风通络。

【适 应 证】花蕾：痈肿疔疮，喉痹，丹毒，热毒血痢，风热感冒，温病发热。茎枝：温病发热，热毒血痢，痈肿疮疡，风湿热痹，关节红肿热痛。

238.
接骨木

别名｜七叶莲、山藕节

Sambucus williamsii Hance

【形态特征】灌木状草本。茎直立，粗壮，皮上有突
起的条纹和长圆形皮孔，老枝淡红褐色
而中空。叶柔软，对生，奇数羽状复叶，
小叶 5~11，长椭圆状披针形，被短柔毛，
叶缘有锯齿。夏秋间顶生复伞房花序，
花白色；萼筒杯状；花冠裂片 5，雄蕊与
花冠裂片同数且互生，花丝基部稍肥大；
子房 3 室，花柱短，柱头 3 裂。浆果状
核果，球形，黄色，成熟时变红色至黑色，
内有 2~3 个分核。

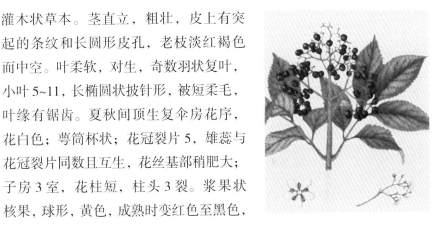

【药用部位】全草。

【性味功效】平，甘、淡、微咸。行气活血，破瘀散结，接骨续筋。

【适 应 证】跌打损伤，风湿性关节炎，风疹，痛风。

239.
败　酱

败酱科

别名｜黄花败酱、黄花龙
牙、苦菜、苦抓、脾草

Patrinia scabiosaefolia Fisch. ex Trev.

【形态特征】多年生草本。根状茎横卧或斜生，具有
特殊的陈败豆酱气。基生叶成丛，具长
叶柄，叶片卵形；茎生叶对生，卵状披
针形或羽状分裂，叶缘有锯齿，两面被
粗毛。顶生聚伞花序再组成伞房状，花小，

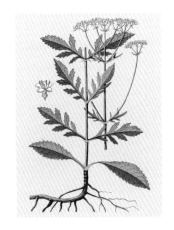

黄色；花冠 5 裂，基部一侧常膨大；雄蕊 4；子房下位。瘦果，由不发育 2 室扁展成翅。

【药用部位】全草。

【性味功效】平，苦。清热解毒，散瘀收敛，排脓止痛。

【适 应 证】阑尾炎，胃溃疡，产后瘀血痛，痈疽，热毒痈肿。

240.

丝 瓜

葫芦科

别名 | 菜瓜、萧瓜

Luffa cylindrica (L.) Roem.

【形态特征】一年生攀缘草本。茎有纵棱及细柔毛，借分枝卷须而缠绕他物。叶互生，长叶柄，近心形，常掌状 5 浅裂，边缘有锯齿。夏季开黄花，花萼及花冠裂片 5，雌雄同株；雄花雄蕊 5；雌花柱头 3。瓠果长圆柱形，肉质，果实干后内有坚韧的网状纤维（丝络）。种子黑色。

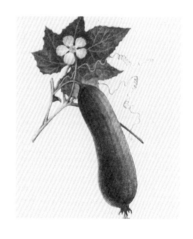

【药用部位】果实、成熟果实的维管束。

【性味功效】平，甘、淡。清热解毒，凉血止血，通络利水。

【适 应 证】热病身热烦渴，咳嗽痰喘，血崩，小便不利，银环蛇咬伤，烫伤，疮疖，乳汁不通。

241.

苦 瓜

Momordica charantia L.

别名│癞葡萄、凉瓜、锦荔枝、癞瓜

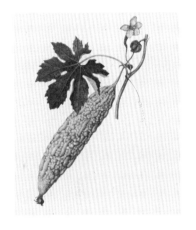

【形态特征】一年生攀缘草本。常无毛，卷须不分枝。单叶互生，掌状深裂，裂片长圆状卵形，齿状或再分裂。花黄色，有柄，下位子房，雄蕊花药成"S"字形折曲。瓠果卵形至长圆形，果皮有钝瘤状突起，成熟时橙黄色。种子有皱纹。

【药用部位】叶、果实。

【性味功效】寒，苦、微甘。清热凉血，涤肠健胃。

【适 应 证】暑热烦渴，细菌性痢疾，肠伤寒，疔疮痈肿。

242.

金钱豹

Campanumoea javanica Blume.

别名│土党参、山参

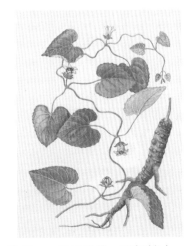

【形态特征】多年生缠绕性草本，有白色乳汁。主根长圆柱状，肉质，侧根2~3分枝，形似人参。茎细软，无毛。单叶对生，软而薄，阔卵状心形，叶缘有圆锯齿，两面均无毛；具长叶柄。夏秋间花单生于叶腋；花萼与子房分离，5裂；花冠白色，上位，5裂至中部，花瓣内面有紫色条纹；雄蕊5，花丝丝状，基部扩大；

子房5室。浆果扁球形，具宿存花萼。种子黄褐色，有细网纹。

【药用部位】根。

【性味功效】平，甘、淡、微苦。补虚润肺，益气生津。

【适 应 证】肺虚咳嗽，久病虚损，脾虚泄泻。

243.

半边莲

别名│蜈蚣草、半畔莲、瓜仁草、急解索、细米草

Lobelia chinensis Lour.

【形态特征】多年生小草本，具乳汁。主茎平卧，节部生根，分枝直立，光滑无毛。单叶互生，近无柄，稀疏排列，叶片狭披针形，叶缘具疏锯齿。夏季在叶腋处单生淡红紫色小花，形似半边莲花，近唇形，裂片偏向一侧，上唇分裂至基部为2裂，下唇3裂；花丝上部及花药合生，下方的2个花药近端有绒毛，花折断有少许乳汁渗出。结蒴果，2瓣裂。

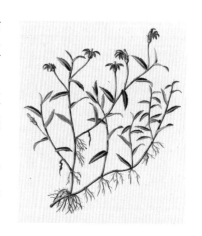

【药用部位】全草。

【性味功效】平，微甘。清热解毒，散瘀排脓，利水平喘。

【适 应 证】毒蛇咬伤，肝硬化腹水，肝炎，肾炎水肿，久热不退，小儿胎毒，疮疡肿毒，消化道癌。

244.

藿香蓟

菊 科

别名│胜红蓟、小蓟、臭草、大刺儿菜、刻叶刺儿菜

Ageratum conyzoides L.

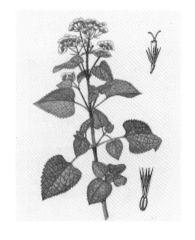

【形态特征】一年生草本。茎直立，分枝，全株带有香浊气，被粗毛。单叶对生，卵形，叶缘具圆钝齿，叶面被节毛和腺点。头状花序在茎枝顶端排成紧密的伞房花序，具花序梗；总苞片2层，外被稀疏白色长柔毛；花冠蓝色或白色，全为管状花，5裂齿。瘦果黑色，具5棱，被疏柔毛；冠毛膜片状。

【药用部位】叶。

【性味功效】凉，微苦。祛风消胀，消肿止痛。

【适 应 证】腹部胀气，疮痈肿毒，鹅口疮。

245.

艾

菊 科

别名│艾蒿、艾叶、白蒿、家艾、五月艾

Artemisia argyi Lévl. et Vaniot

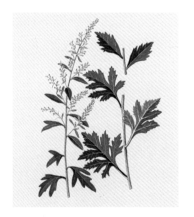

【形态特征】多年生草本。根状茎粗壮，茎直立，多分枝，具浓烈的香气，略被灰白色柔毛。叶羽状分裂，裂片椭圆状披针形或线形，叶缘疏锯齿或羽状缺刻，被白色密绒毛。夏秋开淡黄色小的头状花序，排成总状；雌花6~10，花冠狭管状；两性花8~12，花冠管状，外面有腺点。瘦果长卵形。

【药用部位】叶。

【性味功效】温，微苦、辛。理血调经，逐寒祛湿，安胎，止血。

【适 应 证】异常子宫出血，月经不调，胎动不安，产后腹痛，经寒不调，宫冷不孕。

246.

鬼针草

菊 科

别名｜黄花鬼针草、三叶鬼针草、金丝苦令、盲肠草

Bidens pilosa L.

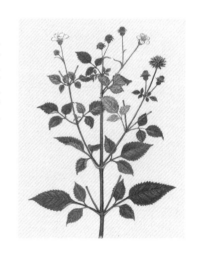

【形态特征】一年生草本。茎直立，稍呈四棱形。中、下部叶对生，上部叶互生；叶为三出二回羽状复叶；裂片边缘有锯齿。秋末枝梢着生黄色或白色头状花序；总苞片 7~8，边缘被疏短毛；无舌状花，全为管状花，冠檐 5 齿裂。瘦果条形，具棱；顶上有倒刺毛。

【药用部位】全草。

【性味功效】平，苦。清热解毒，利水消肿。

【适 应 证】阑尾炎，急性肾炎，膀胱炎，肠粘连，胆结石，关节炎，脱肛，毒蛇咬伤。

247.

艾纳香

菊 科

别名｜高脚艾、大风艾、叶下香、大枫草

Blumea balsamifera (L.) DC.

【形态特征】多年生木质草本。茎直立，粗壮，有纵条棱，多分枝；全株密被黄褐色绒毛。单叶互生，矩圆状披针形，基部叶羽状全裂，叶缘有锯齿，叶两

面均被绒毛。黄色头状花序，再组成圆
锥花序；总苞钟形，6 层；雌花多数，细
管状；两性花较少，管状。瘦果具 5 棱，
密被绒毛，冠毛红褐色。

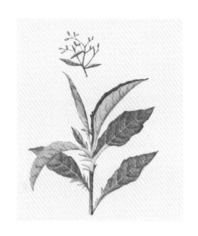

【药用部位】全草。

【性味功效】微温，辛、苦。祛风，消肿，活血，散瘀。

【适 应 证】风湿性关节炎，胃痛，霍乱，中暑，跌
打损伤，皮肤瘙痒，痛经。

248.

七里明

菊 科

别名｜狗咬癀

Blumea clarkei Hook. f.

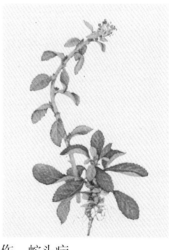

【形态特征】多年生草本。茎直立，不分枝，有条棱，
全株被毛，具香气。单叶互生，长圆状
披针形或卵圆形，叶缘具尖锐疏齿。密
集的头状花序，无柄，紫色。总苞片 4 层，
背面被柔毛；全为管状花，雌花多数，
细管状，裂片有乳头状突起；两性花管
状，被多细胞节毛，杂有腺体。瘦果具
10 棱，被白色冠毛。

【药用部位】全草。

【性味功效】平，苦、微辛。消肿止痛，凉血散瘀。

【适 应 证】急性咽喉炎，扁桃体炎，小儿惊风，狂犬咬伤，蛇头疔。

249.

金挖耳

菊 科

别名 | 覆地菊、倒盖菊

Carpesium divaricatum Sieb. et Zucc.

【形态特征】多年生草本。茎直立，质略硬，被白色柔毛，上部多分枝。单叶互生，下部叶长椭圆形，先端渐尖，基部楔形，两面均被柔毛；近叶柄边缘具浅疏锯齿。顶生向下的扁球形头状花序，黄色，苞叶3~5，披针形，与总苞片明显不同；总苞卵状球形，4层，干膜质；具明显的花序梗；雌花狭筒形；两性花筒状，花冠被稀疏柔毛。瘦果。种子具黏液。

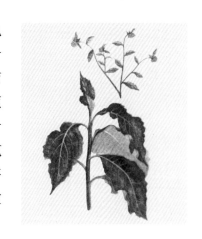

【药用部位】全草。

【性味功效】寒，苦。清热解毒，散瘀消肿。

【适 应 证】咽喉炎，牙痛，毒蛇咬伤，急性肠炎，腹痛，痢疾，疮疖肿痛，尿路感染。

250.

石胡荽

菊 科

别名 | 鹅不食草、珠仔草、地胡椒、通花草、米碎草

Centipeda minima (L.) A. Br. et Aschers.

【形态特征】一年生草本。茎纤细，从根部分枝，匍匐地面，着地生根。叶互生，匙形或倒卵状椭圆形，先端钝尖，上部边缘有锯齿3~5，背面疏生细毛。夏秋叶腋单生头状花序，总苞半球形，2层，绿色；雌花细管状，两性

花花冠管状，4 裂。瘦果椭圆形，具 4 棱，
棱上被毛；无冠毛。

【药用部位】全草。

【性味功效】温，辛。发散风寒，通鼻窍，祛痰，消肿，
解毒。

【适 应 证】鼻息肉，鼻窦炎，感冒，肺痈，百日咳，
牙痛，目生翳障，跌打损伤，毒蛇咬伤。

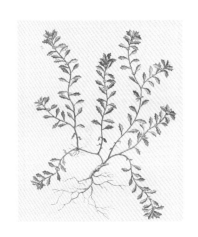

251.

野 菊

菊 科

别名│野菊花、山菊花、野黄菊、苦薏

Chrysanthemum indicum L.

【形态特征】多年生草本。根状茎粗壮，须根纤维状，
具特殊香气；茎直立或斜倒，多分枝，
嫩枝常有白毛。单叶互生，卵形或椭圆
状卵形，羽状深裂，裂片又有浅裂；表
面深绿色，背面淡绿色，两面被毛。黄
色的头状花序顶生，总苞片 4~5 层，缘
花舌状，1 层；盘花管状，无托片。瘦果
无冠毛，具 5 纵棱。

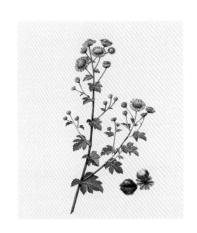

【药用部位】全草。

【性味功效】微寒，苦、辛。疏散风热，清热解毒。

【适 应 证】疔疮痈肿，咽喉肿痛，风火赤眼，头痛眩晕。

252.

蓟

别名 | 大蓟、利叶刺、六月霜、刺儿菜、猪母刺

Cirsium japonicum Fisch. ex DC.

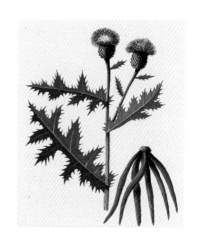

【形态特征】多年生草本。块根纺锤状。茎直立，有纵棱，被长节毛和刺。基生叶较大，长椭圆形，叶缘羽状深裂，裂片边缘渐尖成刺；茎生叶较小，无叶柄，基部扩大半抱茎。头状花序单生于枝顶；总苞钟状，苞片6~7层，外层顶端具针刺，全部苞片外面沿中肋有黏腺；全为管状花，紫红色，花冠管檐不等5深裂。瘦果长椭圆形；冠毛浅褐色，多层。

【药用部位】根或全草。

【性味功效】平，甘、苦。清热，凉血，止血，散瘀。

【适 应 证】尿血，吐血，衄血，便血，痈疮，疥疮，烫伤，崩漏下血，外伤出血。

253.

鳢 肠

别名 | 墨旱莲、旱莲草、墨汁草、白花棕草、田乌草

Eclipta prostrata (L.) L.

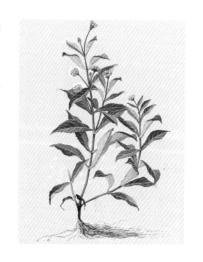

【形态特征】一年生草本。茎直立或横卧，多自基部分枝，全株被伏生短毛。单叶对生，叶片椭圆形或披针形，叶绿色或略带紫色，被粗毛，叶缘有锯齿；茎叶折断后其乳汁即变黑色。夏秋顶生头状花序，总苞

5~6，绿色，排成2层；花序柄长；舌状花白色2层，雌性；管状花两性，4齿裂，花柱棍棒状。瘦果褐色，表面有小瘤状突起；无冠毛。

【药用部位】全草。

【性味功效】寒，甘、酸、微苦。滋补肝肾，凉血止血。

【适 应 证】各种出血，咽喉炎，胃痛，足癣。

254.

地胆草

菊 科

别名｜丁伽夫、牛托鼻

Elephantopus scaber L.

【形态特征】多年生草本。全株被白色粗毛，茎二歧分枝，枝少而硬。叶大部分基生，匙形或倒披针形，先钝后短尖，叶缘稍有锯齿。头状花序顶生，总苞片绿色，具刺尖，被毛和腺点；全为管状花，淡紫色。瘦果有棱，顶端有硬刺毛。

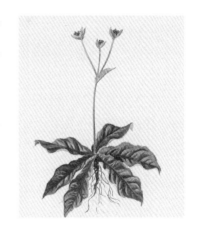

【药用部位】全草。

【性味功效】平，苦、微辛。利水消肿，清热解毒。

【适 应 证】感冒，急性肾炎，急性肝炎，肺脓肿，吐泻，百日咳，小儿疳积。

255.

一点红

菊 科

别名｜叶下红、红叶草、红花草、石青红

Emilia sonchifolia (L.) DC.

【形态特征】一年生草本，全株含有白色乳汁。茎直立，少分枝，被白色疏毛。单叶

互生，抱茎，琴状分裂或具钝齿，叶上
面绿色，叶背紫红色。夏秋开紫红色的
头状花序，有长花序梗，常二歧分枝；
全部为管状花，檐部 5 齿裂。瘦果圆柱形，
具 5 条纵棱；冠毛白色。

【药用部位】全草。

【性味功效】平，苦、微辛。凉血解毒，活血散瘀，利
水消肿。

【适 应 证】结膜炎，细菌性痢疾，肠炎，乳腺炎，
咽喉炎，肺炎，狂犬咬伤，尿路感染，跌打损伤，小儿胎热，疔痈疮肿。

256.

菊　科

毛大丁草

别名│一枝香、白前、白花一枝香、兔耳一支箭

Gerbera piloselloides (L.) Cass.

【形态特征】多年生草本。主根粗壮，须根细长。叶基
生，具短叶柄，密被白色绵毛，倒卵形，
全缘；叶面幼时被绒毛，老时秃净，叶
背被灰白色绵毛。春季叶丛中抽生花梗，
顶生头状花序，花葶直立，密被金黄色
绵毛；总苞钟状，2 层；舌状花白色，雌性；
管状花两性。瘦果纺锤形，具细长的喙；
冠毛橙红色。

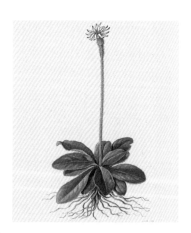

【药用部位】全草。

【性味功效】平，苦、微辛。清热解毒，行气利水，活血破瘀。

【适 应 证】小儿惊风，中暑腹痛，感冒，水肿，跌打损伤，胃痛，疔疮肿毒，毒蛇
咬伤。

257.
鼠曲草

别名│鼠蚰、鼠麯草、鼠曲棉、冲天白

Gnaphalium affine D. Don

【形态特征】一年生草本。茎直立，常自基部分枝，
　　　　　　全株密被白色的绵毛。单叶互生，基部
　　　　　　匙形，上部线状倒披针形，先端圆钝或
　　　　　　微尖，全缘；无叶柄。春夏间顶生黄色
　　　　　　细小的头状花序；总苞钟形，2~3层，膜
　　　　　　质；花序托中央凹入；雌花细管状；两
　　　　　　性花管状。瘦果倒卵形，具乳头状突起；
　　　　　　冠毛污白色。

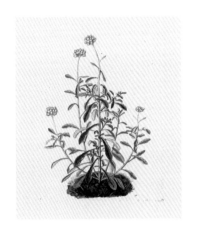

【药用部位】全草。

【性味功效】平，甘。平喘镇咳，除风湿。

【适 应 证】感冒咳嗽，气管炎，咳喘，胃痛，溃疡，高血压，肿毒。

258.
羊耳菊

别名│毛将军、白牛胆、山白芷

Inula cappa DC.

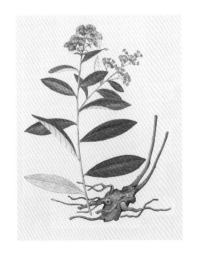

【形态特征】多年生亚灌木。根状茎粗壮，多分枝；
　　　　　　茎直立，被白色绒毛。单叶互生，近无柄，
　　　　　　长椭圆形，叶缘有明显浅疏小齿；叶面
　　　　　　绿色，叶背密被灰白色绵毛。夏秋开黄
　　　　　　色头状花序，再组成稠密伞房花序，总
　　　　　　苞片5层，线状披针形；舌状花具4枚

退化雄蕊；管状花两性。瘦果，被白色长绒毛。

【药用部位】全草。

【性味功效】微温，微苦、辛。疏风解表，祛湿利水，活血调经。

【适 应 证】妊娠小便不通，肝炎，消化不良，感冒咳嗽，齿漏，颈淋巴结肿大。

259.

马兰

菊　科

别名｜咽喉草、紫菊、田素香、芒蝛菜、七叶菊

Kalimeris indica (L.) Sch.-Bip.

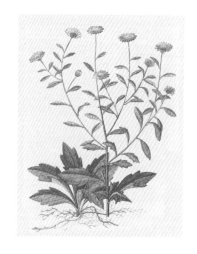

【形态特征】多年生草本。茎直立，全草被毛。叶互生，薄质，披针形，有粗锯齿，叶背3脉明显；无叶柄。秋季分枝梢上各生一个头状花序；总苞半球形；舌状花1层，淡紫色；中央管状花，两性。瘦果倒卵状，被冠毛。

【药用部位】全草。

【性味功效】平，苦、辛。清热解毒，活血消肿。

【适 应 证】白喉，咽喉炎，胃溃疡，大叶性肺炎，病毒性肝炎，中耳炎，乳腺炎。

260.

六棱菊

菊　科

别名｜劳毒草、拉挞癀、臭灵丹草

Laggera alata (D. Don) Sch.-Bip. ex Oliv.

【形态特征】多年生草本。茎直立，少分枝，有淡黄色短腺毛。叶互生，椭圆形或矩圆形，叶缘有小齿，叶基部延长至茎而成翅。头状花序顶生，淡紫色，

花序托平坦；总苞钟状，苞片多列；缘花雌性，丝状，多数，结实；盘花两性，管状，少数，结实。瘦果圆柱形，通常有 10 棱；白色冠毛 1 列，刚毛状。

【药用部位】全草。

【性味功效】温，苦、微辛。疏风祛湿，通经活络，消肿解毒。

【适 应 证】风寒咳嗽，风湿性关节炎，闭经，肾炎水肿，痈疖肿毒，跌打损伤，烧烫伤，毒蛇咬伤，皮肤湿疹，泄泻。

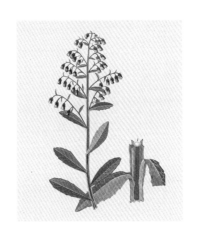

261.
千里光

菊 科

别名｜千里及、九里明、痔疮草

Senecio scandens Buch.-Ham ex D. Don

【形态特征】多年生攀缘状草本。茎曲折，有明显的纵纹；节部紫色，茎中质松，有分枝，顶端作"之"字形。单叶互生，叶柄短，叶片卵形或椭圆状披针形，叶缘具不规则锯齿，被柔毛，主脉明显。顶生头状花序，排列成疏散的伞房状花序；花序梗反折而开展，被短柔毛，具线状苞片；总苞杯状，约 12 个苞片；舌状花 8~10，黄色；管状花黄色，多数。瘦果，被白色冠毛。

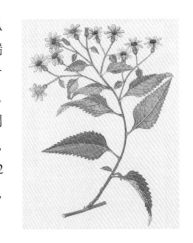

【药用部位】全草。

【性味功效】平，苦，有小毒。清热解毒，去腐生肌，退翳明目。

【适 应 证】痔疮肿痛，结膜炎，痈疮疖肿。

262.

黄花豨莶

菊　科

别名｜金耳钩草、鹤虱草、狗咬癀、有骨梢

Siegesbeckia orientalis L.

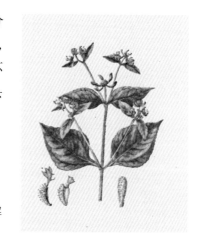

【形态特征】一年生草本。茎直立，上部常二叉状分枝，全株被白色柔毛。单叶对生，叶柄短，叶片呈卵圆形或卵状披针形，叶缘有不规则齿，叶背有腺点。茎梢着生黄色头状花序，花序有狭长的总苞片，被黏毛；雌花舌状；两性花管状。瘦果长圆形，有黏毛。

【药用部位】全草。

【性味功效】寒，苦，有小毒。祛风湿，利关节，解毒疗疮。

【适 应 证】风湿顽痹，腰酸痛，高血压，狗咬伤，痈疮疖肿，咽喉痛。

263.

一枝黄花

菊　科

别名｜千根癀、黄花母、百条根、粗糠花

Solidago decurrens Lour.

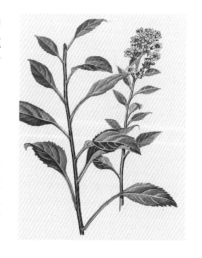

【形态特征】多年生草本。茎直立，单生或少分枝，青褐色。单叶互生，卵圆形或披针形，叶端急尖，叶基楔形，叶缘小锯齿；上部叶渐小。头状花序小，黄色，多数在茎上部排列成紧密的总状花序；总苞宽钟状，4~6层，披针形；舌状花舌片椭圆形。瘦果圆柱形，具纵肋；冠毛刚毛状。

【药用部位】全草。

【性味功效】温，苦、辛。疏风清热，行气活血，消肿止痛。

【适 应 证】咽喉炎，腮腺炎，百日咳，小儿惊风，狂犬、毒蛇咬伤，皮肤湿疹。

264.

红缨合耳菊

菊 科

别名 | 一扫光、山素英、双花千里光

Synotis erythropappa (Bur. et Franch.) C. Jeffrey et Y. L. Chen

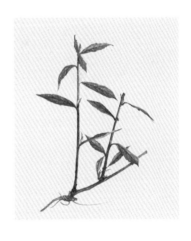

【形态特征】多年生木质草本。茎直立，圆柱形，黑色，有分枝。叶互生，单叶或丛生，具细长叶柄，叶片长椭圆状披针形，背面叶脉明显，叶缘有稀疏的细锯齿。冬季枝顶开黄色头状花序，总苞筒状，1层；无舌状花，管状花1~3。瘦果圆柱形，具纵沟，冠毛白色。

【药用部位】全草。

【性味功效】寒，苦、微涩。清热解毒，祛风除湿，活血通络。

【适 应 证】急性结膜炎，疮疖，皮炎，风湿骨痛，跌打损伤。

265.

蒲公英

菊 科

别名 | 黄花地丁

Taraxacum mongolicum Hand.-Mazz.

【形态特征】多年生草本，有乳汁。根垂直生长。叶莲座状，倒披针形，羽状深裂，顶端裂片较大。春季叶丛间抽花梗，花葶数个，头状花序，外层总苞片先端常有小角状突起，内层总苞片长于外层，先端有小角；全为黄色舌状花。瘦果先端具细长的喙；冠毛白色，随风飘扬如絮状。

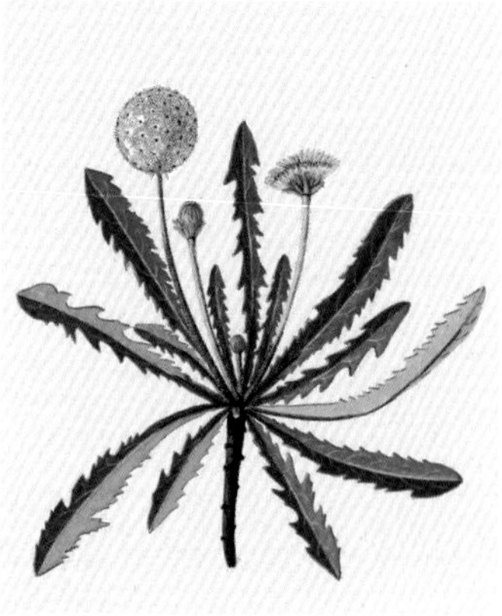

【药用部位】全草。

【性味功效】寒，甘、微苦。清热解毒，消肿排脓，利尿散结。

【适 应 证】乳腺炎，疔疮疖肿痈，胆囊炎，黄疸，扁桃体炎，肠痈。

266.
夜香牛

菊 科

别名｜消山虎、枝香草、小七癀、耳荸草

Vernonia cinerea (L.) Less.

【形态特征】一年生或多年生草本。茎直立，少分枝，被柔毛，有纵行条纹。单叶互生，披针形，叶缘有疏锯齿，叶背脉明显。全株深绿色，被短绒毛。全年盛开小紫红色的头状花序，总苞片4层；全为管状花。连萼瘦果，圆柱形，有些压扁，无肋，密被白色柔毛和腺点。

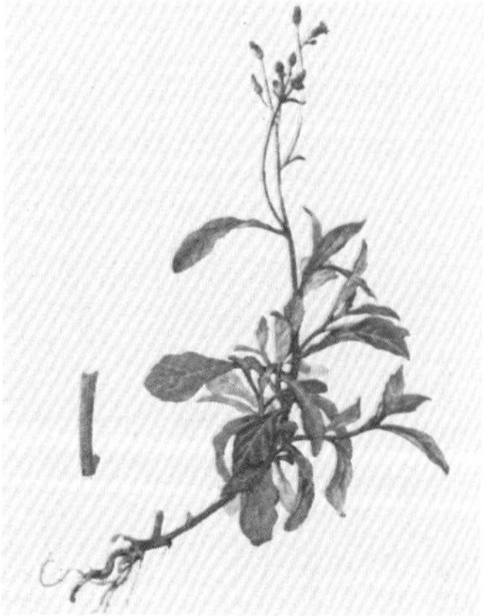

【药用部位】全草。

【性味功效】平，苦、辛。疏风消积，凉血解毒。

【适 应 证】感冒发热咳嗽，痢疾，跌打损伤，疔疮，狂犬咬伤。

267.

咸虾花

Vernonia patula (Dryand.) Merr.

【形态特征】一年生草本。茎直立，分枝，具明显的
　　　　　　条纹，被灰色短柔毛。单叶互生，卵形，
　　　　　　叶缘有浅齿，两面被稀短毛，无叶柄或
　　　　　　短叶柄。夏秋头状花序顶生，再组成圆
　　　　　　锥花序，淡紫色；花冠管状，疏被微毛。
　　　　　　短瘦果，被白色冠毛。

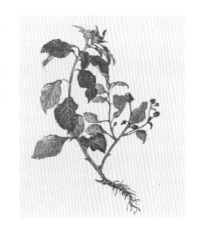

【药用部位】全草。

【性味功效】平，辛。清热解毒，活血消肿。

【适 应 证】乳腺炎，急性胃肠炎，皮肤湿疹。

268.

卤地菊

Wedelia prostrata (Hook. et Arn.) Hemsl.

【形态特征】多年生常绿草本。全草深绿色，被短毛，
　　　　　　倾卧分枝，节上着地生根。单叶对生，
　　　　　　叶片长披针形，质厚，两面被细绒毛，
　　　　　　叶缘有 2~3 缺齿。花黄色，顶生或腋生
　　　　　　头状花序，总苞片 2 层，外被短粗毛；
　　　　　　缘花舌状，雌性花；盘花管状，两性花。
　　　　　　瘦果倒卵状三棱形，中央微凹；无冠毛
　　　　　　及冠毛环。

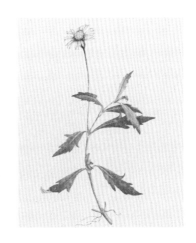

【药用部位】全草。

【性味功效】平，酸、甘。清热解毒，凉血止血。

【适 应 证】白喉，急性扁桃体炎，肺结核咯血。

269.

苍 耳

别名 | 苍耳子、羊带来、波刺

Xanthium sibiricum Patrin. ex Widder.

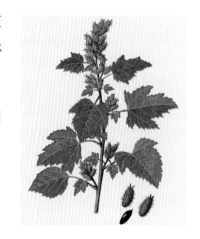

【形态特征】一年生草本。茎有直棱，全株被白色短
毛。单叶互生，卵形或卵状三角形，先
端尖，叶缘具不规则锯齿或浅裂成 3 片，
基部心形，叶背被糙毛。7~8 月开绿色花，
雄花头状花序球形；雌花头状花序椭圆
形；内层总苞片结成囊状。瘦果球形，
成熟时总苞变硬，外面疏生具钩的硬刺。

【药用部位】果实。

【性味功效】微寒，苦、辛，有小毒。祛风湿，通鼻窍。

【适 应 证】鼻窦炎，鼻渊，中耳炎，腮腺炎，风湿痛，
风疹，湿疹。

270.

水 烛

别名 | 蒲草、土蒲黄、水蜡烛、香蒲

Typha angustifolia L.

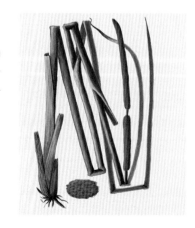

【形态特征】多年生沼生草本。根状茎匍匐状，须根
多；茎直立，较细弱。叶狭长线形，叶
鞘常有叶耳。夏季顶生穗状花序，长圆

柱形，褐色；雄花序在上部，雌花序在下部，与雄花序离生。果穗圆柱状；
小坚果，细小，无沟。

【药用部位】花粉。

【性味功效】平，甘。凉血止血，化瘀，通淋。

【适 应 证】血淋，崩漏，小便不利，刀伤出血，月经过多。

271.
露兜树

露兜树科

别名│苦篮兜、风梨割、野菠萝、路兜簕、猪母锯

Pandanus tectorius Sol.

【形态特征】小乔木。茎直立，多分枝，有时主茎不
明显，常有气生根。叶基生，丛生于茎
上，革质，带状，叶缘和叶背中肋有锐
刺。1~5月开白色小花，单性，雌雄异株；
雄花序由数个穗状花序组成；雄花多数，
密生，雄蕊多数，着生于柱状体的顶端，
花丝短于柱状体，花药线形；雌花心皮
多数，分离，子房上位。聚花核果黄红色，
小核果顶端的宿存柱头呈乳头状。

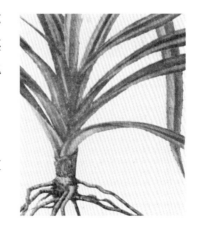

【药用部位】根。

【性味功效】凉，甘，辛。发汗解表，清热利湿，行气止痛。

【适 应 证】感冒，高热，肺炎，肝硬化腹水，肾炎水肿，小便淋痛，结膜炎，风湿
痹痛，疝气。

272.

柠檬草

别名｜香茅、香料草、柠檬茅、香巴茅、风茅

Cymbopogon citratus (DC.) Stapf.

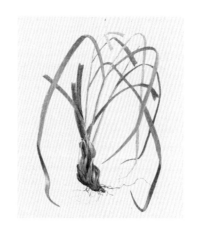

【形态特征】多年生草本。茎直立，全草有浓郁香气。叶簇生，叶片扁平，阔线形，叶基抱秆，两面光滑，叶缘粗糙；叶鞘无毛；叶舌厚，鳞片状，长圆形。夏季圆锥花序疏散，分枝纤细，小穗成对，均无芒；无柄小穗线形，含小花2；颖片近等长，第一颖片两侧有脊，脊间无脉；外稃被缘毛，具2脉；雄蕊3；柱头二叉。颖果长圆形，背面扁平。

【药用部位】全草或根。

【性味功效】温，辛、微甘。祛风除湿，理气通络，消肿止痛。

【适 应 证】风湿疼痛，头痛，胃痛，腹痛，腹泻，月经不调，皮肤瘙痒，跌打瘀血。

273.

狗牙根

别名｜牛顿草、鸭脚黍

Cynodon dactylon (L.) Pers.

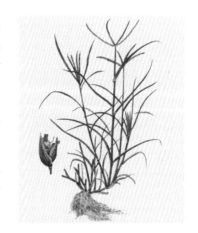

【形态特征】多年生草本。秆直立，根状茎常匍匐地面，分枝向四方蔓延。叶簇生，扁平，线形，秃净，全缘，叶鞘口有毛。初夏抽出穗状花序3~5支，掌状排列；花紫绿色。颖果近三角形，黑褐色。

【药用部位】全草。

【性味功效】平，甘、淡。清热利水，活血止血。

【适 应 证】鼻衄，便血，黄疸性肝炎，外伤出血，慢性溃疡，疮疡肿毒。

274.

白 茅

禾本科

别名│茅根、白茅根、官仔根草

Imperata cylindrica (L.) Beauv.

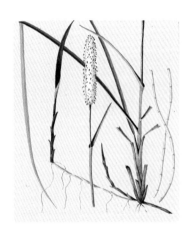

【形态特征】多年生草本。根状茎横走，白色，有明
显的节，外被鳞叶；秆丛生，直立。叶
片线形或条形，叶面和边缘粗糙。夏季
顶生淡黄色圆锥花序，穗状，有白色丝
状柔毛，具不等长的小穗柄；颖片膜质，
被细长柔毛；秤片膜质，透明，无脉；
雄蕊 2；雌蕊有柱头 2，紫色。

【药用部位】根、花。

【性味功效】平，甘、淡。凉血止血，清热利尿，生
津止渴。

【适 应 证】衄血，咯血，尿血，口腔炎，膀胱炎，麻疹高热，外伤出血。

275.

淡竹叶

禾本科

别名│淡竹、竹叶卷心、山鸡米

Lophatherum gracile Brongn.

【形态特征】多年生直立草本。秆散生，根须状，中部有膨大，呈纺锤状肉质块根。
单叶互生，叶片披针形，平行脉间有明显横脉连接，呈方格状；全缘而略粗糙，叶鞘抱茎。夏秋开花，为圆锥花序状的穗状花序，顶生，小穗疏生花序轴上，每小穗仅第一小花为两性，其余均退化。颖果深褐色。

【药用部位】茎叶。

【性味功效】寒，甘、淡。清热泻火，除烦止呕，利尿通淋，生津止渴。

【适 应 证】热病烦渴，小便短赤涩痛，发热口渴，热淋，口舌生疮。

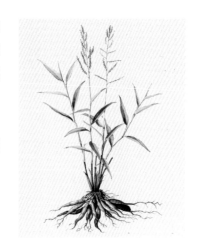

276.

芦 苇

禾本科

别名｜芦根、苇茎

Phragmites australis (Cav.) Trin. ex Steud.

【形态特征】多年生高大草本。根状茎粗壮，有节，白色柔润；地上茎中空。叶互生，叶片扁平带状；叶鞘圆筒形；叶舌短，或有纤毛。秋季茎梢生白色穗状花序，又组合成大型的圆锥花序，向下弯曲，小穗有小花4~7；第一小花为雄性，其余为两性；颖片具3脉，不等长，外颖片较小；外稃具3脉，无毛，内稃短于外稃；鳞被2。颖果长圆形。

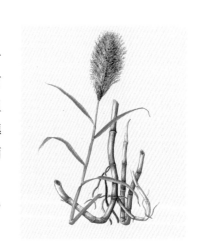

【药用部位】根茎。

【性味功效】寒，甘。解热除烦，生津止渴，止呕利水。

【适 应 证】热病烦渴，小便短赤，黄疸，麻疹未透，肺脓肿，鱼、蟹、河豚中毒。

277.

金丝草

禾本科

别名｜笔仔草、金丝笔、笔须草

Pogonatherum crinitum (Thunb.) Kunth.

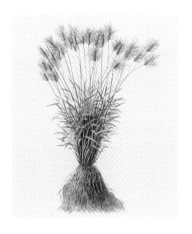

【形态特征】多年生或一年生草本。秆直立，丛生，形如小竹，纤细，有节，少分枝，节上生白毛。叶互生，叶片细小如禾，呈狭披针形；叶鞘抱秆，一侧开裂。夏秋顶生穗状花序，穗上密生黄褐色柔软长芒，状似小毛笔。颖果。

【药用部位】全草。

【性味功效】平，甘、淡。清热解暑，利尿，凉血散热。

【适 应 证】急性肾盂肾炎，尿路感染，血淋，感冒高热。

278.

狗尾草

禾本科

别名｜绿狗尾草、光明草、狗仔尾、谷莠子、莠草

Setaria viridis (L.) Beauv.

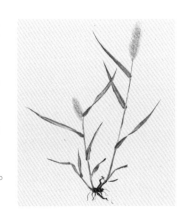

【形态特征】一年生草本。通常秆粗壮而高大，直立或基部膝曲，光滑无毛。叶片细长，扁平，狭披针形，具明显中脉及平行脉，叶缘粗糙；叶鞘包围茎，一侧开裂；叶舌极短，具纤毛。夏季茎梢抽出圆锥花序，紧缩成圆柱状，小穗椭圆形，绿色，被长柔毛，有芒；颖片、稃片具有 3~5 脉。颖果椭圆形。

【药用部位】全草。

【性味功效】平，微甘。清热消疳，祛风止痛。

【适 应 证】结膜炎，小儿疳积，面部生癣，急性病毒性肝炎，百日咳，风疹，牙痛。

279.

糙耳唐竹

禾本科

别名 | 江南竹、冬笋竹、茅茹竹

Sinobambusa scabrida Wen

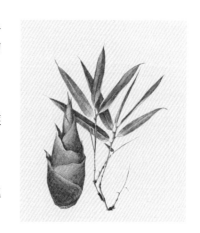

【形态特征】常绿亚灌木，高达 5 m。茎中空，有明显的节，节上环状突起，有纵脉隆起，初被白粉；箨环木栓质，初被褐色绒毛。秆箨硬革质，三角形，箨鞘基部被密绒毛；箨耳中等程度伸出，长圆形，边缘有繸毛；箨舌先端弓状突起，边缘具短纤毛；箨片披针形，坚硬直立。每节 3 分枝，每小枝具叶 3~4，叶鞘具纵脉；叶舌短截状；叶片披针形。冬季出笋。

【药用部位】竹节、竹笋。

【性味功效】寒，甘。利水益气，托疮解毒。

【适 应 证】半身不遂，麻疹，心烦失眠，口干舌燥。

280.

鼠尾粟

禾本科

别名 | 铁射香、鼠尾草、鼠尾牛顿草、线香草、牛尾草

Sporobolus fertilis (Steud.) W. D. Clayt.

【形态特征】多年生簇生草本。秆直立，丛生，纤细；须根粗壮，较长。叶片线形，

失水时内卷，叶鞘抱秆，一侧开裂；叶
舌极短，纤毛状。夏秋抽出复穗状花序，
狭线形，黑黄色，花小；颖片膜质；外
稃与小穗等长；内稃宽，与外稃等长。
颖果。

【药用部位】全草。

【性味功效】平，淡。清热，解毒，利水。

【适 应 证】血尿，黄疸，痢疾，热淋，以及预防流
行性乙型脑炎。

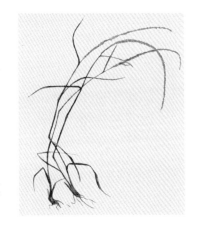

281.
香附子

别名｜莎草、香附、土香

Cyperus rotundus L.

【形态特征】多年生草本。具匍匐根状茎和椭圆形块
茎，块茎外面黑色，内部白色，有香气。
秆直立，单生，实心，上部三棱形，无节。
叶基生，3 列，叶鞘封闭，无叶舌；叶片
线形，全缘，叶背中脉隆起。夏秋顶生
聚伞花序，总苞片 2~3，叶状，数条分枝
的小花序排成辐射状；小穗扁平，鳞片
2 列，茶褐色，每鳞片内生 1 朵无被花；
花两性，雄蕊 3，柱头 3。小坚果，有纵
棱 3。

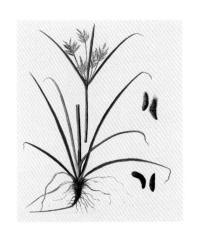

【药用部位】全草。

【性味功效】温，辛、微苦。调经止痛，行气解郁，健胃消胀。

【适 应 证】胃痛，胸闷呕吐，月经不调，风寒感冒，疖肿，痔疮。

282.

四棱飘拂草

别名 | 复序飘拂草、岸边草

Fimbristylis tetragona R. Br.

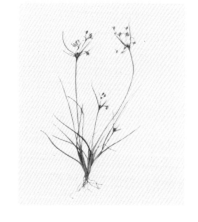

【形态特征】一年生秃净无叶或近无叶草本。茎具4棱，簇生，平滑，纤细但坚挺；基部有少数无叶的叶鞘，叶鞘红棕色，鞘口斜截形。秋天抽小穗直立，顶生聚伞形的穗状花序，卵状圆锥形，密生小花多数，具短柄；花被退化为鳞片；雄蕊3，花药线形；花柱长而扁平，柱头3。小坚果，双凸状，表面有明显的六角形网纹，有光泽。

【药用部位】全草。

【性味功效】平，淡。清热解毒，利尿。

【适 应 证】小便不利，湿热水肿，淋病，小儿胎毒。

283.

短叶水蜈蚣

别名 | 水蜈蚣、耙齿癀、无头土香、雷公草、珠仔香

Kyllinga brevifolia Rottb.

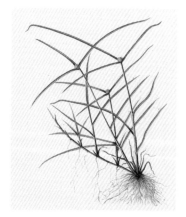

【形态特征】多年生草本。全株有一种香气，地下茎蔓延繁殖，匍匐生根。外被鳞片；地上茎直立，顶生3叶，狭长线形。夏秋顶梢叶间着生球形的头状花序，绿色，苞片3；小穗有1朵两性花；鳞片卵形，膜质；雄蕊3，花药线形；花柱细长，柱头二叉。小坚果倒卵状，表面有密细点，成熟后黄褐色。

【药用部位】全草。

【性味功效】平，微辛。疏风解表，清热解毒。

【适 应 证】感冒发热头痛，百日咳，痢疾，疔疮，破伤风，皮肤瘙痒，毒蛇咬伤。

284.
棕 桐

别名｜棕仔、棕树

Trachycarpus fortunei (Hook. f.) H. Wendl.

【形态特征】常绿乔木。秆圆柱形，直立不分枝，有
环痕，茎部有纤维状箨，包裹茎上。叶
大，簇生于茎顶，叶片圆扇形，有狭长
皱折，掌状深裂；长叶柄，光滑无毛，
叶柄基部有纤维状叶鞘。五六月间茎顶
自叶腋生出分枝的肉穗状花序，基部有
黄色鞘状总苞片；花小，黄色，单性异株；
萼片、花瓣各3片；雄花雄蕊6；雌花心
皮3合成3室。核果球形，成熟时黄色，
坚硬。种子扁球形。

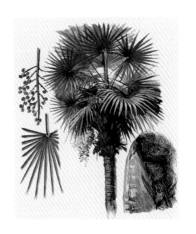

【药用部位】根、叶鞘纤维、花蕾。

【性味功效】平，苦、涩。泻热散瘀，收敛止血，通淋止泻。

【适 应 证】根：绝育，血丝虫病。叶鞘纤维：吐血，衄血，血崩，肠风下血。花蕾：
老年腰酸。

285.

石菖蒲

天南星科

别名│九节香蒲、山菖蒲、药菖蒲、金钱蒲、水剑草

Acorus tatarinowii Schott.

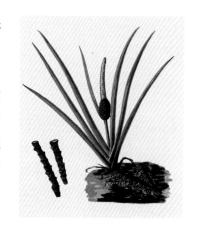

【形态特征】多年生常绿草本，全株具浓烈香气。根状茎横走，呈扁圆柱形，具节，黄褐色，生须根。叶自根状茎丛生，线形或条形，中脉不明显，绿色光滑。初夏叶丛中抽出圆柱状肉穗花序，黄绿色；佛焰苞与叶同形同色，不包被花序；花两性，花被片6；雄蕊6，与花被片对生；子房2~3室。浆果倒卵形。

【药用部位】根茎、叶。

【性味功效】温，辛，微苦。化湿开胃，开窍豁痰，醒神益智。

【适 应 证】癫痫，风寒湿痹，脘痞不饥，噤口下痢，健忘耳聋。

286.

犁头尖

天南星科

别名│土半夏、犁头草

Typhonium divaricatum (L.) Decne.

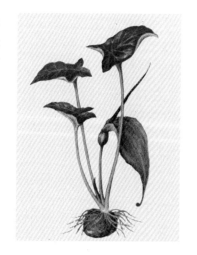

【形态特征】多年生草本。块茎近球形。叶基生，叶柄长；叶片戟形或深心状戟形，先端渐尖，基部裂片卵状披针形至矩圆形，全缘。夏季开深紫色佛焰苞，肉穗花序，附属体细长，伸出佛焰苞外。浆果倒卵形，密集于花序轴上。

【药用部位】块茎。

【性味功效】温，苦、辛，有毒。消肿解毒，散瘀止血。

【适应证】外伤出血，蛇头疔，癣疮，蛇咬伤，跌打损伤，血管瘤。

287.

品 藻

Lemna trisulca L.

别名｜品萍、田字草、水咸酸草

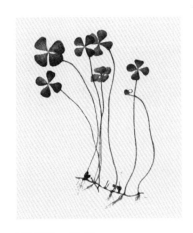

【形态特征】多年生水生草本。匍匐茎细长而柔软，常匍匐于泥中。叶状体倒三角形，具细长的柄，常数代连在一起呈"十"字形对生；小叶薄，膜质，淡绿色，全缘，具脉纹3。花单性，雌雄同株，着生于叶状体边缘的开裂处。果实斜卵形，坚硬，表面有毛，生于叶柄基部，常2~4个丛集。

【药用部位】全草。

【性味功效】寒，甘、淡。清热解毒，通利小便。

【适应证】肝炎，结膜炎，口疮，感冒发热，蛇咬伤，糖尿病，热淋。

288.

灯芯草

Juncus effusus L.

别名｜水灯草、灯心草、虎须草、碧玉草

【形态特征】多年生草本。根细长簇生，横走，节短。茎秆直立簇生而细长，不分枝，圆柱状，具纵细线棱，外皮绿色，内部充满白色的髓。茎上无叶，叶片退化成芒刺状；基部具鞘状叶，紫褐色或黑褐色。春夏间茎上部侧生多数淡绿色小花，复聚伞花序，有短柄。蒴果长圆形，具 3 个完整的隔。种子黄褐色。

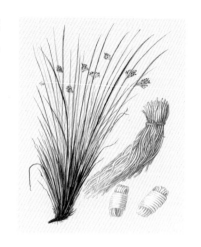

【药用部位】全草。

【性味功效】寒，甘、淡。清热安神，利水消肿。

【适 应 证】小儿惊风高热，尿路炎症，疮疡，胬肉攀睛。

289.

鸭跖草

鸭跖草科

别名 | 竹仔草、水竹草、碧竹子、翠蝴蝶

Commelina communis L.

【形态特征】一年生草本。茎多分枝，基部横卧地面，节上生根。单叶互生，阔披针形，全缘；叶基鞘状抱茎，干后具红色小斑点，鞘口具长睫毛。茎梢生聚伞花序 2 个；浅蓝色花，花冠两侧对称；萼片、花瓣 3；发育雄蕊 3，退化雄蕊 3；子房卵形，花柱丝状，柱头头状。蒴果长圆形，2 室，每室具种子 2。

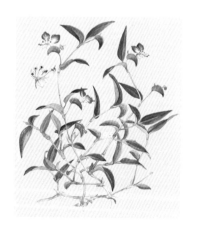

【药用部位】全草。

【性味功效】寒，甘、淡。清热泻火，解毒，利水消肿。

【适 应 证】小便淋痛，感冒发热，咽喉肿痛，百日咳，痈疽疔肿。

290.

鸡舌癀

别名 | 节节草、鸡舌草、水竹叶、水金钗、竹节草、红草仔

Commelina diffusa Burm. f.

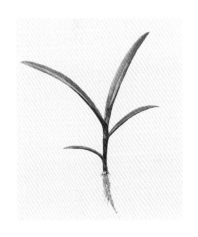

【形态特征】一年生草本。茎圆柱形，下部伏卧而分枝。叶基生，狭长披针形或线状披针形，先端尖，疏被灰白色细毛；茎叶柔软带肉质，无叶柄，基部成鞘抱茎，干后具红色小斑点。春夏间顶生聚伞花序，具蓝色花1~3；萼片、花瓣各3；发育雄蕊3，退化雄蕊3；子房小，花柱丝状。蒴果椭圆形，3室，各具种子2。种子短柱状，稍扁，红灰色。

【药用部位】全草。

【性味功效】平，甘、淡。消肿利尿，清热解毒。

【适 应 证】发热，咽喉肿痛，肺热咳喘，热痢，小便不利，疗疮肿毒，小儿惊风高热。

291.

大百部

别名 | 百部、百条根

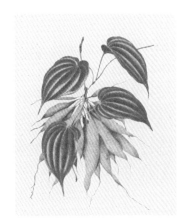

Stemona tuberosa Lour.

【形态特征】多年生蔓生草本。根块肉质，纺锤形，数十个簇生。茎下部直立，木质化，上部蔓生，具有细纵纹。叶2~4片轮生或对生，呈卵形或阔披针形；全缘或微波状；主脉基出，平行脉7~15；叶柄线形。

花叶腋单生或 2~3 朵排成总状；花被片 4，黄绿色；雄蕊 4，紫色，花丝短而粗，花药条形，顶端具附属物。蒴果倒卵形，顶端具短喙。种子 5 至多数。

【药用部位】块根。

【性味功效】温，甘、苦，有小毒。润肺，镇咳，杀虫。

【适 应 证】肺结核，百日咳，支气管炎，蛔虫病，蛲虫病，疥癣，湿疹。

292.

芦 荟

百合科

别名｜象胆、卢会、讷会、奴会、劳伟

Aloe vera L. var. *chinensis* (Haw.) Berg.

【形态特征】多年生常绿草本。叶丛生，肉质而肥厚；质脆易断，叶缘有锐锯齿，先端尖，叶间有白色斑点，含黏滑而透明的液汁，有腥臭气味。秋末叶丛间抽出长花梗，排列成总状花序，花黄色或有红色斑点，花被片 6；雄蕊 6；子房上位，3 室。蒴果三角形，室裂，有多数种子。

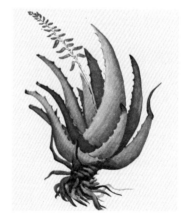

【药用部位】叶。

【性味功效】寒，苦。消肿解毒，止咳，通便。

【适 应 证】百日咳，疔疮痈肿，便秘，烫伤，疥癣，痔漏。

293.

萱 草

百合科

别名 | 金簪花、金针菜、黄花菜、忘忧草、宜男草

Hemerocallis fulva L.

【形态特征】多年生草本。根状茎短，丛生纺锤状块根，
肉肥厚。叶基生，细长，排成2列，条形。
初夏叶丛中抽出直立的花序梗，顶端分
枝，开橙红色花；花柄短，有小披针形
苞片；花被片6，花瓣状，2轮排列，外
轮花被片比内轮花被片狭，内轮花被片
有彩斑；雄蕊6，伸出花被外上弯。蒴果
短圆形。

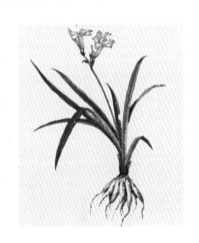

【药用部位】根、花。

【性味功效】凉，甘，有毒。清热利水，凉血解毒。

【适 应 证】血尿，热毒，急性乳腺炎，腮腺炎，黄疸，带下病，崩漏。

294.

七叶一枝花

百合科

别名 | 蚤休、重楼、七叶莲

Paris polyphylla Smith.

【形态特征】多年生草本。地下的根状茎肥大，横卧，
表面粗糙，棕黄色，生须根；茎圆柱
形，中空，光滑，红紫色。叶通常7，
轮生在茎的顶端，叶片椭圆状披针形。
花冠深黄色，有花梗，自轮生叶中间抽

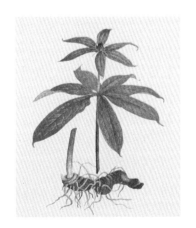

出；花被片 4~7，外轮绿色，内轮黄绿色，长于外轮；雄蕊 8~12，花药长为花丝的 3~4 倍，药隔突出为小尖头；子房上位，1 室，具棱，先端具盘状花柱基。蒴果。

【药用部位】根茎。

【性味功效】寒，微苦，有小毒。清热解毒，消肿止痛，凉肝定惊。

【适 应 证】疔疮痈肿，蛇虫咬伤，腮腺炎，咽喉肿痛，乳腺炎，无名肿毒。

295.

黄 精

百合科

别名 | 多花黄精、黄精姜、山姜

Polygonatum sibiricum Delar. ex Redouté.

【形态特征】多年生草本。根状茎圆锥状，肉质肥厚，横走，有结节，着生多数须根；茎圆柱形，光滑无毛。叶轮生，无柄，条状披针形，先端卷曲。夏季腋生 2 花；黄白色，花被片 6，下部合生成管状，裂片顶端具乳突；苞片膜质，位于花梗基部；雄蕊 6；子房 3 室。浆果球形。

【药用部位】根茎。

【性味功效】平，甘。补气养阴，润肺生津，健脾胃，益精髓。

【适 应 证】脾胃气虚，体倦乏力，肺虚燥咳，精血不足，腰膝酸软，须发早白，内热消渴。

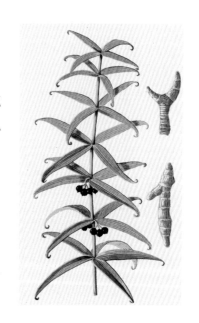

296.

菝葜

百合科

别名 | 土茯苓、鱼壳刺、合壳刺、金刚藤

Smilax china L.

【形态特征】攀缘状灌木。根状茎肥厚质硬，呈不规
则弯曲的块，地上茎节上生刺。叶互生，
薄革质，卵状披针形，全缘，叶背粉白色；
短叶柄，托叶变为卷须位于叶鞘上方。
初夏生伞形花序，黄绿色小花，具6圆棱。
浆果，成熟时红色。

【药用部位】根茎。

【性味功效】平，甘、酸。利尿消肿，收敛止泻，解毒，
利关节。

【适 应 证】烧伤，烫伤，腹泻，痢疾，糖尿病，骨质增生，关节疼痛，肌肉麻木。

297.

土茯苓

百合科

别名 | 山尾薯

Smilax glabra Roxb.

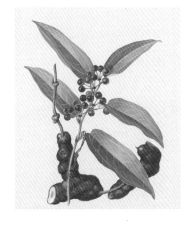

【形态特征】多年生攀缘灌木。根状茎块状，有节，
质坚硬，外皮红棕色，断面黄白色，表
面常呈皱缩状；茎瘦细无刺，密被小斑点。
叶革质，互生，卵状披针形，全缘；叶
腋具卷须2。伞形花序单生于叶腋，花序
托膨大，宿存小苞片多数；单性花，雌
雄异株；雄花花被6，花瓣细小；雌花的花被与雄花相似，具退化雄蕊3。

浆果球形，成熟时紫黑色，外被粉霜。种子1粒。

【药用部位】根茎。

【性味功效】平，甘、淡。清热解毒，利湿疗疮。

【适 应 证】梅毒，皮肤湿毒，疮疖。

298.

马甲菝葜

百合科

别名｜大通筋、暗色菝葜

Smilax lanceifolia Roxb.

【形态特征】多年生攀缘状藤本。具多数条状根。茎细长，无刺，木质实心；远端节上生枝，枝端有卷须1对，借以攀缘他物。叶互生，阔卵状披针形，全缘；叶脉3~5，革质，正面绿色，背面灰白色。花单性，雌雄异株，伞形花序单生于叶腋，黄绿色花被片6；雄花的雄蕊6；雌花柱头3，具退化雄蕊6。浆果球形，成熟时黑色。种子1~2个。

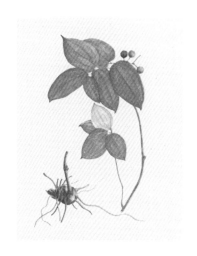

【药用部位】根茎。

【性味功效】平，甘、淡。利关节，通经络。

【适 应 证】坐骨神经痛，风湿性关节炎，淋浊，尿路感染。

299.

文殊兰

Crinum asiaticum L. var. *sinicum* (Roxb. ex Herb.) Baker.

【形态特征】多年生草本。鳞茎大多肉质，数茎丛生，生有须根。叶阔大而长，革质而光滑，深绿色，反卷而下垂。夏季叶腋抽出肉质的花梗，梗端着生 10 余朵白色花，芳香，排列成伞形花序，有总苞。果实圆形。种子颇大。

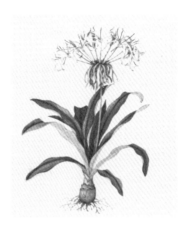

【药用部位】叶、根。

【性味功效】平，辛，有小毒。行血散瘀，消肿止痛。

【适 应 证】跌打扭伤，无名肿毒，蛇咬伤。

300.

仙　茅

Curculigo orchioides Gaertn.

【形态特征】多年生草本。地下根状茎肉质，圆柱状，粗如小指；地上茎不明显。叶基生，3~6，披针形或狭披针形，散生长毛，叶背有平行脉，不明显，叶柄基部扩大成鞘状。花腋生，花梗长，隐藏于叶鞘内；总状花序呈伞房状排列；苞片绿色，披针形；花黄色。浆果纺锤状，顶端有宿存细长的花被管，呈喙状。

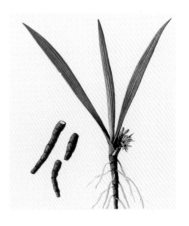

【药用部位】根茎。

【性味功效】热，辛，有毒。补肾炎，强筋骨，祛寒湿。

【适 应 证】遗精，阳痿精冷，筋骨痿软，腰膝冷痹，阳虚冷泻。

301.

石 蒜

别名 | 山蒜、山蒜头

Lycoris radiata (L'Her.) Herb.

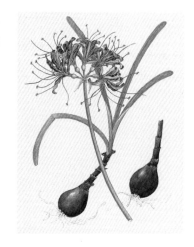

【形态特征】多年生草本。地下具球形鳞茎，形似水
仙，外皮黑褐色。冬初基生叶条形，深
绿色，叶背有粉绿色带，至翌年3月枯死。
秋季自鳞茎抽出花梗，顶端着生数朵有
柄的红色伞形花序，基部结合，花被裂
片边缘皱缩，向外反卷，雄蕊显著长于
花被裂片。花后不结果。

【药用部位】鳞茎。

【性味功效】温，辛、甘，有小毒。催吐，祛痰，散结，
消肿，杀虫。

【适 应 证】痈肿，面神经麻痹，颈淋巴结结核，子宫脱垂。

302.

水 仙

别名 | 中国水仙花、金盏银台、俪兰

Narcissus tazetta L. var. *chinensis* Roem.

【形态特征】多年生草本。鳞茎卵圆形，外皮黑色，内侧鳞叶白色，较厚，有黏液
须根白色。基生叶4~8，狭长条形，扁平，先端钝尖，全缘；无叶柄。

冬季叶丛中抽出花梗，梗中空，花白色，伞形花序，有膜质总苞；花被片 6，2 轮排列；副花冠淡黄色；下位子房，外表具 3 棱；雄蕊 6。不结果实。

【药用部位】鳞茎。

【性味功效】寒，苦、辛，有毒。解毒，消肿，散结。

【适 应 证】一切痈肿初起，疮肿。

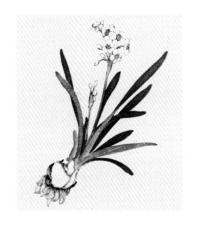

303.

射 干

鸢尾科

别名｜蝴蝶花、夜仔花、草姜、乌扇、乌蒲

Belamcanda chinensis (L.) DC.

【形态特征】多年生草本。根状茎横走，断面鲜黄色，多须根。叶互生，基部成套褶，叶片呈广剑形，左右排成 2 列。夏季开橘黄色花，花被管短，花被片 6，橙黄色，散生暗红色斑点。蒴果三角状倒卵形。

【药用部位】根茎。

【性味功效】寒，苦，有微毒。清火解毒，利咽祛痰。

【适 应 证】咽喉肿痛，热毒痰火，疖疮，咳嗽气喘。

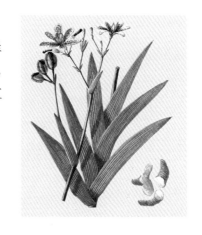

304.

芭 蕉

芭蕉科

别名｜山蕉、野蕉

Musa basjoo Sieb. et Zucc.

【形态特征】多年生大型草本。茎高数米。根呈块状。叶片大，长椭圆形，平行横出脉，中脉两侧有多数平行支脉，具叶柄。夏秋间叶心抽出花茎，侧向呈下垂穗状花序，花冠呈不对称形，黄色，簇生于茶黄色的苞片内。肉果弯长，成熟时黄绿色，内含黑色种子。

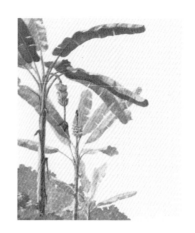

【药用部位】根、茎、花蕾、果实。

【性味功效】寒，甘。清热解毒，利水消肿。

【适 应 证】水肿，脚气病，细菌性痢疾，感冒，腹痛，痈毒肿痛，烫伤。

305.

美人蕉

美人蕉科

别名｜莲蕉

Canna indica L.

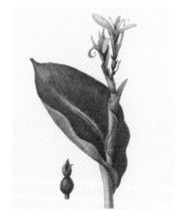

【形态特征】多年生草本。茎高大，茎叶全部绿色，不被粉霜。单叶互生，叶片大，椭圆形，全缘，叶鞘抱茎，有多数斜的平行支脉。总状花序顶生，苞片绿紫色，稍有白粉霜；每苞片内有花1，色红或黄，唇瓣披针形。蒴果卵球形，有刺。种子圆球状，黑色，光滑。

【药用部位】全草。

【性味功效】平，苦、微涩。消肿解毒，舒筋活络。

【适 应 证】金属刺伤，黄疸，痢疾，跌打损伤，疮疡肿毒。

306.
白 及

别名 | 白芨、甘根、连及草、臼根、白给

Bletilla striata (Thunb. ex A. Murray) Rchb. f.

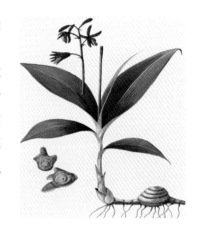

【形态特征】多年生草本。地下假鳞茎肉质，不规则块状，有须根。叶 3~6，从基部生出，互生，阔披针形，顶端长尖，基部下延成管状叶鞘环抱茎，叶脉平行。总状花序生于茎端，有花 4~10；花冠紫红色，萼片和花瓣狭长形，唇瓣倒卵状椭圆形；合蕊柱稍弯曲。蒴果长椭圆形，栗色，有纵棱 6。

【药用部位】假鳞茎。

【性味功效】寒，苦、甘、涩。收敛止血，消肿生肌。

【适 应 证】咯血，吐血，衄血，便血，外伤出血，疮痈肿毒，烫灼伤，手足皲裂，肛裂。

307.
紫纹卷瓣兰

别名 | 石豆兰、石枣、珠兰、小本石橄榄

Bulbophyllum melanoglossum Hayata.

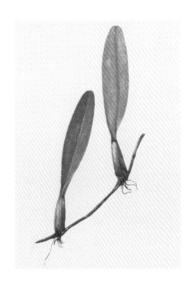

【形态特征】多年生常绿草本。根状茎匍匐地面，着地处生须根；假鳞茎圆锥形或近圆柱形，表面有沟形皱纹。每个假鳞茎顶部生叶 1 片，叶片狭披针形，顶端钝圆，全缘。6~8 月开淡黄色花，侧生的伞形花序有花约 10 朵；花苞片披针形；花梗连子房，

纤细；中萼片卵形，侧萼片合生，边缘常内卷，具5脉；花瓣卵圆形，

具3脉，唇瓣肉质；合蕊柱具2翅。

【药用部位】全草。

【性味功效】凉，淡、甘。滋阴降火，清热利湿。

【适 应 证】小儿惊风，肺痨咳嗽，气管炎，咽喉肿痛，关节肿痛，乳痈。

308.

纤叶钗子股

兰　科

别名│钗子股、龙须草

Luisia hancockii Rolfe.

【形态特征】常绿气生植物。茎自根部丛生。叶呈圆
柱形，互生，浓绿色，多肉质，基部成
筒状的鞘紧贴于茎。初夏叶腋抽出短梗，
总状花序有花2~3；唇瓣厚肉质，有暗红
色的斑；花粉块近球形，蜡质。蒴果。
种子多，微小。

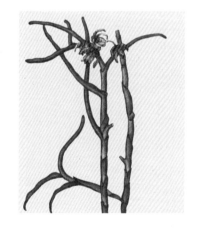

【药用部位】全草。

【性味功效】平，苦。清热解毒，凉血消肿，祛风利湿。

【适 应 证】高血压，风湿痛，头风，解诸药毒。

309.

石仙桃

兰　科

别名│石橄榄、石山莲、果上叶

Pholidota chinensis Lindl.

【形态特征】附生草本。根状茎横走，具多数须根；假鳞茎丛生，肉质，光滑。叶2，
对生于假鳞茎的顶部，长椭圆形，先端短尖，基部渐狭，全缘，基出平

行脉 3，上面下陷，下面突出。总状花序
顶生，有花约 20；苞片 2 列，淡紫色，
披针形；萼片卵形，近等大；花瓣线状
披针形，唇瓣有褐色条纹；合蕊柱有狭
翅；子房连花梗。蒴果倒卵形，浅橙色，
具纵翅 6。

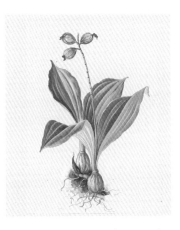

【药用部位】全草。

【性味功效】平，甘、微苦。祛风除湿，滋阴润肺，
化痰止咳，镇痛除烦。

【适 应 证】虚火喉痛，头眩晕，肺热咳嗽，小儿疳积，湿热水肿，头风痛，梦遗。

310.

绶 草

兰 科

别名 | 盘龙参、龙缠柱、山韭菜

Spiranthes sinensis (Pers.) Ames.

【形态特征】多年生草本。地下根状茎短而簇生，肉
质，指状。地上茎直立，细长，叶丛生
于茎的基部，线状披针形，顶端渐尖至钝，
基部楔形，下部延长成鞘状柄或抱茎；
茎上部的叶退化成鞘状。夏季顶生螺旋
状扭转的穗状花序，细长；小花紫红色，
花瓣线状披针形，唇瓣长圆形，蕊柱短，
顶部扩大。蒴果纺锤形。

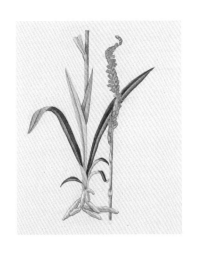

【药用部位】根茎。

【性味功效】平，甘、淡。滋阴凉血，清热解毒。

【适 应 证】咯血，咽喉炎，糖尿病，白带异常，小便不畅。

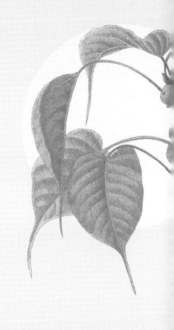

青草药
验方篇

内科疾病

---

1. 感冒

（1）羊耳茶 30g，水煎服，加食盐少许，每日 2 剂。

（2）紫苏叶、生姜各 6g，红糖适量，水煎服。

（3）鲜连钱草 18g，水煎服。

（4）白苏 18~30g，水煎服。

（5）干牡荆叶 9g，水煎服。

（6）鼠曲草 30g，水煎服，每日 1~2 剂。

（7）盐肤木根 30~63g，水浓煎服，每日 1 剂。

（8）干藿香蓟叶 3g，水煎服。

（9）紫苏 9g，荆芥、薄荷、生姜各 6g，红糖适量，水煎服，每日 1~2 剂。

（10）三桠苦根 45g，水浓煎，每日 1 剂。

（11）胡颓子叶、葫芦茶各 18g，三桠苦叶 9g，水煎服，每日 1 剂。

（12）鲜红丝线 18g，冰糖适量，水炖服。

（13）桔梗、枇杷叶各 15g，麻黄 3g，杏仁 9g，水煎服，每日 1 剂。

（14）胡颓子叶 18g，野甘草 30g，水煎服，每日 1 剂，连服 2~3 日。

---

2. 慢性支气管炎

（1）胡颓子茎叶 30g，葫芦茶、野甘草各 18g，水煎服，每日 1 剂，连服 3~5 日。

（2）百部、紫菀、杏仁各 9g，麻黄 3g，桔梗 6g，川贝母、甘草各 5g，水煎服，每日 1 剂，连服 3~5 日。

---

3. 支气管哮喘

（1）鲜向日红 9g，兖州卷柏 18g，冰糖适量，水煎服，每日 1 剂。

（2）三桠苦根 30g，胡颓子根 18g，生姜 9g，猪肺适量，先用麻油 30g，将以上之药放入锅炒，然后用水炖，每日 1 剂，连服 3~5 日。

（3）胡颓子叶 63g，焙干，研末，每服 6g，每日 3 次，米汤送服。

（4）麻黄、甘草各 5g，生石膏 30g，杏仁、桑白皮、葶苈子各 9g，水煎服，渣再煎，每日 1 剂。

（5）三桠苦根 63g，猪肺 1 个，水炖服，每日 1 剂。

（6）干胡颓子叶 30g，研末，鸭蛋 1 个，搅拌后炒热食之。

（7）薏苡仁、麻黄、杏仁、瓜蒌仁、川楝、百部、枳实、地骨皮各 9g，桑白皮、前胡、白芍各 6g，甘草 3g，水煎服。

（8）干马鞭草根茎 9~18g，豆腐 1 块，水炖服，每日 1 剂，连服 3 日。

4. 支气管肺炎

（1）干买麻藤根茎 48g，水煎服，每日 1~2 剂，小儿用 ¼ 剂。

（2）鲜向日红 18g，水煎服，加冰糖适量，每日 2 剂，连服 7 日。

（3）葫芦茶 63g，水煎服。

（4）买麻藤根茎 18g，三桠苦根、岗梅根各 15g，水煎服，每日 1 剂。

（5）干三桠苦根、冰糖各 30g，水炖服，每日 1 剂，连服至愈。

5. 肺脓肿

（1）鲜地胆草根 30g，猪瘦肉适量，冷开水半碗，炖服，每日 1 剂，连服 3~4 日。

（2）金樱子根、木芙蓉根各 18g，猪瘦肉适量，水炖服，每日 1 剂，连服 3~4 日。

（3）鲜鱼腥草 63g，捣烂绞汁，冰糖适量，炖服，每日 2~3 剂。

（4）望江南种子 21g，水煎服。

（5）三桠苦根 63g，水浓煎服，加冰糖少许，每日 1 剂，连服 3~4 日。

（6）岗梅根 30~63g，水煎服，每日 1 剂，连服 3~5 日。

（7）鲜石胡荽 30g，猪排骨适量，水炖服。

（8）干一扫光草、鱼腥草各 30g，水煎服。

（9）干大尾摇草 30g，水浓煎服，每日 1 剂。

6. 肺出血

（1）鲜三桠苦叶适量，捣烂取汁半小杯内服，血止后再用鲜肖梵天花根 30g，猪瘦肉适量，水炖服。

（2）鲜大蓟根 125g，捣烂绞汁，调蜂蜜服，每日 1~2 次。

（3）野漆树根 30g，猪夹心肉适量，水炖服。（有过敏史者勿服）

7. 心悸

（1）鲜酢浆草 18g，藕节 30g，水煎服。

（2）生地黄 18g，熟地黄 15g，当归、朱砂各 3g，炙甘草 9g，水煎服，每日 1 剂。

8. 高血压

（1）天胡荽 125g，水煎服，每日 1 剂，连服数日。

（2）鲜钗子股 250g，捣烂取汁，开水冲服。

（3）干龙葵草 30~63g，水煎服，每日 1~2 剂。

（4）干卤地菊 30~63g，水煎服，每日 1 剂。

（5）黄花稀莶 30~63g，水煎服。

（6）臭牡丹根 63g 或叶 18g，水煎服。

（7）草决明 30~63g，水煎服。

（8）青葙子 48g，水煎服。

（9）一见喜叶 5~10 片，开水冲服，每日 1 次。

（10）黄精 30g，水煎服。

（11）余甘子根 63g，龙葵 18g，水煎服，每日 1 剂。

9. 胃及十二指肠溃疡

（1）干猫尾射全草或根63g，猪瘦肉或排骨适量，水炖服，每日或3日1剂，连服数日。

（2）干白背叶根100g，鸡1只，水炖服。

（3）鲜黄皮果根125g，洗净，切片，雄鸡1只（去内脏），水酒各半炖服。（孕妇忌服）

（4）鲜败酱草125g，猪小肠适量，水炖服。

（5）算盘子、鲜葫芦茶草各18g，寒莓15g，水煎服。

（6）白杨梅树根30~63g，童鸡1只（去内脏），猪瘦肉适量，水炖服。

（7）鲜猫尾射根、寒莓根各18g，猪瘦肉适量，水炖服。

10. 上消化道出血

（1）赤石脂30g，白及、川贝母各125g，海螵蛸250g，甘草粉63g，共研末，每服5g，每日3次，开水送服。

（2）长叶紫珠叶30~63g，捣汁调蜂蜜服或水煎服，每日2次。

11. 吐血

（1）紫珠叶63g，水煎，加蜂蜜服，每日1剂。

（2）鲜鳢肠63g，洗净，绞汁1杯，调蜂蜜适量，分3次服。

（3）鲜鼠曲草30g，水煎服。

（4）白茅根30g，水煎服。

（5）胡颓子根63g，水煎服。

（6）鲜离根红草30g，猪瘦肉63g，水炖服。

（7）鲜一枝黄花63g，骨碎补18g（经酒炒），共捣烂，冲开水，加酒少许内服，每日1剂。

（8）龙芽草粉末、阿胶各250g，制成丸剂，每次3g，每日3次，连服15日。

（9）肖梵天花根30~63g，水煎服。

12. 胃痛

（1）紫苏叶 6g，香附 9g，水煎服。

（2）韭菜种子焙干，研末，每次 2~3g，加白糖适量，开水冲服，每日 3 次。

（3）烟草种子 3~6g，研末，开水冲服。

（4）干半枝莲 30g，鸡 1 只，麻油少许，炒熟后水炖服。

（5）干鳢肠 125g，研末，每服 6g，每日 3 次，冲米酒服。

（6）南五味子茎藤 30g，猪瘦肉、米酒适量，水炖服，每日 1 剂。

（7）鲜羊耳茶根 30g，鸭蛋 1 个（或瘦肉适量），水炖服或煎服，每日 1 剂。

（8）干胡颓子根、干艾根各 18g，猪瘦肉适量，水炖服，每日 1 剂。

（9）鲜白花丹根 18~30g，猪小肠 125g，水炖服。（孕妇忌服）

（10）鲜木本胡枝子根 30g，水煎服。

13. 急性胃肠炎

（1）鲜积雪草适量，捣烂取汁 1 小杯内服，加食盐少许，每日 3 剂。

（2）鲜地胆草 63g，洗净，捣烂内服。

（3）干土茯苓块根 18~30g，水煎服。

（4）鲜白苏 63g，捣烂绞汁内服；或加葫芦茶 30g，共煎服。

（5）鲜火殃勒茎 30g，去外皮，洗净，拌米炒至米黄色，水煎服。

（6）鲜毛算盘子根 30~48g，水煎服。

（7）鲜铁冬青茎皮或根 18g，水煎服，加食盐少许，每日 1 剂。

（8）鲜星宿菜叶适量，捣烂绞汁内服，加食盐少许。

（9）鲜六月雪 18~30g，水煎服。

（10）鲜六棱菊 30g，水煎服，加食盐少许。

（11）香茶菜 30g，水煎服。

（12）公母草、车前草、白苏各 18g，水煎服。

（13）千金藤 30g，水煎服，加食盐少许。

（14）鲜白苏 9~18g，生姜 3g，水煎服。

（15）品字草 48g，地胆草、积雪草、一点红各 30g，水浓煎服，每日 1~2 剂。

14. 肠伤寒

（1）鲜过山枫根 18g，洗米水适量，共捣烂绞汁，调冬蜜服，每日 1 次。

（2）鲜苦瓜适量，捣烂绞汁，调冬蜜服，每日 1 次。

（3）鲜地耳草 30~60g，水煎服，每日 1 剂，连服至愈。

15. 慢性结肠炎

（1）鲜地锦草、鲜公母草各 30g，鲜铁线蕨 45g，鲜飞扬草 48g，水煎服，调蜂蜜。

（2）干玉叶金花 30g，水煎服，每日 1 剂，连服 3 日。

16. 肝硬化腹水

（1）鲜肖梵天花根 63g，甘蔗顶芽 9 个，白茅根 18g，猪小肠适量，水煮服，每日 1 剂。

（2）干杉刺癀草 48g，琥珀 18g，共研末，每次 6g，开水调服，每日 2 次。

17. 痞满

（1）鲜土荆芥 18~30g，水煎服，每日 1~2 剂。

（2）芸香草适量，搓碎，外敷脐部，用布缚之。

（3）藿香蓟叶 3~5 片，搓碎，开水泡饮。

18. 泄泻

（1）鲜丁葵草 63g，水煎服。

（2）鲜星宿菜叶适量，捣烂绞汁 1 小杯内服，加食盐少许。

（3）鲜野甘草 63~100g，水煎服。

（4）鲜鬼针草 63g，水煎服，每日 1 剂。

（5）菝葜根 18~30g，水煎服，每日 1 剂。

（6）无根藤 18~30g，水煎服，每日 1 剂。

（7）公母草、车前草、地锦草各 18g，共捣取汁，隔水炖 20min，调蜂蜜服。

（8）干粉防己根 18g，紫苏梗 9g，水煎服，每日 1 剂。

19. 急性肾炎

（1）鲜酢浆草根茎 7 个，洗净，捣碎，鸡蛋 1 个，花生油适量炒熟服，每日 1 次，连服 3~5 日。

（2）鲜鬼针草嫩叶 63g，鸡蛋 1 个，麻油少许，先将上药切碎调入鸡蛋，用麻油炒熟服，每日 1 剂，连服 1 周。

（3）鲜土牛膝 30g，绿壳鸭蛋 1 个，水酒各半炖服，每日 1 剂。

（4）干地胆草 30g，水煎服，每日 2 剂。

（5）野甘草、地胆草、天胡荽、积雪草各 18g，共研末，每服 5g，每日 3 次。

（6）丁香蓼、石韦各 18g，无根藤 30g，水煎服，每日 1 次。

20. 肾盂肾炎

（1）鲜金丝草 30~126g，水煎，代茶饮。

（2）鲜地锦草 63g，水煎服，每日 1 次。

（3）马蹄金 6g，地胆草 9g，丁香蓼 30g，肉桂 3g，共研末，分 10 次，每日 1 次。

21. 血尿

（1）干萱草花 30g，红糖适量，水煎后，分 3 次，1 日服完。

（2）丝瓜根 63g，猪瘦肉适量，水炖服，每日 1 剂，连服 3 日。

（3）大蓟根 48g，生藕节 30g，水煎服，每日 1 次。

22. 血淋

（1）鲜金丝草 63g，水煎服，每日 1 剂。

（2）鲜鼠尾粟 30g，水煎服，每日 1 剂。

（3）鲜海金沙藤 30~63g，水煎服，每日 1 剂。

（4）鲜石韦 63g，水煎服，每日 1 剂。

（5）鲜白茅根 30g，水煎服，每日 1 剂。

（6）鲜无根藤 63g，猪小肚 1 个，水炖服，每日 1 次，连服 3 日。

（7）海金沙、木通各 9g，水煎服，每日 1 剂。

23. 膀胱结石

（1）鲜连钱草 30g，海金沙 9g，水煎服，每日 1 剂。

（2）鲜金丝草 63g，水煎服，调白糖，每日 1 次，连服 21 日。

（3）猫须草 30g，水煎服，每日 1 次，连服 1 个月。

（4）鲜水龙适量，捣烂取汁半杯，每日 1 次，连服 5 日。

24. 尿道结石

（1）鲜公母草、车前草各 30g，水煎服，每日 2 剂，连服数日。

（2）鲜石韦 63g，水煎服，每日 2 剂。

（3）鲜海金沙 30g，木通 9g，水煎服，每日 1 剂。

25. 膀胱炎

（1）鲜紫茉莉根、鲜两面针根各 30g，水煎服，每日 1 剂。

（2）鲜鬼针草 125g，水煎服，每日 1 剂。

（3）鲜地肤子 30g，车前草 18g，水煎服，每日 1 剂。

26. 尿道炎

（1）鲜鸭跖草 63g，水煎服，每日 1 次。

（2）鲜白花菜根 30g，猪小肠适量，水炖服，每日 1 次。

27. 尿潴留

（1）鲜品字草 18g，水煎服，每日 1 剂。

（2）鲜野甘草根 63g，水煎服，调冰糖，每日 1 次。

（3）鲜车前草 63g，水煎服，每日 1 剂。

（4）鲜积雪草 30g，水煎服，每日 2 剂。

（5）鲜酸浆草 30g，水酒各半煎服，每日 1 剂。

（6）鲜鱼腥草 30g，水煎服，每日 2 剂。

（7）鲜地锦草 30g，水煎服，每日 1 剂。

（8）鲜狗牙根 63g，水煎服，每日 1 剂。

（9）鲜海金沙 30g，水煎服，每日 1 剂。

（10）鲜积雪草 1 把，捣烂外敷脐部（神阙穴）。

28. 乳糜尿

（1）鲜鬼针草捣烂绞汁，冲蜂蜜适量，每日 1 剂。

（2）鲜盐肤木根 63g，猪小肚 1 个，水炖服，每日 1 剂。

（3）鲜鳢肠 63g，水煎服，每日 1 剂。

（4）鲜白茅根 30g，车前草 18g，水煎服，每日 1 剂。

（5）干土茯苓块根 30g，水煎服，每日 1 剂。

（6）鸡冠花 30g，水煎服，每日 1 剂。

（7）鲜无根藤 63g，水煎服，每日 1 剂。

29. 糖尿病

（1）蘋、栝楼根等量，研末，适量捣烂成丸，每次 9g，每日 3 次。

（2）倒地铃 30g，水煎服，每日 1 剂，连服 3~9 日。

（3）鲜绶草 63g，洗净，水煎服，每日 1 剂，连服数日。

30. 风湿性关节炎

（1）落葵根 18~30g，水煎服。

（2）鲜橄榄根 30g，猪蹄 1 节，水炖服。

（3）干猫尾射根适量，浸酒数日，每次取药 30g，水煎服。

（4）千金藤 18g，水煎服。

（5）干杉刺癀 18g，猪蹄 1 节，水酒各半炖服，每日 1 剂。

（6）苍耳 63g，水煎服。

（7）干盐肤木根 30~63g，水煎服，每日 1 剂。

（8）鲜臭牡丹根 30g，猪蹄 1 节，水酒各半炖服。

（9）干鬼针草 18g，猪蹄 1 节，水炖服。

（10）勾儿茶根 30g，百两金根 18g，猪蹄 1 节，水炖服，每日 1 剂，连服 3~5 日。

（11）干路路通果实 30~63g，水煎服。

（12）白苏根 30~63g，水煎服，每日 1 剂。

（13）算盘子根 30g，猪蹄适量，水炖服，每日 1 剂，连服 3 日。

（14）六棱菊根 48g，猪蹄适量，水炖服，每日 1 剂，连服 3 日。

（15）辣椒根 30g，猪蹄适量，水炖服。

（16）鸡矢藤根 63g，洗净，老母鸡 1 只（去内脏），将上药纳入鸡腹里，水炖服。

31. 阳痿

（1）龙眼树根 30g，猪小肚 1 个，水炖服，每月 1 剂，连服 4 次。

（2）野菰 30g，猪小肚 63g，水炖服。

（3）紫珠根 30g，洗净，切片，猪小肚 1 个，水炖服，每日 1 剂，连服 3 日。

32. 睾丸炎

（1）算盘子根 30g，水煎服；或算盘子根 18g，两面针 6g，水煎服，每日 1 剂。

（2）鲜酸浆根 30g，洗净，切碎，酒炒鸭蛋 1 个，水炖服，每日 1 剂。

（3）墙草块根 5 个，水煎服，每日 1 剂。

（4）威灵仙根 30g，水煎服，每日 1 剂，连服 3 日。

（5）干鹅掌柴茎皮 18g，水煎服，每日 1 剂，连服 3 日。

（6）南岭荛花根 18g，鸭蛋 1 个，水炖服，每日 1 剂。

（7）海金沙根 30g，水煎服，每日 1 剂。

（8）马鞭草适量，捣烂，外敷患侧，早晚各换药 1 剂。

（9）鲜野甘草根 30g，猪小肠适量，水炖服，日服 1 剂。

（10）干酸浆草 18g，鸭蛋 1 个，水炖服，每日 1 剂。

（11）干蒲公英 30g，水煎服，每日 2 剂。

（12）佛掌榕根、忍冬藤各 30g，算盘子根 18g，水煎服，每日 1 剂。

33. 滑精

（1）大金樱果皮 500g，加水熬成膏，再加芡实粉 250g，制成丸剂，每次 9g，每日 3 次。

（2）大金樱根 30g，鸡蛋 1 个，水炖服。

（3）干酸浆草 18g，炖冰糖服，每日 1 剂。

（4）干龙眼树花 18g，猪小肚 1 个，水炖服，每日 1 剂，连服 3 日。

（5）紫珠根 30g，洗净，切片，猪小肚 1 个，水炖服，每日 1 剂，连服 3 日。

34. 腰背酸痛

（1）美丽崖豆藤根 63g，酸藤根 30g，品字草根 18g，水煎服，冲酒少许，每日 1 剂。（用于腰肌劳损）

（2）鲜黏毛黄花稔根 30g，洗净，水煎服，每日 1 剂。（用于腰肌劳损）

（3）鲜排钱草根 18~30g，猪尾 1 条，水炖服。

（4）干棕榈树花蕾 18g，猪尾椎骨适量，共煮米粥，食用。

（5）鲜星宿菜 63g，鸭蛋 1 个，水炖服。

（6）鲜胡颓子根 30~63g，猪骨适量，水炖，加酒少许，服用。

35. 中风后遗症

干柿树根 30g，江南竹节 18g，加猪蹄 1 节炖熟，米酒半匙，随服，每日 1~2 剂。

36. 坐骨神经痛

（1）大通筋块根 63g，猪蹄七寸，水炖服，连服 2~3 次。

（2）飞扬草 63g，猪瘦肉适量，水炖服，加食盐少许，每日 1 剂。

37. 肋间神经痛

（1）狭叶钓樟根 18g，两面针根 6g，水煎服，每日 1 剂。

（2）薤白 15g，瓜蒌 18g，桂枝、枳壳各 6g，郁金 5g，水煎服，每日 1 剂。

38. 头痛

（1）干石仙桃 30g，水煎服。

（2）无根藤 30g，猪脑 1 个，酒炖服。

（3）六棱菊根 30g，水煎服。

（4）桃金娘根 63g，鲇鱼 1 条，水酒各半炖服，每日 1 剂，连服 3 日。

（5）牡荆根 30~63g，猪脑 1 个，水炖服。

（6）六棱菊 30g，樟树根 18g，水煎服，每日 1 剂，连服 2~3 日。

（7）川芎、白芷各 6g，天麻 5g，牡荆根 18g，猪脑或羊头适量，水炖服，每日 1 剂。

39. 癫痫

（1）鲜薅田藨根 30g，水煎服，每日 1 剂。

（2）干佛手柑根 30~48g，冷开水 2 碗，米酒 1 碗，童鸡 1 只，炖 3h，数次分服。

（3）鲜橄榄果实 5000g（去核），捣碎，加水适量，文火煎熬成膏 1000g（去渣过滤），加生明矾 63g，糖浆适量，调匀，早晚分服。

40. 蛔虫病

（1）干黄花豨莶草 30g，水煎服。

（2）黄花豨莶草、使君子各 30g，大黄 6g，明矾 3g，共研末。成人每次 6g，每日 2 次。儿童每一岁服 0.3g，每日 1 次。（最多不能超过 6g）

（3）鲜苦楝根皮 30g，水煎，空腹服。

（4）鹧鸪菜 63g，煮面线服，每日 1 次。

41. 钩虫病

（1）葫芦茶 125g，水煎，空腹服。

（2）土荆芥 30~63g，水煎，空腹服。（有小毒）

42.绦虫病

（1）石榴皮 30g，水煎，空腹服。

（2）槟榔 30g，水煎，空腹服。（小儿用量酌减）

（3）南瓜子 125g，水煎服，每日 1 剂。

43.丝虫病

爵床、丁癸草、威灵仙各 18g，地胆草 30g，猪小肚 1 个或鸭蛋 1 个，水酒各半炖服或冰糖炖服，每日 1 剂。

44.鼻咽癌

（1）地枫皮 63g，水 3 碗煎至 1 碗，猪小肠适量，炖服，每日 1 剂，连服 3 个月。

（2）鲜野甘草根 63g，鲜半边莲 30g，水煎服，亦可单味交替内服。

45.食管癌、胃癌

（1）地枫皮 30g，水 3 碗煎至 1 碗，猪小肠 63g，炖服，每日 1 剂，连服 3 个月。

（2）叶下珠 18g，钩藤 30g，冰糖 63g，水 3 碗煎至五分，渣再煎服，每日 1 剂。

（3）木本胡枝子根 9g，洗净，切片，晒干，炒透后使用，水煎，代茶饮。

（4）菝葜根 500g，加 1500ml 水煎至 500ml，猪肉 125g，合炖，分 3 次服，每日 1 剂。

46.肝癌

鲜野甘草根 63g，水煎，代茶常饮。

47. 乳腺癌

（1）金银花 30g，甘草 9g，白花蛇舌草 18g，水煎服，每日 1 剂。

（2）猪殃殃 63g，洗净，捣汁，调猪油适量，擦敷患处。

48. 宫颈癌

（1）菱茎或果柄 48g，薏苡仁 30g，水煎服，每日 1 剂，连服 30 日。

（2）荠菜、菱角各 30g，薏苡仁 18g，水煎服，每日 1 剂，连服 15 日。

（3）半枝莲 30g，猪瘦肉适量，水炖服。

（4）荠菜 30g，水煎服，每日 1 剂。

（5）玄参、当归各 30g，生地黄、麦冬各 18g，百合、茯苓各 15g，槟榔 9g，黄芩 6g，甘草 3g，水煎服。

49. 子宫肌瘤

牡荆叶、空心菜叶、辣蓼叶适量，加洗米水少许，共捣烂，敷脐部；另用南蛇藤、山豆根各 15g，土茯苓 9g，甘草 3g，水煎服。

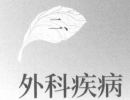

二、

外科疾病

---

50. 烫伤、烧伤

（1）毛冬青树皮适量，捣烂，用洗米水洗至胶状，涂伤处，每日 3~4 次。

（2）鲜三桠苦叶适量，烧炭存性，研末，调山茶油外涂；若已溃烂者，先用洗米水煮沸待凉，洗伤处后上药。

（3）菝葜根适量，烧炭存性，研末，调山茶油外涂伤处；或取其鲜根块捣碎，加洗米水洗出淀粉，沉淀后取出淀粉，调山茶油外涂伤处。

（4）松树果实适量，烧炭存性，研末，调山茶油外涂伤处。

（5）煅石膏 30g，生大黄末 18g，共研细末，调山茶油外涂伤处。

（6）石灰适量，水适量浸之，取澄清液，调山茶油外敷伤处。

（7）干水团花根适量，烧炭存性，研末，调山茶油外涂伤处。

（8）鲜芦荟叶适量，捣汁，外涂伤处，每日 3~4 次。

（9）鲜地耳草适量，洗净，捣烂绞汁，涂伤处，每日 4~6 次。

（10）鲜玉叶金花叶适量，洗净，煮软，外敷伤处，每日 1 次；或鲜叶洗净，捣汁，调鸡蛋清涂伤处。

（11）干铺地蜈蚣草适量，研末，用洗米水适量调匀，涂伤处，每日 3 次。

（12）柿树皮适量，烧灰，研末，调山茶油外涂伤处。

（13）甘蔗渣适量，烧灰，研末，调山茶油外涂伤处。

（14）香蕉茎的中心适量，捣烂取汁，外涂伤处，每日 3 次。

（15）鲜星宿菜叶适量，洗净，捣烂绞汁，涂伤处，每日 4~6 次。

---

51. 毒蛇咬伤

（1）鲜蛇见愁根 9~18g，捣烂取汁或水煎服，另取一部分捣敷伤处。

（2）鲜半边莲 63g，洗净，捣烂取汁，米酒或蜂蜜适量调服之；另取适量捣烂外敷。

（3）一枝黄花、半边莲、鬼针草各 30g，水煎服，加酒少许，每日 1~2 剂，其渣外敷。

（4）鬼针草 63g，白菊花 18g，水煎服，每日 1 剂或代茶饮至愈。

（5）一见喜、干水龙草等量，共研末，每次 2g，每日 3 次；亦可外敷。

（6）鲜狗肝菜适量，捣烂取汁 1 小杯，冲酒服，渣外敷伤处。

（7）鲜鬼针草 63~125g，水煎服，每日 1 剂。

（8）干一枝黄花 63g，水煎服，每日 1~2 剂；鲜土半夏块茎 3 个，雄黄适量，共捣外敷。

（9）鲜爵床、一点红、地锦草各 30g，叶下珠 18g，空心菜 500~750g，共捣取汁 1 小杯，加酒少许内服，渣外敷伤处。

（10）鲜地耳草 30~63g，捣烂取汁，冲开水服，每日 1~2 剂；渣加红糖少许，共捣敷伤处。

（11）鲜鱼腥草 63~125g，水煎服，每日 1~2 剂，渣外敷伤处。

（12）干盐肤木根 95~156g，水浓煎，分 2 次服；土半夏块茎 3 个，雄黄适量，共捣外敷伤处周围，每日 1 次。

（13）鲜凤尾草 63g，或加仙人掌适量，共捣汁，冲酒服，渣敷伤处。

（14）土半夏块茎 1 个，用龙眼肉包裹吞服；另取鲜草适量，捣烂，敷伤处周围。

（15）鲜乌桕根 18g，水煎服；另取鲜叶适量，捣烂，外敷伤处。

（16）鲜肖梵天花叶 30g，水煎服，另取鲜叶适量，捣烂，外敷伤处。

（17）鲜凤仙花适量，捣烂，外敷伤处。

（18）鲜黑面神叶适量，捣烂取汁半小杯，加酒少量内服，渣敷伤处。

（19）鲜叶下珠适量，捣烂，加雄黄、酒各少许，调匀外敷患处。

（20）鲜算盘子根 30~63g，水酒各半煎服；另取叶捣烂，外敷伤处。

（21）鲜丁香蓼根、鲜蒲公英根各 30g，水酒各半煎服；另取叶捣烂外敷伤处。

（22）鲜丝瓜 1~2 条，捣烂取汁，冲米酒内服，渣敷伤处。

（23）鲜火殃簕叶 8 片，水煎服；另取鲜叶适量，捣烂，外敷伤处。

（24）鲜狭叶樟叶适量，捣烂后炒透，冲米酒服；渣外敷伤处。

（25）鲜玉叶金花根 30g，鲜香茶菜根 15g，水酒各半煎服，每日 1 剂，分 2 次服；另取鲜叶适量，捣烂，外敷患处。

52. 狗咬伤

（1）鲜筋骨草适量，捣烂，外敷患处。

（2）鲜黄花豨莶草适量，加红糖或冷饭，共捣敷患处；另取其根水煎，代茶饮。

（3）鲜夜香牛 30~60g，水煎服，每日 1 剂，连服 1 周。

（4）鲜叶下珠 30~60g，水煎服，每日 1 剂，连服 3 日。

（5）鳢肠 50g，红糖少许，共捣烂，外敷患处。

（6）鲜九里香根 30g，水煎服。

（7）鲜万年青叶 1 片，水煎服，每日 1 剂，小儿用量减半。

53. 蜈蚣咬伤

（1）鲜牡荆叶适量，食盐少许，共捣烂，擦患处。

（2）鲜盐肤木茎折断，取乳汁抹伤口。

（3）鲜鸡冠花叶适量，捣烂，外敷伤口。

（4）鲜狗肝菜叶适量，捣烂，外敷伤口。

（5）鲜桑叶适量，捣烂，外敷伤口。

54. 蜂蜇伤

鲜黄花豨莶草叶适量，红糖共捣，外敷患处。

55. 急性淋巴结炎

（1）鲜算盘子根 63g，水煎服，每日 1 剂。

（2）盐肤木根 30g，酢浆草根 18g，猪瘦肉适量，水酒各半炖服，每日 1 剂。

（3）川贝母、红砂糖、生大麦各 18g，百部、白及各 30g，雷米封 50 粒（每粒含量 100mg），共研末，分 50 小包，每次 1 包，每日 3 次，饭后服。

（4）蒲公英 30g，水煎服，每日 1 剂。

（5）算盘子根 45g，玉叶金花根 18g，水煎服，每日 1 剂，连服 2~3 日。

56. 淋巴结肿大

（1）鲜美人蕉根块 30g，鸭蛋 1 个，水炖服。

（2）鲜算盘子根 30g，水煎服。

（3）鲜马鞭草、酒糟适量，共捣烂，外敷患处，每日 1 次；另取射干根 18g，经酒浸后，炖猪瘦肉或鸡蛋内服，每日 1 剂。

（4）毛冬青根 30g，绿壳鸭蛋 1 个，水酒各半炖服，每日 1 剂。

（5）漆树根 5~9g，两面针根 18~30g，绿壳鸭蛋 1 个，水炖服。（孕妇及过敏史者忌服）

（6）狭叶萝藦 45g，水煎服，每日 1 剂，连服 3 日。（孕妇忌服）

（7）藿香蓟叶 30g，油茶饼适量，捣烂，外敷患处。

57. 颈淋巴结结核

（1）鲜鲫鱼胆叶适量，先用酒煮，然后捣烂敷患处；另取根 63g，猪瘦肉适量，水炖服，每日 1 剂。

（2）白花丹根 18~30g，猪瘦肉 63g，水炖服。（孕妇忌服）

（3）羊耳茶根 30g，鸡蛋 1 个，用洗米水适量炖服；另取鲜叶适量捣烂，外敷患处。

（4）鲜南岭荛花根 18g，绿壳鸭蛋 1 个，水炖服。第二次改用四棱飘拂草 1000g，水1500ml，煎取 500ml，分 3 次服用，或代茶饮。

（5）鲜南岭荛花叶适量，捣冷饭敷患处。

（6）干星宿菜草 18g，白兔肉适量，水炖服，连服 2 日。

（7）九节根 30g，白背叶根 30g，盐肤木根 30g，水煎服。（孕妇慎服）

（8）夏枯草 125g，水煎服，连服 2 日。

（9）六月雪茎叶适量，煅存性研末，调山茶油抹患处。

（10）黄花豨莶草根 30g，鸭蛋 1 个，水炖服，每日 1 剂。

（11）紫珠根 30g，卤盐、猪瘦肉适量，水炖服，每日 1 剂，连服 14 日。

（12）咸虾花根 30g，猪嘴肉适量，水炖服。

58. 乳腺结核

（1）骨碎补 30g，鸭蛋 1 个，水适量炖服。（用于男人）

（2）土党参、瓜蒌、浙贝母各 9g，桔梗、当归、枳壳、香附各 6g，青皮、川芎、石菖蒲、黄芩各 5g，法半夏 3g，水一碗六分煎至八分，每日 1 剂，连服 14 日。（用于妇女）

59. 疝气

（1）干白背叶根 30g，水煎出味，炖猪小肚或小肠服。

（2）海金沙根 30g，猪肾适量，水炖服，每日 1 剂，连服数剂。

（3）佛掌榕根 30g，白背叶根、橘核各 18g，水煎服，每日 1 剂，连服 3 日。

（4）鲜狗牙根 125g，荔枝干 40 粒，水酒各半炖，饭前服。

60. 肠粘连

（1）鬼针草 45g，红糖适量，水煎服。

（2）桔梗、地榆、车前子、川厚朴各 9g，枳实 6g，大黄 5g，水煎服，每日 1 剂。若大便通畅，第 2 剂可去大黄，加延胡索 6g。

61. 阑尾炎

（1）三叶鬼针草 63~125g，水煎，调冬蜜或牛奶服，每日 1 剂，连服 3~4 日。（用于急性阑尾炎）

（2）鲜马齿苋 125g，水煎或捣汁调蜂蜜服，每日 2 剂。

（3）炒大黄 5g，朴硝、桃仁、白芥子、牡丹皮各 6g，水煎服，每日 1 剂，连服 2~3 日。（用于急性阑尾炎）

（4）白苏 18g，算盘子根 15g，两面针根 6g，白茅根 9g，绿壳鸭蛋 1 个，共煮服，若慢性阑尾炎加一枝黄花根 9g；若腹部痛加苍耳子根 9g；若兼外感症状加荆芥 5g。无发热者改用水酒各半煎服，每日 1 剂，连服 2~4 日。

（5）三叶鬼针草、白花蛇舌草各 30g，水煎服，每日 1 剂，连服 2~3 日。

（6）败酱草 63g，水煎服。

（7）鲜猪殃殃 45g，干白花蛇舌草 18g，水一碗六分煎至五分，冲牛奶适量服，每日 1 剂，连服 2 日。

（8）鲜圆叶胡枝子 125g，洗米水适量，共捣绞汁，分 3 次服。

（9）肖梵天花根 30~63g，水煎服。

（10）鲫鱼胆根、野牡丹根、三桠苦根各 18g，鹰不泊根、两面针根、岗梅根各 9g，狭叶萝藦 15g，水三碗煎至六分，每日 1 剂。孕妇、年老体弱者、胃病患者均忌用。

62. 脱肛

（1）白背叶根 30g，猪直肠肛门适量，水炖服。

（2）鲜算盘子根 63g，猪直肠肛门适量，水炖服。

（3）干杠板归 63g，猪大肠适量，水炖服。

63. 痔疮

（1）鲜千里光叶适量，捣汁，抹患处，每日 3 次；或干草研末，调凡士林适量，敷患处。

（2）干龙眼树叶适量，埋入稻田 6 天，取出，洗净，晒干，研末，调蛋清涂患处，每日 1 次。

64. 胆结石

（1）猫须草、广金钱草各 18g，水煎服，每日 1 剂，连服 14 日。

（2）白英、连钱草各 18g，水煎服，每日 1 剂，连服 14 日。

（3）连钱草 30g，水煎服，每日 1 剂，连服 14 日。

（4）黄柏、地胆草各 5g，黄芩、鸡内金、郁金各 6g，栀子 9g，甘草 3g，金锦香 15g，水煎服，渣再煎，每日 1 剂，连服 7~10 天。

（5）红刺苋嫩叶 100g，猪小肠适量（去油），水煮，加盐少许内服，每日 1 剂。

（6）三叶鬼针草 250g，水浓煎，代茶饮。

65. 胆道蛔虫病

（1）狗脊 63g，乌梅 30g，水煎服，每日 1 剂。

（2）槟榔、苦楝皮各 18g，枳壳、木香、使君子各 9g，水煎服。

（3）党参、使君子、苦楝皮各 9g，白术、枳壳各 6g，干姜 3g，乌梅 18g，川椒 5g，水煎服，渣再煎，每日 1 剂，连服 2~3 日。

66. 四肢骨折

（1）鲜接骨木叶 1 把，栀子 20g，捣烂，用热黄酒调敷伤部，用夹板固定。

（2）干接骨木 21g，乳香 2g，当归、赤芍、川芎各 9g，共研末，黄蜡为丸，每服 6g，黄酒送服。此药末亦可调酒外敷骨折处。

（3）鲜接骨金栗兰叶适量，捣烂，调酒外敷伤处，再用夹板固定，2 日换药 1 次。

（4）鲜接骨木、鲜骨碎补、筋骨草各 63g，鲜莎草 30g，共捣烂，加米酒 30g，炒热待适温，骨折整复后外敷伤处，用夹板固定。

（5）小叶鹅掌藤叶 3~5 片，水煎服，每日 3~4 次。

（6）文殊兰、泽兰叶、鲜积雪草各 63g，共捣烂，加酒适量炒热，骨折复位后，敷伤处，用苦楝树皮固定，2 日换药 1 次。

67. 扭伤

（1）鲜海金沙根 30g，鸭蛋 1 个，水酒各半炖服。

（2）丁香蓼嫩芽适量，搓烂取汁，米酒冲服。

（3）鲜番木瓜根、鲜毛冬青叶等量，共捣烂，敷伤处，敷药后，若热痛难忍者可暂去药，待痛止后再敷上药。

（4）鲜赤地利 30g，加食盐少许，共捣烂，外敷；若血肿者，改用鲜赤地利草 30g，鲜白花丹叶 2 片，共捣烂，外敷伤处。

（5）鲜铁冬青叶适量，经米糠炒热，加酒适量，外敷伤处。

（6）鲜星宿菜草 30g，加米酒适量，捣汁温服，每日 1 剂，连续 2~3 日。

（7）江南竹竹节 30g，水煎服。

（8）鲜马缨丹根 30g，猪蹄 1 节，水酒各半炖服；或取鲜叶加酒共捣烂敷伤处。

（9）白花丹根 18g，水酒各半煎服，每日 1 剂，连服 3 日。（孕妇忌服）

（10）鲜木芙蓉根 30g，猪排骨适量，水炖服。

68. 挫伤

（1）鲜倒地铃草 63g，浸泡于 95% 酒精 500ml 中，经 24h 后去渣，即可推擦伤部。

（2）鲜白花菜叶、红糖适量，共捣烂，外敷伤处；另取鲜根 30g，猪骨适量，米酒少许炖服。

（3）白背叶根 63g，猪骨适量，水炖服，加酒少许，每日 1 剂，连服数日。

（4）鲜番木瓜根适量，捣烂，外敷伤处。

69. 跌打损伤

（1）鲜地耳草 30g，酒煎服，渣捣烂敷伤处，每日 1 次。

（2）鲜鬼针草 63g，水煎服，加酒少许，每日 1 剂，连服 3~5 日。

（3）鲜酢浆草 25g，水酒各半煎服，渣擦伤处。

（4）鲜一枝黄花 63g，公鸡 1 只（去内脏）共炒，水酒各半炖服。

（5）鲜肖梵天花根 30g，水酒适量煎服。

（6）鲜白花丹根 63g，酒 250g，浸数天后，将药酒推擦伤处，每日 3 次。

（7）杉刺癀 63g，酒 250g，浸半个月，将药酒推擦伤处，每日 3 次。

（8）漆树根 30g，鸡 1 只，水酒各半炖服。（孕妇及有过敏史者勿用）

70. 椎间盘突出症

鲜漆树根 18g，猪脊骨适量，水炖服，每日 1 剂，连服 5 日。（孕妇及有过敏史者勿用）

71. 慢性骨髓炎

（1）鲜苦苣荬 30g，糯米饭适量，共捣烂，外敷患处，每日 1 剂。

（2）鲜山芝麻根 9g，猪瘦肉 63g，水炖服，每日 1 剂。

（3）鲜紫珠草根 250g，猪蹄或猪骨适量，水炖服，每日 1 剂。

（4）络石藤 63g，猪排骨适量，水炖服，每日 1 剂。

（5）水龙适量，洗净，晒干，洒酒后晾干备用，每次 30g，鸭蛋 1 个或冰糖适量，加水炖服，每日 1 剂，续服至愈。

（6）铁苋菜 63g，羊肉适量，水酒各半炖服，2 日 1 剂，连服 30 日。

（7）鲜薜荔 63g，水煎服，或用猪蹄骨适量，水炖服，每日 1 剂，连服 7~10 日。

（8）臭牡丹根 45g，猪排骨适量，水炖服，每日 1 剂，连服 21 日；另取鲜大蓟根 30g，生姜 100g，共捣烂，外敷患处，每日换药 1 次。

（9）漆树根 18g，瘦肉适量，水炖服，每日 1 剂，连服 3~5 日。（孕妇及有过敏史者勿用）

（10）毛冬青根 18g，紫珠根 30g，水煎服，每日 1 剂，连服 5~7 日。

72. 骨膜炎

黄精 30g，水煎服，每日 1 剂。

73. 外伤出血

（1）鲜紫珠叶适量，捣烂，敷伤口；或用紫珠叶粉末撒伤口，外用纱布包扎。

（2）鲜野牡丹叶适量，捣烂，敷伤口。

（3）犁头尖块根、煅明矾等量，共研细末，撒于伤口，用纱布包扎。

（4）鲜毛冬青叶适量，捣烂，敷伤口，用布包扎。

（5）鲜旱莲草地上部分适量，捣烂，敷伤口。

（6）鲜海金沙叶适量，捣烂，敷伤口。

（7）鲜狗肝菜叶适量，捣烂，敷伤口。

（8）龙眼核适量，晒干，去核、膜，研末，撒伤口，外用纱布包扎。

（9）狗脊毛茸适量，按敷伤口，用纱布包扎。

（10）鲜茜草适量，捣烂，敷伤口。

（11）鲜飞扬草适量，捣烂，敷伤口。

（12）鲜杉刺癀适量，加红糖捣烂，敷伤口，用纱布包扎。

（13）鲜积雪草适量，捣烂，敷伤口。

（14）鲜蒲公英叶适量，捣烂，敷伤口，用纱布包扎。

（15）鲜漆树叶适量，捣烂，敷伤口。（有过敏史者勿用）

三、

妇产科疾病

74. 月经不调

（1）鲜益母草 30g，红枣 63g，水炖服，每日或 3 日 1 剂，连服 3~5 日。

（2）旱田草 30g，益母草 18g，当归 9g，川芎 6g，水酒各半煎服，每日 1 剂，连服 3 日。

75. 崩漏

（1）榕树气生根，炒透研末，每次 9g，冲米酒内服，每日 1~2 次。

（2）鲜柿树根 63g，水煎服。

（3）五月艾（炒黑）6g，荆芥 5g，当归 3g，阿胶 9g，熟地黄 12g，水煎服，每日 1 剂，连服 2~3 日。

76. 闭经

（1）鲜地耳草 30g，酒煎服，每日 1 剂，连服 3~4 日。

（2）益母草 30g，当归 15g，丹参 9g，水酒各半煎服，渣再煎，每日 1 剂，连服 2 日。

77. 痛经

（1）干葫芦茶 30~63g，水煎服。

（2）香附、当归各 9g，川芎、延胡索各 6g，吴茱萸、干姜各 3g，川楝子、续断各 15g，柴胡 2g，水煎服，每日 1 剂，连服 2 日。

（3）鲜金钱草 9~18g，水煎服。

78. 逆经

（1）鲜卤地菊 15~21g，鸡蛋 1 个，煮服，2 日 1 剂。

（2）白茅根、藕节、生地黄各 15g，白芍 9g，柴胡、甘草各 3g，水煎服。

79. 带下病

（1）猫尾射干根 48g，猪小肠适量，水炖服。

（2）鲜紫云英根 30g，水煎服。

（3）九节干根 30g，猪小肠 1 节，水炖服，每日 1 剂。

（4）仙茅根 18g，浸入洗米水中 24h，取出，晒干，猪瘦肉适量，水炖服。

（5）鲜排钱草根 30g，猪骨适量，加酒少许，水炖服，每日 1 剂，连服数日。

（6）鲜向日葵茎 30g，龙眼肉 18g，水炖服。

（7）鲜马齿苋 63g，猪肚 1 个，水炖服。

（8）鲜白背叶根 30g，猪小肠适量，水炖服。

（9）白鸡冠花 63g（布包），白蜡 6g，猪肚 1 个，水炖服。

（10）鲜赤地利 63g，鸡冠花 18g，水煎服。

（11）木贼草 18g，水煎服。

（12）金樱子果实 30g，猪小肠适量，水炖服。

（13）鲜白花菜根 18~30g，水煎出味，猪小肠炖服。

（14）路兜树根去外栓皮，酒炒，每次 9g，猪瘦肉适量，水炖服，每日 1 次。

（15）鲜紫茉莉根 63g，猪小肚或小肠适量，水炖服，每日 1 剂，连服 3~4 日。

（16）鲜夜香牛 30~63g，猪小肠适量，水炖服。

（17）苍术、白术、车前子、黄芪、党参、茯苓各 9g，白芍 6g，山药 15g，柴胡、甘草各 2g，水煎服，渣再煎服，连服 2~3 剂。

80. 胎动不安

（1）鲜萱草根 30g，水煎服。

（2）鲜薜荔 30~63g，猪骨头炖服。

（3）当归、酒白芍、川芎、菟丝子各 5g，枳壳、黄芪、荆芥、祈艾、川厚朴、羌活、甘草各 2g，川贝母 3g，生姜 3 片，水煎服，渣再煎，每日 1 剂。

81. 妊娠水肿

（1）鲜野甘草根 18g，水煎服。

（2）紫苏梗、生姜皮各 6g，木瓜、大腹皮各 9g，茯苓皮 15g，水煎服。

（3）鲤鱼 1 条，赤小豆 30g，水炖服。

82. 产后腹痛

（1）鲜酸浆草 30g，麻油炒后，水煎服。

（2）鲜金锦香根 1 个，切碎，水煎内服。

（3）益母草 30g，水酒各半煎服，每日 1~2 剂。

（4）鲜羊耳茶花 15g，水煎服。

（5）乌韭适量，晒干，研末，每次 6g，调鸡蛋，2 粒，黄酒少许，炒熟后服，每日 1 次。

（6）兖州卷柏 30~63g，水煎加黄酒温服，每日 1 剂。

（7）鲜胡枝子 100g，加酒适量捣汁，温服，每日 1~2 剂。

83. 剖宫产后伤口感染

鲜鳢肠 30g，水煎服，每日 1 剂，连服 3 日。

84. 产后出血过多

（1）鲜益母草 30g，红枣 63g，水炖服，每日或 3 日 1 剂，连服 3~5 日。

（2）党参、黄芪各 18g，当归 3g，龙眼肉 30g，水炖，每日 1 剂，连服 3~5 日。

85. 产后乳汁分泌不足

（1）干野牡丹根 30g，通草 6g，当归 9g，猪蹄适量，水炖服，每日 1 剂，连服 3 日。

（2）鲜土牛膝 30g，鸭蛋 1 个，水炖服。

86. 异常子宫出血

（1）鲜鳢肠适量，捣烂绞汁半碗，加白糖或食盐少许，每日 1 剂，连服 2~3 日。

（2）荠菜 63g，水煎服，每日 1 剂，连服 2~3 日。

（3）鲜五月艾、鲜鳢肠各 30g，鲜荠菜 63g，共捣烂取汁，炖 20min 后，调白糖 15g 内服，每日 1 剂，连服 2~3 日。

87. 乳腺炎

（1）鲜野牡丹根 30~63g，鲜葱 6~9g，水煎每日 1 剂；另取鲜南岭荛花叶适量，捣烂外敷患处，每日 1 次。

（2）鲜肖梵天花根 30g，水酒各半炖服，每日 1 剂，连服 3~4 日。

（3）鲜葫芦茶根 30g，豆腐 1 块，酒少许，炖服。

（4）鲜骨碎补（去毛茸）适量，葱白少许，共捣烂，蛋清调匀，敷患处，每日 1 次。

（5）鲜寒莓根 48g，猪瘦肉适量，水酒各半炖服。

（6）鲜野蔷薇根 18g，鸭蛋 1 个，水酒各半炖服。

（7）鲜夜香牛 15g，鲜野牡丹根 6g，忍冬藤 30g，水煎服。

（8）鲜萱草根 63g，水煎服；另取适量捣烂，外敷患处，每日 1 次。

（9）酢浆草 30g，水煎服，渣捣烂，外敷患处，每日 1 次。

（10）鲜一点红 63g，水煎服；另取其鲜叶适量，渣捣烂，外敷患处，每日 1 次。

（11）鲜地锦草 63g，水煎服，渣捣烂，外敷患处，每日 1 次。

（12）鲜蒲公英适量，捣烂绞汁 1 小杯，每日 1~2 次，连服 2~3 日。

（13）鲜星宿菜 63g，水煎服，渣捣烂，外敷患处，每日 1 次。

（14）鲜杠板归、酒糟适量，共捣烂，敷于腹股沟处。（患左敷右，患右敷左）

（15）算盘子根 18g，两面针根 6g，水煎服，分 2 次服。

（16）干白背叶根 100g，水煎服，每日 2 剂，服至病愈。

（17）干两面针根、野牡丹根各 18g，水煎加白酒少许内服，每日 1 剂。

（18）构树茎皮，放入酒中泡浸 24h，取酒内服，其药渣捣烂，外敷患处。

（19）金银花、蒲公英各 30g，水煎服，每日 1 剂，连服 3~5 日。

88. 滴虫阴道炎

（1）鲜盐肤木根 63g，白矾、蛇床子、苦参根各 18g，苍术、黄柏各 9g，水浓煎，温洗阴部。

（2）蛇床子 63g，水适量浓煎，外洗阴部，每日 1 次，连用 3~5 日。

89. 外阴湿疹

（1）鲜葫芦茶叶适量捣烂，加酒少许共炒，温敷患处。

（2）绿豆粉 6g，白芷末、三黄末各 3g，黄丹、母丁香各 2g，冰片 1g，共研末，撒患处，每日 2~3 次。

（3）苦参根、苍术、白鲜皮各 9g，薏苡仁 15g，黄柏 3g，当归、甘草各 5g，水煎服，渣再煎，每日 1 剂，连服 3~4 日。

90. 子宫脱垂

（1）鲜地锦草适量，猪大肠头 1 节，将鲜草装入肠中，两头用线扎紧，加水炖熟，去药草，食猪肠和药汤，每日 1 剂，连服 2 日。

（2）杠板归干草 63g，猪大肠适量，水炖服。

（3）当归、枳壳各 9g，党参、黄芪各 15g，猪瘦肉适量，水炖服，每日 1 剂。

四、

小儿科疾病

91. 小儿黄疸

（1）鲜天胡荽适量，捣汁半小杯，加蜂蜜少许，分数次服。

（2）茵陈、栀子各 3g，黄柏 2g，水煎，频频服之。

92. 小儿外感发热

（1）鲜白花蛇舌草、鲜地耳草、鲜天胡荽、鲜一点红各 18g，水煎，分数次服。

（2）鲜半边莲、鲜天胡荽各 18g，鲜积雪草 9g，水煎，分数次服。

（3）积雪草 18g，薄荷 9g，捣汁，调蜂蜜服。

93. 小儿高热

（1）蚤休根茎 3g，磨成粉，加水分数次服。

（2）鲜一见喜叶 3~9g，水煎，分数次服。

（3）公母草、地耳草、龙葵、蚤休块根各 9g，晒干，研末，开水调服每次 1g，每日 3 次。

（4）天胡荽 9g，水煎服。

（5）连钱草 30g，水煎，代茶饮。

（6）鲜马蹄金 18g，捣汁，调蜂蜜，分 2 次服。

（7）鲜半边莲 18g，水煎，分 3 次服。

（8）鲜公母草 30g，水煎，分 4 次服。

（9）鲜一点红、鲜蔊菜各 30g，捣汁，调蜂蜜，分 4 次服。

（10）鲜马齿苋适量，捣汁 1 小杯，调蜂蜜，分数次服。

（11）鲜香蕉根 63g，水煎，分 4 次服。（本品有微毒，胃肠虚弱者勿用）

94. 小儿肺炎

（1）三桠苦根 9~18g，水适量炖冰糖，频服之。

（2）买麻藤 30g，水煎调蜂蜜，分 3 次服。

（3）麻黄、甘草各 3g，生石膏 30g，杏仁 6g，川贝母 5g，水煎，分 4 次服。

（4）鲜天胡荽 18g，水煎服，分 2 次服。

95. 小儿疳积

（1）干独脚金 9g，猪瘦肉适量，水炖服，每日 1 剂，连服 3~5 日。

（2）干猫尾射根 18g，猪瘦肉适量，水炖服，3 日 1 剂，连服 3 日。

（3）含羞草花 2g，猪肝适量，水炖服。

（4）干爵床 9g，水煎服。

96. 小儿消化不良

（1）鲜野甘草根 30g，水煎服。

（2）鬼针草、藿香蓟各 18g，水煎，分 3 次服。

（3）鲜地胆草 30g，鸭蛋 1 个，水炖，分 3 次服，2 日 1 剂。

97. 小儿腹胀

（1）藿香蓟适量，晒干，研末，每次 2g，加食盐少许，温开水冲服，每日 3 次。

（2）干独脚金、鸡冠花各 30g，谷精草 18g，加盐炒至色黄，研末，每次 1g，每日 3 次。

98. 小儿惊风

（1）干蚤休块根 18g，研细末，每次 0.9~2.0g，调开水服，每日 3 次。

（2）星宿菜适量，捣汁 1 匙，加蜂蜜调服。

（3）鲜山芝麻根 18g，加洗米水适量，捣汁 1 小杯，徐徐灌服。

（4）鲜酢浆草、鲜积雪草、鲜艾叶各 18g，洗净，共捣汁，分 3 次服，每日 1 剂。

（5）鲜虎耳草叶 30g，捣汁，分 2 次服。

99. 小儿遗尿

（1）截叶铁扫帚 30g，水煎；另用白芝麻 9g，炒后研末，调药汤，分 2 次服，每日 1 剂。

（2）韭菜种子 9~18g，布包煮粥食，每日 1 剂，连服 3 日。

（3）大金樱根 30g，水煎服，每日 1 剂，连服 5 日。

（4）龙眼树茎皮 15g，猪肚 1 个，水炖服。（用于小儿乳糜尿）

100. 小儿脱肛

马蹄金 6~18g，装入猪大肠中炖服。

五官科疾病

101. 睑腺炎

（1）鲜地锦草折断，取其乳汁点患处，每日 4 次。

（2）鲜积雪草适量，加红糖少许，捣烂，敷患处，每日 1 次。

102. 急性结膜炎

（1）白背叶根 30g，鸭蛋 1 个，水炖服，每日 1 剂。

（2）鲜土牛膝根 30g，水煎服，每日 1 剂。

（3）毛算盘子根 30g，水煎服，每日 1 剂。

（4）鲜马齿苋适量，加隔夜茶叶渣共捣，敷患处，间时更换。

（5）鲜一点红 30g，水煎服，每日 1 剂。

（6）干蒲公英 30g，水煎服，每日 1 剂。

（7）鲜算盘子根 30g，鲜玉叶金花根 18g，水煎服，每日 1 剂。

（8）鲜鳢肠 63g，捣烂绞汁或水煎服，每日 1 剂。

（9）鲜连钱草适量，捣烂绞汁，洗眼；另取鲜叶数片，搓揉后贴患处。

（10）干截叶铁扫帚 63g，水煎服，每日 1 剂。

（11）鸡冠花 30g，水煎服，每日 1 剂。

（12）鲜龙葵叶 30g，水煎服；另取鲜叶少许，捣烂，外敷患眼，每日换 2 次。

（13）鲜天芥菜 30g，水煎服；另取鲜草适量，捣烂，外敷患眼，每日换 2 次。

（14）鲜狗肝菜 30g，水煎服。

（15）鲜筋骨草 18g，水煎服。

（16）鲜桑树根 30~63g，洗净，水煎服，每日 1 剂。

103. 眼角膜溃疡

（1）鲜土牛膝根 30g，水煎服。

（2）萱草干根、木芙蓉根各 18g，水煎服，每日 3 剂。

（3）鲜水蜈蚣草 30g，猪肝适量，水炖，加白酒少许服。

（4）鲜白花丹叶适量，捣烂贴印堂穴，起疱即去药。

104. 夜盲症

（1）鲜叶下珠 18g，猪肝 63g，水适量煮服。

（2）鲜截叶铁扫帚草 63g，水煎服，每日 1 剂。

（3）地瓜嫩叶 63~125g，每日 2 次，当菜吃。

（4）谷精草 18g，白菊花 15g，水煎出味，煮猪肝服，每日 1 剂，连服 3 日。

105. 中耳炎

（1）苘麻根 30g，水煎服，分 2 次服，每日 1 剂，连服 3 日。

（2）苍耳草 30g，水煎服，分 2 次服；另取嫩叶绞汁，滴入耳内。

（3）香蕉主茎适量，捣汁，滴入耳内，每日 3 次。

（4）佛甲草适量，捣汁，滴入耳内。

（5）筋骨草适量，捣汁，滴入耳内。

（6）鲜落地生根叶适量，捣汁，滴入耳内。

（7）虎耳草茎叶适量，捣汁，滴入耳内。

106. 慢性过敏性鼻炎、鼻窦炎

（1）苍耳子 18~30g，水煎服，每日 1 剂。

（2）石胡荽、薄荷、苍耳子、辛夷花各 6g，冰片 0.6g，共研细末，分次吹入鼻孔。

（3）苍耳子根 30g，辛夷 6g，冰糖适量，水煎服，每日 1 剂，连服 7 日。

（4）丝瓜根洗净后煅炭存性，冰片少许，共研细末，分次吹入鼻孔，每日 3 次。

107. 鼻衄

（1）鲜鳢肠 63g，水煎服，每日 1 剂。

（2）白茅根 18~30g，水煎服。

（3）韭菜适量，捣烂绞汁 1 小杯，内服。

（4）栀子根 63g，水煎服。

（5）鲜鳢肠、鲜荠菜各 30g，鲜五月艾 18g，捣烂取汁，调蜂蜜服，每日 2 剂。

（6）紫珠叶 30g，水浓煎服，每日 2 剂。

108. 牙痛

（1）两面针 18g，75% 酒精 30g，浸半个月，用棉花蘸药液塞蛀齿。（用于蛀牙牙痛）

（2）细辛 3g，煨川乌 3g，共研末，装瓶，取适量撒患处。（用于蛀牙牙痛）

（3）鲜阴石蕨 30g（去根上毛茸），水煎服，每日 1 剂，连服 2~3 日。

（4）鲜栀子根 30g，山芝麻根 9g，水煎服。

（5）干酸浆草 18~30g，水煎服，每日 1 剂。

（6）干马鞭草 18g，水煎服。

（7）鲜铁冬青皮 18g，水煎服。

（8）元宝草 18g，玄参 9g，水煎服。

（9）两面针根 18g，水煎服。

109. 牙槽脓肿

（1）鲜地锦草适量，梅片 1g，共捣烂，搓成丸状，放入口内含之，每日换 3~4 次。

（2）鲜马鞭草叶适量，食盐少许，共捣烂做成丸状含之，每日 2~3 次。

（3）鲜地耳草 18~30g，水煎服，每日 1 剂。

（4）鲜土牛膝根适量，食盐少许，共捣碎，咬含患处，每日 3~4 次。

（5）鲜算盘子根 18g，两面针根 9g，青壳鸭蛋 1 个，水炖服。

（6）紫花茄根 30g，水煎服。

（7）百两金根、玉叶金花根各 30g，两面针根 9g，水煎服。

110. 牙龈出血

（1）干两面针根皮适量，煅炭存性，研末，涂擦牙龈，每日 2~3 次。

（2）鲜地苋适量，洗净，加食盐少许，共捣烂，轻擦患处，每日数次。

（3）仙鹤草适量，研末，调山茶油涂患处。

（4）鲜酢浆草适量，食盐少许，共捣烂搓成丸状，口内含之，每日 4 次。

（5）桃金娘嫩叶、鱼腥草叶适量，食盐少许，共捣烂擦患处。

（6）鲜路兜簕叶基部 30g，水煎漱口，每日 3~4 次。

（7）猪殃殃 30g，水煎服，每日 1 次。

111. 牙漏

（1）鲜丁香蓼 30g，绿壳鸭蛋 1 个，水酒适量炖服。

（2）鲜龙葵根 48g，绿壳鸭蛋 1 个，水炖服。

（3）干羊耳茶根 30g，鸡蛋 1 个，水炖服。

（4）鲜南岭荛花根 4 株，去外皮，绿壳鸭蛋 1 个，水酒各半炖服。

（5）鲜车前草适量，洗净，捣烂，调蜂蜜外敷，干即更换。

112. 口腔炎

（1）干苘麻根 30g，水煎服，每日 1~2 剂。

（2）生地黄、玄参、麦冬各 9g，黄柏 3g，水煎服，每日 1 剂，连服 2~3 日。

113. 扁桃体炎

（1）鲜七里明叶适量，捣烂为丸，含之。

（2）鲜卤地菊 30g，酸浆草 18g，绿壳鸭蛋 1 个，水炖服，每日 1 剂。

（3）岗梅根 30g，野甘草 18g，水煎服，每日 1 剂，连服 2~3 日。

（4）卤地菊 30g，金银花 9g，水煎服。

（5）鲜仙茅根 7 条，洗米水 1 小杯，共捣烂绞汁服。

（6）鲜马鞭草 30g，捣汁，调蜂蜜服。

（7）鲜卤地菊 30g，水煎服，每日 2 剂。

（8）鲜酢浆草适量，捣烂绞汁 1 小杯服，每日 2 次。

（9）算盘子根 48g，玉叶金花根 18g，水煎服，每日 2 剂。

（10）干马鞭草 18g，水煎服。

（11）鲜蒲公英 30g，水煎服，每日 3 剂。

（12）鲜美丽崖豆藤根 30g，水煎服，加蜂蜜少许，每日 1 剂，连服 2~3 日。

114. 咽喉炎

（1）鲜七里明叶、鲜酢浆草等量，洗净，食盐少许，共捣烂取汁服。

（2）鲜地锦草适量，捣汁，调红糖服。

（3）鲜黑面神叶适量，捣烂做成小丸，含服之；另取根 30g，水煎服，每日 1 剂，连服 2 日。

（4）鲜筋骨草叶适量，捣烂绞汁，加醋少许，徐徐饮服；或干品 18g，水煎服。

（5）卤地菊、筋骨草等量，捣汁 1 小杯，炖后加蜜，徐徐饮服，每日 1 次。

（6）鲜星宿菜 30g，洗米水煎，分 3 次服，重症者每日 2 剂。

（7）鲜鬼针草 63g，水煎服。

（8）鲜酸浆草适量，食盐少许，共捣汁服，每日 2~3 次；或全草 30g，水煎服。

（9）鲜一点红草 30g，水煎服。

（10）干苘麻根 30g，水煎服，每日 2 剂。

（11）鲜鳢肠 63g，水煎或捣汁加食盐少许内服。

（12）鲜马蓝叶 18g，水煎服，每日 2 剂。

（13）鲜土牛膝根 63g，水煎服。

（14）鲜马鞭草 18g，捣汁，调蜂蜜服，每日 1 剂。

（15）鲜两面针根 18g，水煎，徐徐饮服。

（16）鲜爵床 30g，水煎服。

（17）地菍 30g，水煎服。

（18）干龙葵草、卤地菊各 18g，土牛膝 15g，水煎服，每日 1 剂，连服 2 日。

（19）大尾摇 30g，水煎服。

（20）鲜龙葵、鲜土牛膝各 30g，水煎服，每日 2 剂。

115. 诸骨鲠

（1）鲜盐肤木叶适量，捣烂，加醋少许，徐徐咽下。

（2）威灵仙、草果各 9g，水煎服，服用时加醋少许，徐徐咽下。

（3）橄榄核煅炭存性，研末，冲开水徐徐咽下。

六、皮肤科疾病

116. 疮

（1）狭叶萝藦藤茎63g，水煎服，每日1剂，连服3~5日。（孕妇忌服）

（2）鲜酸浆草叶适量，洗净，捣烂，外敷患处，每日1次。

（3）一点红、冷饭适量，共捣烂，敷患处。

（4）白背叶30g，水煎服；另取鲜叶适量，捣烂，外敷患处。

（5）元宝草30g，水煎服，每日1剂；亦可捣烂外敷。

（6）天芥菜、紫花地丁适量，晒干，研末，调山茶油敷患处；或取鲜草捣烂，外敷。

（7）玉龙鞭鲜叶适量，捣烂，敷患处。疖未破溃加食盐少许，若已破溃，加红糖适量。

（8）鲜夜香牛草、红糖适量，共捣烂，敷患处。

（9）木芙蓉叶适量，晒干，研末，调丝瓜叶汁，敷患处。

（10）鲜狗肝菜草、冷饭适量，共捣烂，外敷患处，每日1次。

（11）鲜鱼腥草18g，红糖适量，捣烂，敷患处。

（12）鲜臭牡丹叶适量，冷饭少许，共捣烂，外敷。

（13）羊角拗果壳2个，烧灰存性，研末，调山茶油，敷患处。

（14）盐肤木叶、糯米饭适量，米醋少许，共捣烂，外敷患处，每日1次。

（15）鲜马齿苋适量，红糖少许，共捣烂外敷。

117. 疖

（1）鲜卤地菊叶适量，捣烂，外敷患处。

（2）鲜星宿菜草适量，捣烂，外敷患处，每日1次。

（3）土茯苓块根63g，水煎服，每日1剂。

（4）鲜龙葵叶、红糖适量，共捣烂，外敷，每日换药1次。

（5）鲜千里光叶适量，捣烂，外敷患处。

（6）鲜乌桕叶适量，冷饭少许，共捣烂，外敷患处。

（7）黄花豨莶草叶1握，红糖适量，共捣烂，外敷患处。

（9）鲜射干根 9g，水适量煎服，每日 1 剂，连服 2~3 日。

（10）枳壳煅黑研细末 1 份，凡士林 3 份，拌匀，涂患处。

（11）马齿苋 18g，天仙子 9g，共捣烂，外敷患处。

118. 疗

（1）梧桐种子去外壳，取核仁 1 个，磨白醋抹患处。

（2）鲜倒地铃叶适量，捣烂，加蜂蜜少许，外敷患处。

（3）水仙 9g，研末，调陈醋，外抹患处。

（4）盐腌荔枝肉适量，外敷患处。

（5）苦参种仁数粒，压碎浸醋少许，滴入耳内，每次 2~3 滴，每日 3 次。（用于耳疗）

（6）橄榄种子数粒，煅灰研末，调山茶油涂患处。

（7）酢浆草适量，红糖少许，共捣烂，外敷患处，干即更换。

（8）鲜骨碎补适量，葱白鳞茎头少许，捣烂，调鸡蛋清敷患处，每日 1 次，连敷 2~3 日。

（9）鲜菊花叶适量，捣烂，外敷患处，每日 1 次。

（10）煅丝瓜叶 6g，三仙丹 3g，甘草粉 2g，冰片 0.3g，共研末，调山茶油抹患处。

（11）丁香 3g，葱头 9g，食盐少许，共捣烂，外敷患处，每日 1 次。

（12）鲜一枝黄花叶适量，捣红糖少许，外敷患处。

（13）鲜鱼腥草叶适量，捣烂，外敷患处。

（14）鲜芦荟叶适量，切开，紧贴患处用布包扎，每日更换 2 次。

（15）鲜赤地利叶适量，捣冷饭，外敷患处，每日 1 次。

（16）鲜七里明叶适量，捣烂，外敷患处，每日 1 次。

（17）鲜犁头尖草 5 株，冷饭适量，共捣烂，外敷患处，每日 1 次。

（18）鳢肠、半边莲、鸡舌癀、雄黄各 9g，共捣烂，外敷患处，每日 1 次。

（19）狗肝菜、鳢肠、七里明、乌蔹莓适量，共捣烂，外敷，干即更换。

（20）鲜星宿菜叶适量，捣烂，外敷患处，每日 1 次。

（21）鲜鳢肠适量，红糖少许，共捣烂，外敷患处，干即更换。

（22）鲜少花龙葵草适量，红糖少许，共捣烂，外敷患处，干即更换。

（23）鲜酸浆叶适量，捣烂，外敷患处，干即更换。

119. 痈

（1）鲜薜荔叶适量，洗净，加糯米饭，共捣烂，外敷患处，每日1次。

（2）鲜狗牙花叶、红糖适量，共捣烂，外敷患处，每日1次。

（3）墙草适量，捣烂，包被绿壳鸭蛋，水酒各半炖3h，取服鸭蛋，草渣外敷患处。

（4）鲜千金藤叶适量，经米醋煮后取出，捣烂，外敷患处。

（5）鲜南岭荛花叶适量，捣烂，外敷患处。

（6）鲜筋骨草适量，捣烂，外敷患处。

（7）鲜马齿苋适量，捣烂，外敷患处。

（8）鲜马鞭草叶适量，捣烂，外敷患处。

（9）榕树心叶、蜂蜜适量，共捣烂，外敷患处，每日1次。（用于腋下痈）

（10）鲜黄花稔叶适量，蜗牛数只，共捣烂，外敷患处，药干即换。（用于骑马痈）

120. 疽

鲜黄花豨莶草叶适量，红糖少许，共捣烂，外敷患处；另鲜黄花豨莶草根、野甘草根各30g，水煎服，每日1剂，连服5~7日。

121. 丹毒

（1）大青叶18g，水煎服，每日2~3次。

（2）鲜连钱草适量，捣烂，外敷患处，每日2次，连服3~4日。

122. 脓肿

（1）松柏茎皮、酒糟适量，共捣烂，外敷患处，每日 1 次。

（2）鲜夜香牛根 30g，水煎服；或加绿壳鸭蛋炖服。

（3）鲜咸虾花根 30g，水煎服。

（4）狗牙花 63g，绿壳鸭蛋 1 个，水酒各半炖服，每日 1 剂，连服 3~5 日。

（5）干榔榆根 18g，水浓煎服。

（6）鲜水辣蓼叶 1 握，蚱蜢 3~5 只，蒜头 1 瓣，共捣烂，外敷囟门，每日 1 次。

（7）构树根 18~30g，水酒各半煎服；另取鲜叶适量，加酒糟，共捣烂，外敷患处。

（8）鲜含羞草 30g，水煎服，每日 1 剂；另取鲜叶、糯米饭、醋适量，共捣烂，外敷患处。

（9）鲜狗牙花茎 30~63g，水煎服，每日 1~2 剂。

（10）鲜肖梵天花根 63g，绿壳鸭蛋 1 个，水酒各半炖服。

（11）毛冬青叶 2 份，野牡丹叶 1 份，水适量煮成软膏状，取适量敷患处，以纱布固定。

（12）香茶菜、野牡丹根各 18g，绿壳鸭蛋 1 个，水炖服，每日 1 剂，连服 2~3 日。（用于肿疡及瘀血肿痛）

（13）长叶紫珠叶、九节根各 30g，水煎服，每日 1~2 剂。（孕妇忌服，用于肿疡及瘀血肿痛）

（14）鲜一枝黄花 63g，水煎服，每日 1~2 剂。（用于肿疡及瘀血肿痛）

（15）鲜蒲公英适量，捣烂，外敷患处，每日 1 次。（用于肿疡）

（16）盐肤木根 63g，水浓煎，内服或外洗，每日 1 剂；或取其鲜皮捣烂，外敷患处。（用于肿疡及瘀血肿痛）

（17）鲜黄花稀莶草 63g，水煎服，每日 1~2 剂；另取鲜叶适量加食盐少许，共捣烂，敷患处。（用于肿疡及瘀血肿痛）

（18）凤仙花适量，洗净，加水适量，文火煎熬，去渣浓缩成膏，外敷患处。（用于肿疡及瘀血肿痛）

（19）鲜马齿苋 125g，水煎服，每日 1 剂；另取适量捣烂，外敷患处。（用于肿疡及瘀血肿痛）

（20）鲜地菍根 30g，绿壳鸭蛋 2 个，水炖服，每日 1 剂。（用于肿疡及瘀血肿痛）

123. 疮疡肿痛

（1）鲜水龙适量，捣汁，调醋，抹患处。

（2）鲜枫树叶、糯米饭适量，共捣烂，外敷患处。

（3）鲜筋骨草适量，捣烂，外敷患处。

（4）鲜地胆草适量，捣烂，外敷患处，干即更换。

（5）九节根、白背叶根、盐肤木根各 30g，水煎服，每日 1 剂。（孕妇忌服）

（6）鲜地耳草 30g，水煎服，每日 1 剂。

（7）鲜马鞭草、冷饭适量，共捣烂，外敷患处。

（8）鲜鸭跖草适量，捣烂，外敷患处。

（9）鲜南五味子叶适量，捣烂，外敷患处。

（10）赤地利 30g，蜂蜜适量，共捣烂，外敷患处。

（11）鲜射干根茎 9~18g，水煎服，每日 1~2 剂。

（12）鲜美人蕉根茎 30g，绿壳鸭蛋 1 个，水炖服，每日 1 剂，连服 3 日。（孕妇忌服）

（13）水仙花鳞茎适量，红糖或冷饭共捣烂，外敷患处。

124. 慢性溃疡

（1）番石榴叶芽适量，捣烂，挤去汁，再加洗米水适量，共捣烂，外敷患处。

（2）鲜凤尾草适量，捣汁，加入山茶油少许，经文火煮沸，待冷却后抹患处，每日 3 次。

（3）仙鹤草适量，洗净，晒干，研末，加等量凡士林调匀，外敷患处。

（4）鲜地锦草适量，红糖、冷饭各少许，共捣烂，外敷患处。

（5）鲜马齿苋适量，捣烂外敷，每日换药 2 次。

125. 瘟

芋头适量，磨醋涂患处，每日数次，至病愈止。

126. 带状疱疹

（1）野甘草茎叶，煅炭存性，研末，调山茶油抹患处，每日 3 次。

（2）鲜天胡荽适量，捣烂绞汁，雄黄 6g，调蜂蜜抹患处，每日 4 次。

（3）鲜鳢肠 30g，捣烂绞汁，雄黄、公丁香各 5g，调匀后抹患处，每日 3 次。

（4）鲜耳草适量，捣烂绞汁，调雄黄、公丁香各少许，外涂患处，每日 3 次。

（5）鲜酢浆草适量，捣汁，调雄黄 3g 或醋适量，抹患处，每日 4~6 次。

（6）鲜杠板归叶适量，捣烂绞汁，调雄黄涂患处，每日 4~6 次。

（7）鲜鬼针草适量，捣烂绞汁，取沉淀物涂患处，每日 3 次。

127. 疣

（1）先以手摩擦患处，再取鲜酢浆草适量，外擦患处，每日 2~3 次。

（2）九节根 125g，水煎浓缩，将药液外涂患处，每日 3 次。

（3）鲜天胡荽适量，捣烂绞汁，加食盐少许，抹患处，每日 3 次。

（4）鲜马鞭草叶捣烂，外敷患处，每日 1 次，连续数次。

128. 风疹

（1）鲜龙葵 63g，加红糖适量，水煎服。

（2）路路通 30g，水煎服。

（3）鲜乌韭适量，食盐少许，共揉，搓擦患处，每日 3 次，连服 3 日。

（4）苍耳草适量，水浓煎，外洗。

（5）干苘麻根 30g，水煎服，每日 1 剂。

（6）当归、桑寄生各 18g，猪瘦肉适量，水炖服，每日 1 剂，连服至愈。

129. 毛囊炎

（1）鲜桃叶适量，捣红糖敷患处。

（2）野菊花、木芙蓉花等量，晒干，研末，调凡士林外敷患处。

130. 癣疮

（1）鲜土半夏块根 1 个，磨醋涂患处。

（2）蒸制黄精适量，浸于 95% 酒精 2 天，然后蒸馏大部分酒精，浓缩，加水 3 倍，沉淀，取其滤液，再蒸去其余酒精，浓缩至糊状；将药液抹患处，每日 3 次。

（3）杨梅树皮适量，水煎，洗患处，每日洗 3 次，连续 3~5 日。

131. 足癣

（1）胡蔓藤适量，水煎出味，待适温浸洗患处，每日 1 次。

（2）丁香蓼茎叶适量，煅炭存性研末，调茶水抹患处。

（3）鲜鳢肠适量，搓烂，涂患处，每日 1 次。

（4）一枝黄花 63g，水煎，待适温浸患处，每日 1 次。

（5）鲜天胡荽适量，洗净，搓烂，擦患处，每日 1 次。

132. 牛皮癣

（1）羊蹄鲜根 1 把，加冰糖适量，捣烂取汁，外涂患处，每日 3 次。

（2）鲜烟草叶适量，捣烂，加硫黄 9g，煤油适量，搅拌后，外敷患处，每日 1 次。

（3）排钱草根 18g，水煎服，每日 1 剂；另取排钱草叶适量，晒干，研末，调茶油抹患处，每日 3 次。

133. 手指甲癣

鲜白花丹 63g，水煎出味，待适温，将患指放入药汤中浸泡 10min，每日 2 次，连续 3~5 日。

134. 漆疮

（1）鲜马齿苋适量，捣烂，石灰粉适量，调抹患处。

（2）毛果算盘子叶 250g，水煎汤，外洗患处。

（3）橄榄树叶 250g，水煎汤，外洗患处。

（4）鲜黑面神叶适量，水煎汤，外洗患处。

（5）韭菜适量，捣烂取汁外擦，每日数次；亦可煎水，外洗患处。

135. 过敏性皮炎

（1）一见喜适量，水煎出味，外洗患处。

（2）鲜毛算盘子根适量，水煎，外洗患处。

（3）三桠苦叶适量，水煎，外洗患处。

136. 湿疹

（1）六棱菊 156g，水煎出味，浸洗或热敷患处，每日 2 次。

（2）一扫光适量，焙干，研末，撒于患处，每日数次。

（3）苍耳草 125g，水浓煎，洗患处，每日 3 次。

（4）鲜天胡荽适量，食盐少许，共捣烂，外敷患处。

（5）干盐肤木根 63g，水浓煎，每日 1 剂；另取叶适量，水煎汤，外洗。

（6）干黄花稀莶草 30g，水煎服，每日 1 剂；另取全草适量，水煎汤，外洗。

（7）干土茯苓根 30~63g，猪大肠适量，水炖服。

（8）鲜石荠苎适量，水煎汤，外洗。

（9）松柏茎皮适量，水煎出味，外洗。

137. 冻疮

（1）辣椒根适量，水煎出味，外洗患处。

（2）木棉树皮 250g，水浓煎，待适温，洗净患处，每日 1 次，连续数次。

138. 鸡眼

（1）漆树叶 30g，捣烂，敷患处，每日 1 次。（有过敏史者勿用）

（2）鲜木本胡枝子叶适量，食盐少许，共捣烂，加热后敷患处，2 日换药 1 次，连敷数次。

（3）土半夏根、蒲公英根、墙草根等量，共捣烂敷患处，用布包扎，3 日换药 1 次。

139. 天疱疮

（1）鲜酸浆草叶和果实适量，洗净，捣烂绞汁，涂患处，每日 4~6 次。

（2）鲜野甘草 30g，水煎服；另取干品适量，煅炭存性，研末，调茶籽油抹患处，每日 3 次。

140. 痤疮

鲜天胡荽叶适量，加食盐少许，共捣烂绞汁，稍加热至适宜温度，涂患处，每日 2 次。

141. 甲沟炎

（1）鲜凤仙花叶适量，捣烂，外敷患处，每日 1 次。

（2）烟丝、米酒适量，捣烂，外敷患处，每日1次。

（3）鲜七里明、鲜狗肝菜、鲜乌蔹莓、鲜鳢肠适量，捣烂外敷，干即换。

142. 手足多汗症

白萝卜1000g，水煮烂，待适温，手足放入汤中浸至汤凉，每日1次，连续2~3日。

143. 梅毒

土茯苓63g，水煎服，每日1剂，连续10日。

传染科疾病

144. 流行性感冒

（1）大青叶 48g，菊花叶 30g，水煎服，分 3 次服。

（2）酸浆草 30g，牡荆叶 18g，水煎服，每日 1 剂。

（3）芦根 30g，桑叶 18g，美人蕉、菊花各 9g，杏仁、薄荷、桔梗各 6g，水煎服，每日 1 剂。

145. 白喉

（1）鲜龙葵草、鲜酢浆草各 18g，共捣汁，调蜂蜜，分 3 次服；或用鲜龙葵草 63g，捣汁，调冬蜜，分 4 次服，连服 3 日。

（2）鲜卤地菊、天胡荽、酢浆草各 18g，共捣汁，调蜂蜜，分 4 次服，连服 2~3 日。

（3）鲜卤地菊 30g，捣汁服，调蜂蜜适量，每日 3 剂，连服 3 日。

（4）鲜卤地菊 18g，甘草 2g，通草 3g，水煎服，每日 2 剂，连服 3~5 日。

（5）鲜马兰叶适量，食盐少许，共捣烂，用纱布包成颗粒状，口含或取汁滴服。

146. 百日咳

（1）阳桃树嫩叶或叶芽 30~63g，水煎服，分 4 次服，每日 1 剂，连服 3 日。

（2）鲜刺毛母草 2g，三桠苦根 18g，水煎服，每日 1 剂。

（3）天胡荽 9g，冰糖适量，水炖服，每日 1 剂。

（4）马鞭草 9~18g，冰糖适量，水炖服。

（5）车前草 9~18g，冰糖适量，水炖服，每日 1 剂。

（6）石胡荽 9g，冰糖适量，水炖服，每日 2 剂。

（7）一枝黄花根、冰糖各 18g，大葱 2 段，水煎服，分 3 次服。

（8）排钱草、球兰各 18g，冰糖适量，水炖服，分 3 次服，每日 1 剂。

（9）倒地铃 9~18g，水煎服或加冰糖适量炖服，每日 1 剂。

（10）地胆草根 7 个，冰糖适量，水炖服，每日 1 剂，连服 3 日。

147. 肺结核

（1）猫尾射全草或根 63g，猪瘦肉适量，水炖服，每日 1 剂，连服 15 日。

（2）鲜红丝线叶 18g，百部 9g，冰糖适量，水炖服。

（3）大尾摇草 30g，冰糖适量，水炖服，每日 1 剂。

（4）鳢肠 18g，冰糖 18g，水炖服。

（5）鲜排钱草根 30g，水煎服，每日 1 剂。

（6）鲜老鼠耳根 30g，猪瘦肉适量，水炖服。

（7）鲜卤地菊 30g，猪肺适量，水炖服。

（8）薜荔 30~63g，猪排骨适量，水炖服；或加冰糖，水炖服，2 日 1 剂，连服 90 日。

（9）薜荔藤茎 30~63g，猪瘦肉适量，水炖服，每日 1 剂，连服 14 日。

148. 流行性腮腺炎

（1）鲜白背叶根 20g，绿壳鸭蛋 1 个，水炖服。

（2）青黛粉 9g，调醋，外涂患处。

（3）蚤休根茎适量，醋磨，外涂患处。

（4）大青叶根 30g，水煎服，每日 1~2 剂。

（5）鲜萱草根 63g，水煎服，每日 1~2 剂。

149. 急性肝炎

（1）溪黄草 30g，水煎服，每日 1 剂，连服 14 日。

（2）板蓝根 18g，水煎服，每日 2 剂。

（3）鲜山芝麻根 18g，猪小肚或小肠适量，水炖服，每日 1 剂，连服 14 日。

（4）地胆草 48g，鱼腥草 18g，水煎服，每日 1 剂。

（5）萱草根、六月雪、羊耳茶各 30g，水煎服，每日 1 剂。

（6）鲜星宿菜根 63g，水煎，代茶饮。

（7）荆芥、地胆草各 18g，水煎，加砂糖服。

（8）栀子根 63g，水煎服，每日 1 剂，连服 3~5 日。

（9）风柜斗草 18g，白糖适量，水炖服，每日 1 剂，连服 7 日。

150. 黄疸性肝炎

（1）鲜紫云英 30g，水煎服，每日 1 剂，连服至病愈。

（2）萱草根 63~125g，水煎服；或加猪瘦肉适量，水炖服，每日 1 剂，连服 5~7 日。

（3）天胡荽 18g，水煎服；或加石胡荽 6g，水煎服。

（4）大青叶 18~30g，水煎服，每日 1~2 剂。

（5）鲜凤尾草 30~63g，水煎服。

（6）鲜石荠苧根 18g，地胆草 30g，水煎服，每日 1 剂。

（7）栀子根 63g，水煎服，每日 1 剂。

（8）马蹄金 18g，水煎服，每日 1 剂，连服 7 日。

（9）地耳草、蒲公英各 18g，红糖适量，水煎服，每日 1 剂。

（10）天胡荽 18g，水煎服。

151. 慢性肝炎

（1）鲜算盘子根 30g，猪小肚适量，水炖服，每日 1 剂。

（2）仙茅 18g，猪瘦肉适量，水炖服。

（3）羊耳茶、兖州卷柏各 9g，地菍根 15g，水煎服。

（4）野菰 18g，猪瘦肉适量，水炖服。

（5）兖州卷柏 63g，糯米 100g，炖饭吃，2 日 1 剂，连服 6~10 日。

152. 痢疾

（1）公母草 30g，水煎服，每日 1~2 剂；或加飞扬草 18g，马齿苋 18g，水煎后调冬蜜服。

（2）鲜苦瓜适量，捣烂绞汁 1 小杯，调蜂蜜服，每日 1 剂。

（3）鲜铁苋菜 18~30g，水煎服，每日 1 剂。

（4）干黄花稔 19g，加食盐少许，水煎服，每日 1 剂。

（5）干枫树叶 30~63g，水煎服，每日 2 剂。

（6）飞扬草 30g，红糖少许，水煎服。

（7）鲜地锦 63g，水煎，调蜂蜜服。

（8）鲜老鼠耳根 30g，水煎服，每日 1 剂，连服 3~4 日。

（9）鲜地锦草 30~63g，捣汁服，每日 1 剂，连服 2~3 日。

（10）铁线蕨 30g，水煎，调蜂蜜服。

（11）干夜香牛根 19g，水煎，调蜂蜜服。

（12）叶下珠 30g，卤地菊 18g，水煎，调蜂蜜服。

（13）鲜地耳草 30g，水煎服，每日 1~2 剂。

（14）鲜鬼针草 63g，水煎服，每日 1 剂。

（15）鲜卤地菊 63g，水煎服，每日 1~2 剂。

（16）萱草根 63g，水煎服，每日 1 剂。

（17）干酢浆草 15g，水煎服。

（18）鲜一枝黄花 30g，水煎服，每日 1~2 剂。

（19）鲜鱼腥草 63g，水煎服，每日 1 剂。

（20）鲜星宿菜 63g，水煎服，每日 1~2 剂。

（21）干苘麻 30g，水煎服。

（22）干马鞭草 18~30g，水煎服。

（23）鲜马齿苋 125g，水煎或捣烂绞汁服，每日 1 剂。

（24）鲜凤尾草 63g，水煎服，每日 1~2 剂。

（25）鲜杠板归 30g，水煎服。

（26）干萝卜叶 125g，水煎服。

（27）鲜刺苋根 63g，水煎冲蜜服，每日 1 剂。

（28）栀子根 30~63g，水煎服。

（29）鲜丝瓜 1 条，洗净，不去皮，切段，煮烂，绞汁，调冬蜜服。

（30）鲜柿树根 63g，水煎服，每日 1 剂。

（31）无根藤 30g，水煎服，每日 1 剂。

八、其他疾病

153. 有机磷中毒

（1）滑石粉、甘草粉各 9g，开水调服。

（2）绿豆 63g，水煎服。

154. 河豚中毒

（1）胡颓子根 100g，水煎服。

（2）龙葵 500g，捣汁，一次服完。

（3）鲜空心菜汁 1 碗，灌服。

155. 中暑

（1）地胆草、鱼腥草各 30g，共捣烂，取汁内服。

（2）牡荆根 63g，水煎服。

（3）连钱草、积雪草各 18g，水煎服。

（4）牡荆叶、积雪草各 18g，水煎服。

（5）鲜酸浆草适量，捣烂绞汁半小杯，加食盐少许，服用。

（6）鲜千金藤 18~30g，水煎服。

（7）马缨丹花 7 朵，搓烂，开水送服。

（8）山芝麻根皮 3g，嚼烂，开水送服。

156. 破伤风

（1）星宿菜适量，捣烂，取汁 1 汤匙，加蜂蜜少许，加温服用。

（2）爱地草适量，捣烂，取汁 1 汤匙，加蜂蜜少许，服用。

（3）槐角之柄、荆芥、防风、穿山甲各 6g，蝉蜕 9g，黄酒一碗二分煎至七分，分 2 次温服。

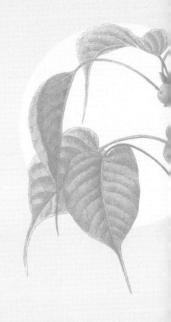

乡土
药膳篇

八角食疗药膳方

八角
食材档案

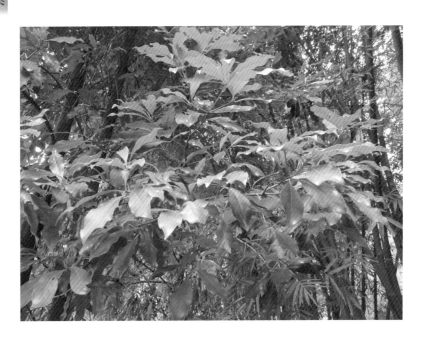

科　　名｜木兰科。

学　　名｜八角 *Illicium verum* Hook. f.。

别　　名｜大料、大茴香。

食用部位｜果实。

食用方法｜熬汤，常为药膳制作煮、炸、卤、酱烧等烹调加工中的佐料。

食用功能｜温，辛、甘。温阳散寒，理气止痛，和胃调中。用于胃寒呃逆，寒疝腹痛，心腹冷痛，小肠疝气痛，肾虚腰痛，脚气病，产后乳汁分泌不足，痛经，睾丸肿痛偏坠，鞘膜积液等。

小　贴　士｜阴虚火旺的眼疾患者和干燥综合征、更年期综合征、活动性肺结核、支气管哮喘、痛风、糖尿病、热盛者慎食。

1. 八角杏仁萝卜猪肺汤

【食材】猪肺 250g，白萝卜 20g，苦杏仁 9g，花椒、香叶、八角、肉豆蔻各 3g，大葱、姜、香菜各 5g，盐 2g，白胡椒 1g。

【做法】猪肺、白萝卜洗净，切成块，大葱、香菜切成小段，把花椒、香叶、八角、肉豆蔻装进缝好的纱布袋里，系好。将猪肺块放入温水里并加入料酒，焯水，待水开后把猪肺捞出，洗净，把猪肺、白萝卜、大葱段、姜块以及八角包一起放入盛有温水的砂锅里，加入盐，用大火煮。放入苦杏仁，改用小火炖，20min 后加入适量白胡椒，撒上香菜段即可。

【功用】滋阴补肺，止咳化痰。用于慢性支气管炎，哮喘，胸腹胀满，气机不调，消化不良。

2. 八角炖排骨

【食材】肋排 250g，白萝卜 150g，土豆 30g，南瓜 30g，茄子 1 条，油豆 10g，玉米 100g，八角 3g，花椒 3g，老姜 3 片，大葱 5g，桂皮 3g，大酱、盐适量。

【做法】将肋排剁成 5cm 长的小段，洗净，然后将肋排小段焯水 5min，捞出沥干水分待用；将土豆和白萝卜削去外皮，滚刀切块备用；茄子洗净，带皮切成 3cm 大小的菱形块；将玉米切成圆段，南瓜块去籽，油豆洗净掰成两半。在锅中入食用油，等油加热至五成热时，将八角、花椒、老姜片、大葱段和桂皮放入爆香，再加入大酱和盐翻炒一会儿；将肋排小段、胡萝卜块、土豆块、南瓜块、茄子块、油豆和老玉米放入锅中拌炒均匀，再加入爆炒过的香料，用适当水炖煮约 40min 即成。

【功用】滋阴润燥，保健美容，理气化痰，消食健胃。男女老少皆宜；用于小儿伤风感冒，咳嗽吐痰，或消化不良、厌食纳呆等脾胃虚弱。

二、

土茯苓食疗药膳方

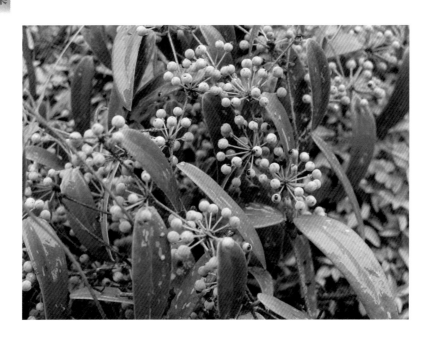

科　　名｜百合科。

学　　名｜土茯苓 *Smilax glabra* Roxb.。

别　　名｜禹余粮、山尾薯、白余粮、饭团根、红土苓。

食用部位｜根茎。

食用方法｜炖汤、煮粥、泡茶等。

食用功能｜平，甘、淡。解毒，除湿，通利关节。用于梅毒及汞中毒所致的肢体
　　　　　拘挛、筋骨疼痛，湿热淋浊，带下病，痈肿，瘰疬。

小 贴 士｜肝肾阴亏者慎服。脾胃虚寒、虚寒滑精或气虚下陷者忌服。服时忌饮茶，
　　　　　忌米醋。

3. 龟苓瘦肉汤

【食材】鲜土茯苓 250g，乌龟 1 只，猪瘦肉 100g，盐适量。

【做法】鲜土茯苓刮皮，清水洗净，切片状；乌龟去壳及内脏后切成小块，猪瘦肉洗净；把全部食材一起放入砂锅内，加清水适量，武火煮沸后，文火煮 3h，加盐调味即可。

【功用】清热解毒，祛湿止带。用于湿毒带下。

4. 土茯苓治扁平疣茶

【食材】苦参 15g，菝葜 20g，土茯苓 30g，地肤子 12g。

【做法】将以上食材研成粗末，置热水瓶中，冲入沸水，盖闷 20min 即可。

【功用】清热解毒，利水祛湿。用于扁平疣。

5. 土茯苓槐花粥

【食材】土茯苓、生槐花各 30g，粳米 50g，红糖适量。

【做法】土茯苓、生槐花水煎成药汁；粳米淘洗干净，加清水适量，中火煮粥，粥将熟时调入药汁、红糖，稍煮即可。

【功用】解毒利湿，凉血去火。用于银屑病的辅助治疗。

6. 土茯苓猪脊骨黄芪汤

【食材】猪脊骨 500g，土茯苓 50g，黄芪 30g，食盐适量。

【做法】将上述食材洗净，放入锅内，加清水，武火煮沸后，再文火煮 1~2h，加盐调味。

【功用】健脾益气，利水消肿。用于慢性肾炎所致的蛋白尿、水肿。

7. 土茯苓薏苡仁粥

【食材】土茯苓 10~30g（纱布包煎），薏苡仁、粳米各 50g。

【做法】将土茯苓包、薏苡仁、粳米共煎煮至烂熟。

【功用】利尿消肿，清热祛湿，保肝降脂。用于减轻痛风所致的关节疼痛、红肿。

三、

五指毛桃食疗药膳方

五指毛桃
食材档案

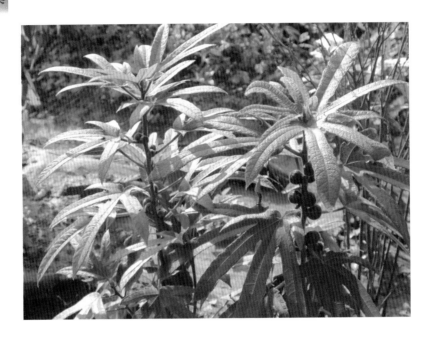

科　　名｜桑科。

学　　名｜粗叶榕 *Ficus hirta* Vahl.。

别　　名｜掌叶榕、佛常榕、五指牛奶、山狗善。

食用部位｜根。

食用方法｜炖汤、煮水、泡酒。

食用功能｜微温，甘。健脾补肺，行气利湿。用于肺痨咳嗽，盗汗，肢倦无力，
　　　　　食少腹胀，水肿，风湿痹痛，肝炎，白带异常，产后缺乳。

小 贴 士｜食用药膳时忌生冷食物；阴虚火旺者、胃病患者和孕妇不宜。

8. 五指毛桃炖鸡汤

【食材】老母鸡 1000g，五指毛桃 50g，枸杞 5g，大枣 6 枚，姜 4~5 片、八角、小葱、盐适量。

【做法】全部食材以清水冲洗干净；鸡宰杀，洗净，剁成大块，水烧开，放入鸡肉，焯去血沫；砂锅放水，鸡肉捞出放入带有温水的砂锅，将其他食材加入，大火烧开，撇去血沫，盖上盖子，转小火慢炖 2h；出锅前 10min 放入适量盐即可。

【功用】舒筋活络，止咳化痰，益气生津。用于体质虚弱，食欲不振，贫血，产后缺乳，盗汗，关节屈伸不灵活。

9. 五指毛桃薏苡仁猪骨汤

【食材】五指毛桃 50g，猪脊骨 400g，薏苡仁 10g，蜜枣 1 枚，盐适量。

【做法】水烧开，猪脊骨飞水洗去血沫捞出；薏苡仁用清水泡软，五指毛桃、蜜枣洗净后置冷水中泡 10min，沥干水分待用，生姜切片；五指毛桃、蜜枣、薏苡仁、姜片、猪脊骨放入炖锅，清水适量，大火烧开，再用小火慢炖 1.5h，加盐调味即可。

【功用】清热祛湿，清肝润肺。用于支气管炎，气虚，食欲不振，贫血，胃痛，慢性胃炎，产后少乳。

10. 五指毛桃海底椰炖水鸭

【食材】水鸭 250g，五指毛桃 50g，海底椰 10g，芡实 10g，山药 10g，生姜 3~4 片。

【做法】将水鸭切块，焯水，洗净备用，水中可加料酒和姜片去腥；五指毛桃洗净，剪成小段，放入小炖盅；海底椰洗净；芡实、山药提前浸泡 2h；将水鸭、五指毛桃、芡实、海底椰、山药、姜片一起放入小炖盅，加水，放入隔水炖锅，煲 3h 即可。

【功用】行气祛湿，利脾胃。用于体内有热、上火者食用，或低热、体质虚弱、食欲不振、大便干燥和水肿者。

11. 五指毛桃茯苓汤

【食材】猪骨头或鸡肉 500g，五指毛桃 50g，薏米仁 30g，蜜枣 6 枚，茯苓 20g。

【做法】将食材洗净，倒入锅中；放入猪骨头或鸡肉等；炖煮 1~2h 后即可。

【功用】行气利湿、舒筋活络、健脾利水、益肺补血。用于胸闷、肢体疼痛、乏力等经络阻塞证，或食欲不振、腹胀、嗳气等脾胃虚弱，以及肢体沉重、水肿等脾虚湿气重。

12. 五指毛桃四神汤

【食材】五指毛桃 50g，四神汤料 1 包，土鸡半只（或瘦肉、猪骨 400g），生姜 1 片，盐适量。

【做法】洗净的鸡或瘦肉冷水入锅，煮出浮沫，捞出备用；所有食材洗净，放入汤煲内，大火煮沸后转小火，煲 1.5h，加调味品即可。

【功用】健脾开胃、益气生津、祛湿化滞。用于食欲下降、倦怠乏力、餐后胃脘不舒等脾虚湿气较重。

四、

车前草食疗药膳方

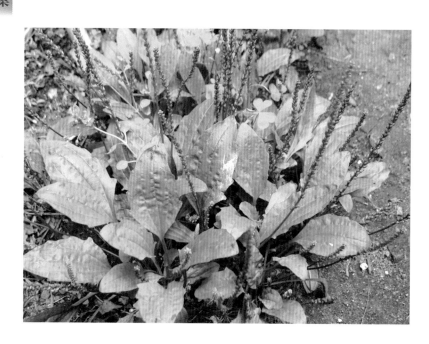

科　　名｜车前科。

学　　名｜车前 *Plantago asiatica* L.、平车前 *Plantago depressa* Willd.。

别　　名｜五根草、虾蟆草、打官司草、猪耳朵草、山厚末。

食用部位｜全草。

食用方法｜鲜品或干品泡茶、煲汤。

食用功能｜寒，甘、微苦。清热利尿通淋，祛痰，凉血，解毒。用于热淋涩痛，水肿尿少，暑湿泄泻，痰热咳嗽，吐血衄血，痈肿疮毒。

小贴士｜车前草不宜长期服用，多吃会伤肾、伤胃、伤肝；虚滑精气不固者禁用；孕妇不宜使用；凡内伤劳倦、阳气下陷、肾虚精滑及内无湿热者慎服车前子。

13. 车前草竹叶茶

【食材】鲜车前草 150g，鲜竹叶心 10g，生甘草 6g，白糖 20g。

【做法】先将鲜车前草洗净，连根用刀切碎，与切成片的生甘草、鲜竹叶心同入砂锅，加足量清水，用中火煎煮 30min，以洁净纱布过滤，取汁；将滤汁回入砂锅，加白糖，用小火煮沸即成。

【功用】清热利湿。用于湿热下注型急性前列腺炎。

14. 车前草冰糖饮

【食材】车前草 15~24g，鲜胡枝子全草 30~60g，冰糖 30g。

【做法】将车前草、胡枝子酌加水煎制，后入冰糖。

【功用】宣肺清热，利水通淋。用于前列腺炎、小便淋沥。

15. 车前草马齿苋饮

【食材】车前草 15g，马齿苋 60g。

【做法】将车前草、马齿苋洗净，一并加水煎汤。

【功用】利水通淋，利尿解毒。用于急性盆腔炎的辅助治疗。

16. 车前草金钱草炖鱼

【食材】金钱草、车前草各 60g，砂仁 10g，鲤鱼 1 条，盐、姜、胡椒粉适量。

【做法】将鲤鱼去鳞、鳃及内脏，同金钱草、车前草、姜一起入锅，加水同煮，鱼熟后加盐、胡椒粉等调味即可。

【功用】降脂减肥，清热利水。用于脂肪肝。

17. 车前草玉米须粥

【食材】鲜车前草叶、玉米须各 30g，葱白 1 茎，粳米 50~100g。

【做法】将车前草叶洗净，切碎，同葱白、玉米须煮汁后去渣，然后放入粳米煮成粥。

【功用】清热利尿。用于出现小便不利、水肿、血尿等症状的急性肾炎患者。

公石松食疗药膳方

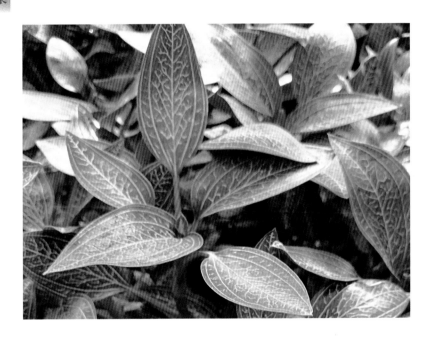

科　　名｜兰科。

学　　名｜血叶兰 *Ludisia discolor* (Ker-Gawl.) A. Rich.。

别　　名｜异色血叶兰、石蚕、石面莲、滇金草。

食用部位｜全草。

食用方法｜凉拌、炒肉食、煲汤等。

食用功能｜寒，甘。清热凉血，生津降火，利水通络，止咳。用于阴虚劳损，咳嗽，潮热骨蒸盗汗，脾胃虚弱，肝脾肿大，血热毒盛引起口疮咽痛斑疹等。

小　贴　士｜脾胃虚寒及大便溏泄者慎服。

18. 公石松炖鲍鱼汤

【食材】鲜公石松 10~20g，鲍鱼 4~5 个，瘦肉或排骨 50g，盐、生姜适量。

【做法】将鲜公石松、鲍鱼洗净，瘦肉或排骨焯去血水，一起放入炖盅，放入几片
生姜，加清水，先武火煮沸，后文火炖 1h 左右，适量盐调味即可。

【功用】清热凉血，生津降火。用于熬夜多导致的无名肿毒，脾胃虚弱湿气较重，血
热毒盛引起的口疮、咽痛、斑疹。

19. 公石松炖鸡汤

【食材】鲜公石松 50g，猪排骨 100g，鸡肉 250g，盐适量。

【做法】鲜公石松用清水浸泡 10~15min，洗净，将猪排骨、鸡肉一起放入炖锅，先大
火煲汤，汤沸后改中火煲 60min，加入适量盐调味即可。

【功用】清热凉血，生津降火，软坚散结，止咳。用于高热不退，咽喉肿痛，疮毒。

20. 公石松茶

【食材】鲜公石松 50g，冰糖适量。

【做法】鲜公石松放在碗里隔水炖，等汤水显红色时，加冰糖调味。

【功用】清热凉血，生津降火，软坚散结，止咳。用于小儿惊风发热不退，咽喉肿痛，
疮毒。

21. 公石松炖水鸭

【食材】鲜公石松 10~20g，水鸭 1 只，猪瘦肉 250g，大枣 4 枚，枸杞 8 颗，盐少许。

【做法】鲜公石松、大枣、水鸭、猪瘦肉洗净，一同加清水炖熟，起锅前加枸杞再炖
5min，加少许盐调味即可。

【功用】清热利尿，滋阴润肺，通络止咳。用于惊风发热不退，咽喉肿痛，疮毒，脱肛。

六 玉竹食疗药膳方

玉竹食材档案

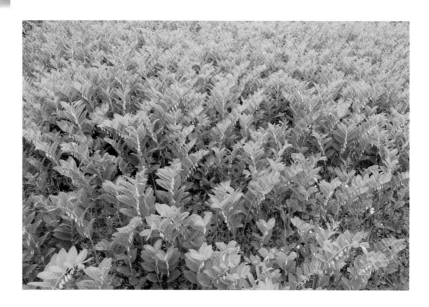

科　　名｜百合科。

学　　名｜玉竹 *Polygonatum odoratum* (Mill.) Druce。

别　　名｜女萎、葳蕤、萎蕤。

食用部位｜根茎和嫩茎叶。

食用方法｜根茎于春、秋季采收，鲜用或蒸、煮后晒干；嫩茎叶于春季或初夏采摘，入沸水锅中焯熟，捞出，沥干，凉拌、炒食或作羹汤。

食用功能｜微寒，甘。养阴润燥，生津止渴。用于肺胃阴伤，肺燥咳嗽，阴虚咳嗽，燥热咳嗽，咽干口渴，内热消渴等。

小 贴 士｜阴虚有热宜用生品，热不甚者宜用干品；脾虚便溏、痰湿内蕴者不宜食用玉竹。

22. 玉竹炒肉丝

【食材】猪肉丝 100g，鲜玉竹 30g，红辣椒丝、精盐、料酒、酱油适量。

【做法】将猪肉丝入旺油锅煸炒，至色泽变白，加入经焯水后切片的鲜玉竹、红辣椒丝、料酒、酱油，炒熟，酌加精盐调味即可。

【功用】养阴润燥。用于体质虚弱，免疫力降低，阴虚燥热，食欲不振。

23. 玉竹炖排骨

【食材】玉竹 15g，排骨 100g，生姜 2 片，精盐适量。

【做法】将玉竹、排骨洗净入锅中，加入清水、生姜片，大火煮沸后，改用文火炖至肉烂，酌加精盐调味即可。

【功用】养阴润燥。用于肺胃阴伤，肺燥咳嗽，阴虚咳嗽，咽干口渴，内热消渴等。

24. 玉竹虾

【食材】鲜玉竹 30g，虾 150g，生姜 2 片，料酒、精盐、葱花适量。

【做法】将鲜玉竹去皮，切片，与虾共置锅内，酌加生姜、料酒、精盐、清水煮熟，撒入葱花即可。

【功用】养阴润燥，益气养胃。用于肺胃阴伤，内热消渴等。

25. 玉竹沙参老鸭汤

【食材】老鸭 1 只，北沙参、玉竹各 60g，生姜 2 片，盐适量。

【做法】北沙参、玉竹洗净，老鸭洗净，斩块；把所有材料放入锅内，加清水适量，武火煮沸后，文火煲 2h，加适量盐调味即可。

【功用】滋阴润肺。用于干咳痰少，劳热，消渴，肠燥便秘。

26. 玉竹沙参鹧鸪汤

【食材】鹧鸪 1 只，猪瘦肉 50g，玉竹 8g，沙参、百合各 6g，生姜 2 片，绍酒 2 茶匙。

【做法】净鹧鸪，去头、爪和内脏，斩成 4 大块；猪瘦肉洗净，切成中块。玉竹、沙参、百合用温水浸透，沙参斜切成厚片。将所有材料置于炖盅，加入 1 碗半沸水，炖盅加盖，隔水炖之；先用大火炖 30min，再用中火炖 50min，后用小火炖 90min 即可；炖好后，除去药渣，调味即可。

【功用】补阴润燥，生津止渴。用于肺胃阴虚燥热。

27. 玉竹山药黄瓜汤

【食材】玉竹、山药各 15g，黄瓜 100g，盐适量。

【做法】将玉竹、山药片、黄瓜块放入锅内，加适量水，武火烧沸；再改用文火煮 30min，加入适量盐调味即可。

【功用】补脾益胃，清热润肺。用于糖尿病患者阴虚燥热之干咳，或痰少而黏，烦渴多饮，口干舌燥，大便干结等上消之消渴证。

28. 玉竹麦冬鸭

【食材】玉竹、麦冬各 50g，老母鸭一只（约 750g 左右），盐、黄酒适量。

【做法】玉竹、麦冬装入白纱布袋中，除去鸭内脏，洗净，滤干，湿药袋放入鸭腹内，倒入适量黄酒，用武火隔水蒸 2.5h，至鸭肉酥烂，离火；取出药袋，再将药汁搅入鸭汤中，加适量盐调味即可。

【功用】养阴润燥，生津止渴。用于糖尿病患者阴虚燥热之干咳，或阴虚口渴，烦渴多饮，口干舌燥等上消之消渴证。

七、

石仙桃食疗药膳方

石仙桃
食材档案

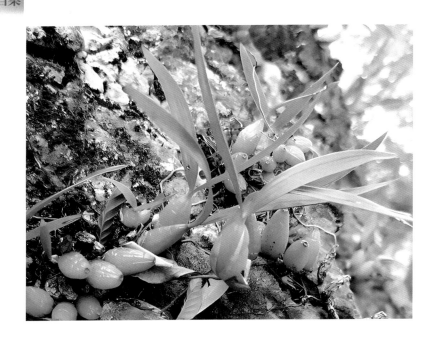

科　　名｜兰科。

学　　名｜石仙桃 *Pholidota chinensis* Lindl.。

别　　名｜石上莲、石橄榄、石山莲、果上叶。

食用部位｜全草。

食用方法｜煲汤。

食用功能｜平，甘、微苦。祛风除湿，滋阴润肺，化痰止咳，镇痛除烦。用于虚
　　　　　火喉痛，头眩晕，肺热咳嗽，小儿疳积，湿热水肿，头痛，梦遗。

小　贴　士｜石仙桃性凉，腹部冷痛和腹泻便溏者慎服。

29. 石仙桃炖猪肚

【食材】鲜石仙桃 60~90g（干品 30g），猪肚 1 个。

【做法】将猪肚洗净，放入石仙桃，加水适量，隔水炖熟即可。

【功用】养阴健胃，消肿止痛。用于胃阴虚夹热型的慢性胃炎、胃及十二指肠溃疡。

30. 石仙桃猪肺汤

【食材】石仙桃、党参各 15g，猪肺 1 副，瘦肉 100g，生姜 3 片，盐适量。

【做法】石仙桃洗净，摘除老叶和须根；将猪肺注水充满肺叶，再挤压两侧肺叶排出废水，反复数次直至废水变清、猪肺变白显半透明状，切大块；再往炒锅内放入猪肺，不放油大火翻炒，炒至猪肺收缩成小块；然后在汤锅中加入适量清水煮沸，放入石仙桃、党参、瘦肉、生姜，武火煮沸后转文火煲 40min，加盐调味即可。

【功用】清热养阴，益肺生津，健脾利湿，止咳化痰。用于燥热咳嗽，喉干声沙哑；干燥上火时节多数人可食用。

31. 石仙桃鲍贝瘦肉汤

【食材】鲜石仙桃 150g，鲜鲍鱼 10 只，干贝 30g，猪瘦肉 250g，白酒、精盐少许。

【做法】将猪瘦肉洗净，切厚块；干贝放进微波炉，用中火加热 20s，取出，趁热拆丝（此法可增香，也可省略这一步）；然后，连同洗净的石仙桃、鲍鱼一起置于炖盅内，加入清水 2000ml、白酒少许，隔水炖 1.5h，精盐调味即可。

【功用】调中开胃，补肾滋阴，养血润肺。用于一般人群（脾胃虚寒者慎服）服食以御秋燥；也可用于肺肾不足，燥热耗伤气阴所致诸证的辅助食疗。

32. 石仙桃龙骨汤

【食材】新鲜石仙桃 50g，新鲜猪龙骨 500g，生姜 2 片，大枣 3 枚，盐适量。

【做法】先将猪龙骨焯水除腥，随后将石仙桃洗净一起入锅，先武火烧开，随后转小火慢炖，1h后会闻到浅浅的香气，这时将石仙桃捞起来，在锅中添加姜片、大枣、盐即可。

【功用】滋阴润肺，化痰利咽，美容护肤。用于感冒、咽炎等引起的肺虚咳嗽、久咳，咽喉肿痛，咽部有异物感等。

33. 石仙子汤

【食材】雪梨 4 个，百合 20g，石仙桃、黄冰糖各 40g。

【做法】将挑选好的雪梨削去外皮；削好皮的雪梨放入清水或淡盐水里浸泡防止变色；将雪梨沿着果蒂 1/3 处切开，横切面尽量与底部平行；把果核去除挖空，将适量的石仙桃、百合和冰糖加入挖空的雪梨中，盖上盖子，用牙签固定；将雪梨放到蒸锅里蒸 40min，即可。

【功用】养阴润肺，清热解毒，化痰止咳，清心安神。用于肺热咳嗽，咽喉肿痛，失眠多梦。

34. 石仙桃小肠汤

【食材】石橄榄 80g，蜜枣 2 个，猪骨 100g，猪小肠 200g，清水 600g，盐适量。

【做法】将石橄榄洗净，猪骨、猪小肠焯水；所有材料放入锅中，冷水下锅，隔水炖 2h；出锅加盐调味即可。

【功用】清热养阴，化痰止咳，润肺生津。用于感冒咳嗽、发热、胸痛、口干、咽干等肺热咳嗽。

白术食疗药膳方

**白术
食材档案**

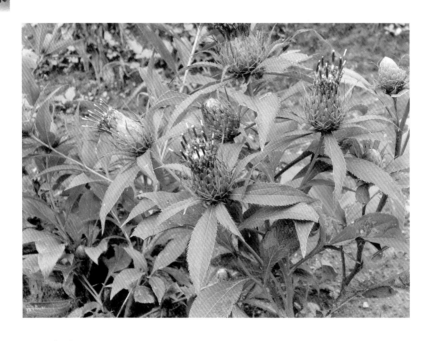

科　　名｜菊科。

学　　名｜白术 *Atractylodes macrocephala* Koidz.。

别　　名｜于术、冬术、浙术、种术、杨桴。

食用部位｜根茎。

食用方法｜煲汤、泡茶或煎汤，熬膏或入丸、散。

食用功能｜温，苦、甘。健脾益气，燥湿利水，止汗，安胎。用于脾虚食少，腹胀泄泻，痰饮眩悸，水肿，自汗，胎动不安。

小 贴 士｜热病伤津，阴虚燥渴，气滞胀满者忌服；白术勿与桃、李、芫荽、蒜、鱼等物同时食用。

35. 白术猪肚汤

【食材】鲜猪肚半个，白术 30g，槟榔 6g，生姜 4 片，盐适量。

【做法】将猪肚切去肥油，洗净，放入开水中去除腥味，刮去白膜；同时用清水洗净白术、槟榔、生姜，然后将全部汤料一起放入汤锅内，加适量清水文火蒸煮 2h，加盐调味饮用。

【功用】健脾益气，消食和胃。用于素体脾胃虚弱，食欲不振，食后胃满，恶食生冷；一般人群均适宜。

36. 白术扣烧牛肉

【食材】瘦牛肉 250g，白术 15g，黄酒 10g，葱、姜、蒜适量，以及油、淀粉、盐、味精、蒜末等调味品。

【做法】将牛肉调味后煎至金黄色，切成长片，置于蒸碗内。将白术、葱、姜、蒜末煸出香味，覆盖牛肉上蒸烂熟，然后加水、黄酒、盐、味精烧开，用淀粉勾成薄芡，淋浇在牛肉上即可。

【功用】安中益气，健脾养胃，强健筋骨，化痰息风。用于中气下坠，气短体虚，筋骨酸软，贫血久病，面黄目眩。

37. 白术五味粥

【食材】白术 12g，粳米 200g，生姜 1g，茯苓 15g，陈皮、砂仁各 3g。

【做法】白术、陈皮、生姜、茯苓、砂仁加水煎成汁，去渣取汁与粳米一同煮粥。

【功用】健脾利水。用于自汗易汗，虚汗，小儿流涎，脾胃气虚，不思饮食，倦怠无力，慢性腹泻，消化吸收功能低下。

白茅根食疗药膳方

**白茅根
食材档案**

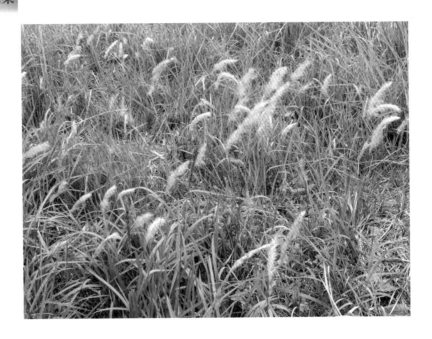

科　　名｜禾本科。

学　　名｜白茅 *Imperata cylindrica* (L.) Beauv.。

别　　名｜茅根、官仔根、茅草根。

食用部位｜根茎。

食用方法｜泡茶、煲汤。

食用功能｜平，甘、淡。凉血止血，清热利尿，生津止渴。用于血热吐血，衄血，
　　　　　尿血，热病烦渴，湿热黄疸，热淋涩痛等。

小　贴　士｜脾胃虚寒，虚寒性吐血、呕吐者等慎用；孕妇忌用。

38. 茅根粥

【食材】白茅根 30g，大米 100g，白糖适量。

【做法】白茅根浸泡 5~10min，水煎取汁，加大米煮成粥，加白糖调味即可。

【功用】凉血止血，清热利尿。用于血热妄行所致的衄血、咯血、吐血、尿血，以及热淋、小便不利、水肿、湿热黄疸等。

39. 白茅根瘦肉汤

【食材】猪瘦肉 250g，白茅根 60g，盐 3g。

【做法】将白茅根洗净，切段；猪瘦肉洗净，切块；将全部食材一齐放入锅内，清水适量，武火煮沸后，文火煮 1h，加盐调味即可。

【功用】利水消肿，利尿通淋，利湿退黄。用于急性黄疸性肝炎，症见面目俱黄、小便不利、色如浓茶、饮食减少等，亦可用于尿路感染属湿热下注者。

40. 胡萝卜竹蔗茅根瘦肉汤

【食材】胡萝卜 250g，甘蔗 150g，白茅根、猪瘦肉各 120g，盐 3g。

【做法】胡萝卜去皮、蒂，切厚块，用水洗净；甘蔗去皮，斩段，劈开；白茅根、猪瘦肉洗净。将以上全部食材，放入已经烧开的沸水中，用中火煲 3h，加少许盐调味，即可。

【功用】清热利尿，润燥解毒。适合一般人群食用。出水痘的小孩除了药物治疗之外，也可用此汤作食疗。

41. 白茅根甘蔗甜饮

【食材】白茅根 50g，甘蔗 250g。

【做法】将甘蔗洗净，切片；白茅根洗净；将甘蔗、白茅根一起放入锅中；锅中加水没过药材，浸泡 10min 后大火煮沸，改小火煮 20min，去渣取汁。

【功用】清热生津，消暑止渴。用于经常口渴的人，或暑热引起的虚火上升，鼻出血或尿少、色深黄者饮用。

42. 跌打内伤出血调养方

【食材】白茅根 60g，马兰根 30g，白糖 15g。

【做法】将白茅根、马兰根煎水，加白糖即可。

【功用】凉血止血。用于跌打损伤出血等。

43. 茅根车前饮

【食材】白茅根 50g，车前子 30g，白糖 25g。

【做法】白茅根、车前子洗净，加入清水共煎过滤取汁，加白糖调味即可。

【功用】清热利尿，止血。用于尿血。

44. 二白粥

【食材】白花蛇舌草 100g，白茅根 200g，大米 100g，白糖 30g。

【做法】白花蛇舌草、白茅根洗净，大米淘洗干净；白花蛇舌草、白茅根放入锅内，加清水适量，置武火上烧沸，文火煎煮 25min，过滤去渣，留汁液；汁液放入锅内，加入大米，适量清水，如常规煮成粥即成。

【功用】清热利湿，散结消肿。用于直肠癌。

45. 白玉猪小肚汤

【食材】白茅根、玉米须各 60g，红枣 10 个，猪小肚 500g，盐、生粉、生油适量。

【做法】猪小肚去净脂肪，切块状，用盐、生粉拌擦，再用清水冲洗干净，先放入开水锅煮 15min，取出在清水中冲洗；红枣去核后，与白茅根、玉米须一起洗净，用清水稍浸泡片刻，和猪小肚一起放进瓦煲内，加入清水 1000ml(4 碗水量)，武火煮沸后，改用文火煲 2h，调入适量食盐和少量生油便成。猪小肚可捞出拌酱油用。

【功用】清热祛湿，利水消肿。用于湿困天气，同时可用于水肿，症见头面四肢浮肿、小便短少、体重而困倦，或湿热黄疸、湿热内盛的高血压等。

十、
当归食疗药膳方

当归
食材档案

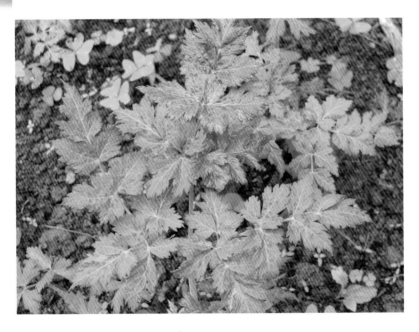

科　　名｜伞形科。

学　　名｜当归 *Angelica sinensis* (Oliv.) Diels 。

别　　名｜干归、秦归、云归。

食用部位｜根。

食用方法｜泡酒、煲汤或入汤剂。

食用功能｜温，甘，辛。补血活血，调经止痛，润肠通便。用于血虚、血瘀有寒的月经不调、月经量少、月经延期、闭经、痛经等，以及虚寒性腹痛、跌打损伤、风湿痹痛，血虚肠燥所引起的便秘等。

小　贴　士｜口服常规用量的当归煎剂、散剂偶有疲倦、嗜睡等反应，停药后可消失；当归辛香走窜，用药不当有出血倾向或加重出血、腹泻等症状，故月经过多、阴虚内热、大便溏泄者不宜服用，体质阳虚、大便滑泻者不适用；服用过多会虚火上炎；孕妇须慎用。

46. 当归肉桂酒

【食材】当归 30g，熟地黄 50g，红花 15g，肉桂 6g，甜酒 1000g。

【做法】用甜酒浸泡上述药材 2 周以上即可。

【功用】温经活血。用于血虚，瘀滞经闭，月经不调等。

47. 当归补血汤

【食材】当归 10g，黄芪 60g，白糖适量。

【做法】当归、黄芪水煎，加适量白糖调味即可；亦可将用量增加，煎成膏滋食。

【功用】益气补血。用于失血后气血耗伤，或气虚血亏，体倦乏力，头昏。

48. 归芪鸽肉汤

【食材】鸽子 1 只，黄芪 50g，当归、山药、大枣各 20g。

【做法】鸽子去毛及内脏，洗净，切块，置砂锅中加水和上述药材，同煮至鸽肉烂熟即可。

【功用】益气血，补虚损。用于病后或产后身体虚弱、心悸气短、倦怠乏力、失眠健忘、记忆力下降、食欲不佳以及贫血和更年期综合征等。

49. 当归生姜羊肉汤

【食材】当归 9g，生姜、黄芪各 15g，羊肉 500g，山药 10g，小茴香 2g，大枣 5 枚，陈皮 3g，食盐适量。

【做法】羊肉切片，上述各药洗净，用纱布包扎，加水一同放入炖盅，先旺火煮沸后，改用中火炖煮 1.5h 至肉烂熟，加盐调味即可。

【功用】补血活血，温中补虚，祛寒止痛。用于阳虚怕冷，气血不足或产后气血虚亏，发热自汗，肢体疼痛等。

花生食疗药膳方

花生
食材档案

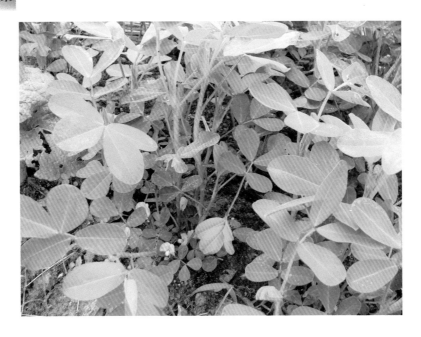

科　　　名｜豆科。

学　　　名｜落花生 *Arachis hypogaea* Linn.。

别　　　名｜长生果、泥豆。

食用部位｜种子。

食用方法｜可煮、干炒、油炸、煲粥或与排骨煲汤服用。

食用功能｜平，甘。健脾养胃，润肺化痰。用于脾虚反胃，乳妇奶少，脚气病，肺燥咳嗽，大便燥结。花生仁外面的红色种皮，中药称它为"花生衣"，具有良好的止血作用。

小　贴　士｜胆囊切除术患者不宜吃花生，会影响消化；痛风患者吃多花生会引起高尿酸血症，导致病情加重。

50. 花生粥

【食材】花生米 50g，桑叶、冰糖各 15g。

【做法】将花生米洗净，沥去水分，桑叶拣去杂质；花生米加水烧沸，入桑叶和冰糖，改小火同煮至熟烂，去桑叶。

【功用】止咳平喘，润肠通便。用于肺燥咳嗽，哮喘发作，百日咳，大便干结等证。

51. 大枣花生衣汤

【食材】大枣 50g，花生米 100g，红糖适量。

【做法】大枣洗净，用温水浸泡，去核；将花生米略煮一下，冷后剥衣；将大枣和花生衣放在锅内，加入煮过花生米的水，再加适量的清水，用旺火煮沸后，改为小火炖煮 0.5h 左右；捞出花生衣，加红糖溶化，收汁即可。

【功用】补中益气，补血止血。用于气血两虚，气短乏力及各种出血。

52. 花生粳米粥

【食材】花生 50g，粳米 100g，冰糖适量。

【做法】将花生与粳米洗净加水同煮，沸后改用文火，待粥即将熟时，放入冰糖即可。

【功用】健脾开胃，养血通乳。用于脾虚纳差，贫血体衰，产后乳汁不足等。

53. 黑芝麻花生豆浆

【食材】黄豆 50g，花生 15g，黑芝麻 10g，白糖适量。

【做法】将花生、黄豆用清水浸泡 10min，黑芝麻清水洗净。将洗净的黑芝麻、浸泡过的黄豆、花生倒入豆浆机中加入所需量的清水，煮好后调适量白糖即可。

【功用】乌发养发，养颜润肤，补血。一般人群均适合，尤适合女性常饮。

十二、

杨梅食疗药膳方

杨梅
食材档案

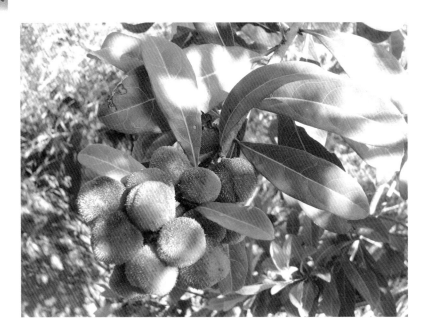

科　　名｜杨梅科。

学　　名｜杨梅 *Myrica rubra* (Lour.) Sieb. et Zucc.。

别　　名｜圣生梅、白蒂梅、树梅。

食用部位｜果实。

食用方法｜直接食用，盐腌，制成杨梅蜜饮、杨梅甜酒，也可做杨梅蒸糕。

食用功能｜温，甘、酸。生津解渴，和胃消食。用于烦渴，吐泻，痢疾，腹痛，解酒。

小 贴 士｜胃溃疡患者不宜多吃，杨梅的酸性会对胃黏膜造成刺激；糖尿病患者
　　　　　要慎吃，防止血糖升高；杨梅不宜与海鲜同吃，容易引起食物中毒。

54. 杨梅甜酒

【食材】新鲜杨梅 500g，白糖 50g。

【做法】杨梅洗净后加入白糖，共同捣烂放入瓷罐中，自然发酵 1 周后成酒，用纱布滤汁，再置锅中煮沸，停火冷却后，装瓶密封保存。越陈久者越好。

【功用】美容养颜，软化血管，调节肠胃。一般人群均适宜。

55. 杨梅浸酒

【食材】成熟杨梅若干，高粱酒适量。

【做法】选上好杨梅洗净后，浸入高粱酒中（酒量以浸没杨梅为度）密封 1 周备用。

【功用】祛寒消食，止痛。用于手脚冰凉，面色苍白，精神倦怠，神疲乏力。

56. 杨梅蒸糕

【食材】杨梅 20 颗，面粉 50g，鲜奶 250ml，白糖 250g，鸡蛋 4 个，猪油 200g。

【做法】杨梅用淡盐水洗净，榨取杨梅汁；将面粉、白糖、牛奶倒入容器中，打入鸡蛋，再加入熟猪油、杨梅汁及适量清水，搅拌均匀，制成稀稠适中的糊状物；在容器上蒸约 45min 至熟透后取出，放凉后切块，再放入烤箱，烤至金黄色时取出，装盘即成。

【功用】生津止渴，开胃消食，通利肠腑。用于津伤烦渴，食欲不振，消化不良，肠腑积滞，久病体虚等。

57. 盐腌杨梅

【食材】杨梅若干，食盐适量。

【做法】杨梅洗净后晾干，用食盐腌制备用，腌制越久越好。用时取数颗杨梅，用开水浸泡。

【功用】理气消积，除胀消食。用于食积不化，胃肠胀满等。

58. 杨梅豆腐

【食材】杨梅糖水 350ml，牛奶 100ml，明胶适量。

【做法】取 100ml 杨梅糖水加入 12g 明胶，隔水加热至明胶溶解；牛奶加热至 60℃，加入融化好的杨梅明胶水，搅匀；再将牛奶加热至 80℃，加入剩下的 250ml 杨梅糖水，搅匀；装入容器，放入冰箱冷藏至凝结即可；食用时浇淋适量杨梅糖水。

【功用】止渴养胃，止痢。一般人群均可食用；用于湿热，阴虚体质，痢疾腹痛，下痢不止。

59. 杨梅汤

【食材】鲜橄榄 10 粒，酸杨梅 15 颗。

【做法】鲜橄榄（连核）、酸杨梅、水 2 碗煎浓汤饮之，怕酸涩者酌加糖调味。

【功用】清热解毒，生津止渴。一般人群均可食用；用于脾胃胀满，消化不良，吐泻痢疾，腹痛等。

60. 杨梅西红柿汤

【食材】杨梅 100g，西红柿 3 个，梨 1 个，地瓜 1 个，蜂蜜适量。

【做法】将地瓜、梨去皮，切块，然后倒入锅中加入适量的清水一同煎煮约 5min；再把西红柿洗净，切块，加入锅中，继续煎煮 5min；最后，再把杨梅摘洗干净后加入锅中煎煮。出锅之前放入少许蜂蜜即可。

【功用】健脾开胃，美白养颜。一般人群均可食用，尤适合女性饮用。

十三、

佛手食疗药膳方

佛手
食材档案

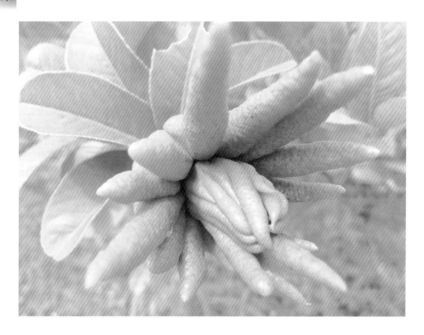

科　　名｜芸香科。

学　　名｜佛手 *Citrus medica* L. var. *sarcodactylis* (Noot.) Swingle 。

别　　名｜佛手柑、五指橘、蜜罗柑、五指香橼、五指柑。

食用部位｜果实。

食用方法｜煎汤、制糖膏或粥。

食用功能｜温，辛、苦、酸。疏肝解郁，理气和中，燥湿化痰。用于肝气郁结之
　　　　　胁痛、胸闷，脾胃气滞之脘腹胀痛、嗳气，久咳痰多。

小 贴 士｜阴虚有火、无气滞者慎服。

61. 佛手饮

【食材】佛手 10g，陈皮 3g，冰糖适量。

【做法】将佛手、陈皮放入砂锅，大火煮沸后文火煮 10min，去渣留汁，调入冰糖即可。

【功用】理气和胃，行气止痛。用于胸胁疼痛。

62. 佛手粥

【食材】佛手 30g，粳米 100g，适量冰糖。

【做法】佛手 30g，加水 300ml，煎 20min，去渣留汁；另将粳米洗净，加水 800ml，熬成粥，加入佛手汁和适量冰糖至糖溶粥成。

【功用】行气止痛，疏肝养胃。用于肝胃不和型慢性胃炎，症见胃脘胀痛连及两胁，情绪不畅时加剧，嗳气反酸，急躁易怒等。

63. 佛手姜汤

【食材】佛手 10g，生姜 6g，白糖适量。

【做法】先把准备好的生姜去皮，与佛手一齐放入清水中洗净，取生姜切成片。把砂锅洗净后，放入生姜片和佛手，加清水适量，置于火上煮 1h，去渣留汁，加入白糖搅匀。

【功用】疏气宽胸，和胃止呕。用于妊娠恶阻、肝胃不和所致的胸脘堵闷、疼痛作胀、呕吐频繁等。

64. 佛手玫瑰汤

【食材】干佛手片 10g，玫瑰花 15g，适量红糖。

【做法】取干佛手片、玫瑰花，加水 300ml，煎至 200ml 时，去渣，加入适量红糖。

【功用】疏肝理气，和胃止痛。用于脾胃虚寒，胃脘疼痛，口淡乏味，不思饮食等。

65. 佛手小肠汤

【食材】佛手 10g，猪小肠适量。

【做法】将佛手与猪小肠共炖。

【功用】行气散结。用于妇女白带过多。

66. 合欢花佛手汤

【食材】合欢花 12g，佛手片 10g，姜 5g，盐 3g。

【做法】将合欢花、佛手片、姜、盐置砂锅中煎煮，煮沸约 20min 后，去渣取汁。

【功用】疏肝理气。用于上腹隐痛，胁肋不舒，脘腹饱胀，嗳气泛酸。

67. 佛手当归瘦肉汤

【食材】瘦肉 200g，佛手、当归各 5g，白芍 6g，五指毛桃、山药各 15g，盐适量。

【做法】将上述药材洗净，与洗净切块的瘦肉一同放入炖盅，加入适量清水煮沸后，调小火，继续煲 1h 至肉烂熟，加盐调味即可。

【功用】疏肝养肝，健脾祛湿。用于胃脘胀闷、不思饮食、大便稀烂等湿气较重或白带过多。

十四、

苦瓜食疗药膳方

苦瓜
食材档案

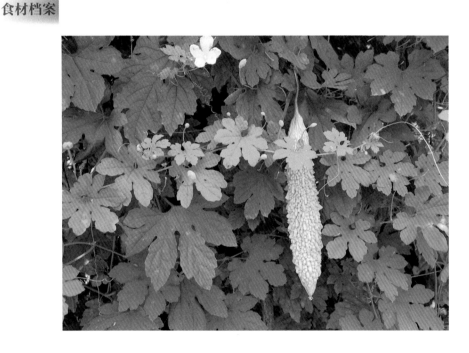

科　　名｜葫芦科。

学　　名｜苦瓜 *Momordica charantia* L.。

别　　名｜癞葡萄、凉瓜、锦荔枝、癞瓜。

食用部位｜果实。

食用方法｜绞汁、凉拌、煮汤、炒菜等。

食用功能｜寒，苦。清热解毒，明目。用于中暑发热，牙痛，泄泻，痢疾，便血。

小　贴　士｜鲜苦瓜泡茶饮，对中暑发热有一定疗效，而苦瓜干随茶同饮，能降血糖。
　　　　　　但是，不宜一次吃太多，过量容易引起恶心、呕吐；孕妇慎食，老人、
　　　　　　小孩及脾胃虚弱者少食，经期的女子少食。

68. 油淋苦瓜

【食材】苦瓜 500g，葱 20g，白砂糖 3g，盐、香油各 5g。

【做法】苦瓜洗净，去瓜蒂，对半切开，去瓤，切片；锅内放水烧开，将切好的苦瓜片下锅，变色捞出，迅速投入冷开水中浸泡，取出沥干；香油、葱、白砂糖、盐等熔化搅拌；再淋浇到苦瓜片上拌匀即可。

【功用】解暑清火，明目解毒，止渴消暑，治痈。一般人群均可食用；夏季是最适宜吃苦瓜的季节，可消暑清热、解毒、健胃、除邪热、润泽肌肤，抗衰老。

69. 苦瓜拌芹菜

【食材】苦瓜、芹菜各 150g，芝麻酱、蒜泥适量。

【做法】先将苦瓜去皮、去瓤，切成细丝，用开水烫一遍，再用凉开水过一遍，沥掉水分，然后将芹菜、苦瓜同拌，加入调料拌匀即可。

【功用】凉肝降压。用于肝阳上亢之高血压。

70. 苦瓜茶

【食材】苦瓜 1 个，绿茶适量。

【做法】将苦瓜上端切开，挖去瓤，装入绿茶，再把苦瓜挂于通风处阴干；将阴干的苦瓜取下，洗净，连同茶切碎，混匀，每次取 10g 放入杯中，以沸水冲沏。

【功用】清热解暑，利尿除烦。用于中暑发热，口渴烦躁等。

71. 苦瓜泥汁

【食材】生苦瓜 3 条，白糖 60g。

【做法】将苦瓜洗净，捣烂如泥，加入白糖拌匀，2h 后将水汁挤出。

【功用】清热利湿，通窍。用于湿热引起的耳聋、耳胀痛、舌红苔黄、小便短赤等。

十五、

枇杷食疗药膳方

枇杷
食材档案

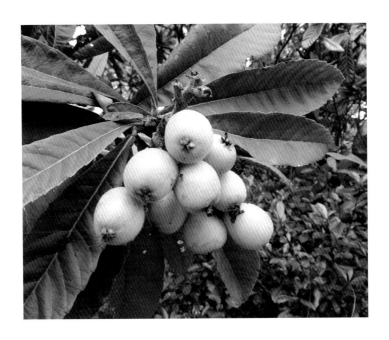

科　　名｜蔷薇科。

学　　名｜枇杷 *Eriobotrya japonica* (Thunb.) Lindl.。

别　　名｜芦菊、金丸、芦枝。

食用部位｜果实、叶。

食用方法｜生食、熬膏、煎汤。

食用功能｜平，甘。润肺下气，清肺，生津止渴，祛痰止咳，和胃降逆。用于气逆喘急，肺热咳嗽，咽干口渴，胃热呕逆，胃气不足等。

小 贴 士｜多食助湿生痰，脾虚滑泄者忌之。

72. 枇杷炖冰糖

【食材】枇杷 10 个，冰糖 30g。

【做法】把备好的枇杷去皮、去核，入锅后加入适量的冰糖和水煎汤，即可。

【功用】止咳化痰。用于干咳，喉咙肿痛，鼻出血，声音沙哑等。

73. 枇杷川贝饮

【食材】枇杷叶 15g，川贝母 5g，巴旦杏仁、广陈皮各 6g。

【做法】将枇杷叶去毛，洗净后与川贝母、巴旦杏仁、广陈皮、适量清水一同放入砂锅煎煮，水沸后转成小火煮 40~60min 即可。

【功用】清肺和胃，降气化痰，止咳平喘。用于感冒咳嗽、慢性支气管炎及风热犯肺、内郁化火所致的咳嗽痰黄或吐痰不爽、咽喉肿痛、胸闷胀痛。

74. 枇杷柠檬汁

【食材】枇杷 250g，桃 150g，白糖 30g，柠檬汁适量。

【做法】将桃、枇杷去皮及核，捣烂，加入白糖和柠檬汁，搅匀即成。

【功用】清肺，生津止渴。用于肺热咳嗽，咽干口渴，胃热呕逆，胃气不足等。

75. 枇杷冻

【食材】枇杷 500g，琼脂 10g，白糖 150g。

【做法】将琼脂用水泡软；枇杷洗净，去皮，一剖为二，并去核。取锅加入白糖、琼脂、水，熬成汁。最后，将枇杷放入碗中，倒入琼脂汁，放冷，置冰箱内冷冻即成。

【功用】利肺通气，止渴解暑。一般人群均可食用；用于咳嗽，咳黄浓痰，胃阴不足，口渴，咽干等。

76. 百合枇杷羹

【食材】鲜枇杷、鲜百合、鲜藕各 30g，淀粉、白糖、糖桂花适量。

【做法】将鲜藕洗净，切片，与洗净的百合、枇杷一同入锅加水煮。将熟时加入适量
的淀粉调匀成羹，食用时加白糖和糖桂花少许。

【功用】滋阴润肺，清热止咳。一般人群均可食用；用于肺阴不足，肺热咳嗽，慢性
支气管炎等。

77. 冰糖燕窝炖乳鸽

【食材】燕窝 25g，乳鸽 2 只，冰糖 30g。

【做法】乳鸽杀后去毛及内脏，去骨，肉切丝；燕窝泡发，去杂毛；将乳鸽和燕窝、
冰糖放入炖锅内，文火炖 3h 即可。

【功用】补气润肺，滋养容颜。用于气血不足之面色无华、肌肤不润、形容憔悴。

78. 藕百枇杷汤

【食材】鲜藕 100g，百合、枇杷各 30g，白糖适量。

【做法】将鲜藕去皮，洗净，切片；与百合和去皮、核的枇杷一同放锅中，武火煮沸
后，文火炖至烂熟，白糖调味即可。

【功用】滋阴润肺，清热止咳。用于肺结核咳声低怯，痰少，午后潮热，颧红等。

十六、

虎尾轮食疗药膳方

虎尾轮
食材档案

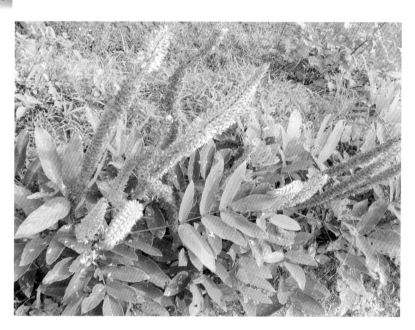

科　　名｜豆科。

学　　名｜猫尾草 *Uraria crinita* (L.) Desv. ex DC.。

别　　名｜虎尾轮、猫尾射、狐狸尾、通天草、古钱窗草。

食用部位｜根或全草。

食用方法｜煲汤、煮水、煮酒等。

食用功能｜平，甘。活血通络，理气和中，温胃。用于肺热咳嗽，胃及十二指肠
　　　　　溃疡，脱肛，子宫脱垂，关节酸痛，小儿疳积。

小　贴　士｜肺热咳嗽者忌用，孕妇慎服。

79. 虎尾轮炖猪肚

【食材】虎尾轮 30g（鲜品加倍），猪肚半个。

【做法】将虎尾轮、猪肚洗净，加水适量，文火炖熟，调味。

【功用】健脾开胃，行气止痛。用于治疗胃及十二指肠溃疡。

80. 虎尾轮根番鸭汤

【食材】虎尾轮根 50g，番鸭 1 只（750g），精盐适量。

【做法】将虎尾轮根、番鸭洗净，放入炖罐，文火炖熟，加入精盐即可。

【功用】温胃和中，行气止痛。用于胃炎，胃及十二指肠溃疡引起的胃脘部疼痛。

81. 虎尾轮鼠曲草汤

【食材】虎尾轮全草 30g，鼠曲草、枇杷叶各 15g，盐适量。

【做法】将虎尾轮全草、鼠曲草、枇杷叶洗净，切碎，水适量煎。

【功用】清热解毒，清肺止咳。用于支气管炎。

82. 虎尾轮猪脚汤

【食材】虎尾轮根 30g，猪脚 1 只，盐适量。

【做法】将虎尾轮根、猪脚洗净，切块，水炖，加少许盐调味即成。

【功用】理气止痛，活血通络。用于腰膝酸痛。

83. 虎尾轮鸡汤

【食材】鲜虎尾轮根 30~60g（干品酌减），鸡 1 只，黄酒、盐适量。

【做法】将鲜虎尾轮根洗净，切碎，鸡去肠杂，水酒各半（各约 500ml）炖，加入少许盐调味即成。

【功用】温胃和中，行气止痛。用于胃痛但不反酸者。

十七、

败酱食疗药膳方

败酱
食材档案

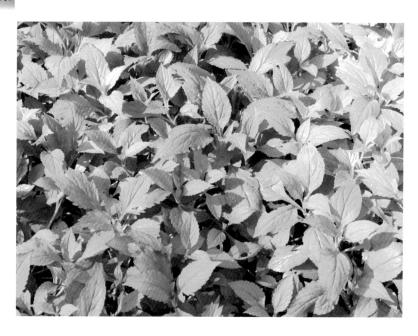

科　　名｜败酱科。

学　　名｜攀倒甑 *Patrinia villosa* (Thunb.) Juss.。

别　　名｜白花败酱、苦菜、苦斋。

食用部位｜嫩茎叶。

食用方法｜春、夏季采收嫩茎叶，可生食、凉拌、炒食、蒸食、煮汤等。败酱有2种基本的加工方法：一为鲜食，一为干制。鲜食者即将嫩茎叶置沸水中稍烫，捞出，置清水中浸漂半日，中间换水1次，或直接在清水中反复挤捏，除去苦涩味。干制者即将烫煮、浸漂后的败酱捞出，挤干水分，晒干，用时再用清水泡发。干制品若不经过烫煮、浸漂，直接晒干或只烫煮不浸漂，其味臭如脚气，且煮出的汤色浑浊，色、香、味欠佳。

食用功能｜寒，苦、辛。清热解毒，活血止痛。用于热毒疮痈，瘀滞腹痛，湿热带下，赤白痢疾，黄疸及目赤肿痛等。

小 贴 士｜久病脾胃虚弱者忌食。

84. 佛手败酱草瘦肉汤

【食材】猪瘦肉 50g，败酱草 30g，佛手、玫瑰花各 10g。

【做法】将猪瘦肉洗净，切片；佛手、败酱草、玫瑰花洗净，以干净纱布包裹，入砂煲内水煎，去药包，再放入猪瘦肉，再煎煮。

【功用】消炎活血。用于瘀斑，舌质暗滞，神疲乏力，头晕，痛经，经量增多，月经不调，白带增多，腰骶部酸痛，坠胀感，气滞血瘀。

85. 败酱草绿豆煲猪大肠

【食材】败酱草 50g，绿豆 120g，猪大肠约 1.2m 长，生姜 3 片，盐适量。

【做法】败酱草洗净；绿豆洗净，浸泡；猪大肠洗净后纳入绿豆，两端用线扎紧。与生姜一起放入瓦煲，加水 2500ml，武火煲沸改文火煲 2h，弃败酱草，加入适量食盐便可。

【功用】清热解毒，祛瘀排脓。用于痈肿疔疮，痢疾，肠炎，肝炎，结膜炎等。

86. 凉拌败酱草

【食材】败酱草 600g，蒜泥 10g，盐、味精、香油和醋适量。

【做法】将败酱草去杂，洗净，入沸水锅煮透，迅速捞出，洗去苦味，挤干水，切碎，放入盆中待用；将蒜泥、盐、味精、香油和醋放在小碗中搅匀，浇在败酱草上拌匀即可。

【功用】清热解毒，凉血止痢。用于痢疾、黄疸、血淋、痔漏、疔肿等。

87. 败酱草烧肉片

【食材】败酱草 250g，猪肉 200g，葱花、姜末各 10g，料酒、精盐、味精、酱油适量。

【做法】将败酱草去杂，洗净，入沸水锅焯一下，捞出，洗去苦味，切段；猪肉洗净，切片；料酒、精盐、味精、酱油、葱、姜同放碗内，搅匀成芡汁；锅烧热，下猪肉煸炒，倒入芡汁烧至肉熟入味，再投入败酱草烧至入味，出锅即成。

【功用】清热解毒，滋阴润燥。用于阴虚咳嗽、消渴、痢疾、黄疸、痔漏、便秘等。

88. 败酱草什锦

【食材】败酱草 300g，香菇、豆腐、粉条、土豆、白菜各 100g，葱、姜末各 10g，料酒、酱油、盐、味精、花椒油、香油适量。

【做法】败酱草洗净，切段；香菇用水发好后，一切两半；豆腐切成小长方块，入油锅炸至金黄色捞出，待用；土豆削皮，切滚刀块，炸成红褐色；粉条温水泡软；白菜切段；炒锅置旺火上，加油烧热后用葱、姜爆锅，煸香菇、料酒、酱油迅速加入奶汤，放入土豆、豆腐、粉条、白菜，小火煨 10min，然后再放入败酱草、盐、味精炒匀，入味后，淋上花椒油、香油，出锅即成。

【功用】清热解毒，益气健脾。用于面色萎黄、脾胃不足、浮肿、痔疮、便秘、疔疖等。

佩兰食疗药膳方

佩兰
食材档案

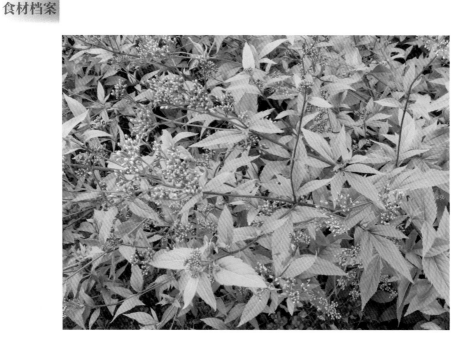

科　　名｜菊科。

学　　名｜佩兰 *Eupatorium fortunei* Turcz.。

别　　名｜兰草、大泽兰、省头草、香草、醒头草。

食用部位｜嫩茎叶。

食用方法｜春、夏季采摘，鲜用、炒食、煮汤等。

食用功能｜平，辛。芳香化湿，醒脾开胃，发表解暑。用于湿浊中阻，脘痞呕恶，
　　　　　口中甜腻，口臭，多涎，暑湿表证，头胀胸闷。

小 贴 士｜阴虚、气虚及胃寒气虚者忌服佩兰。

89. 佩兰瘦肉汤

【食材】佩兰 30g，猪瘦肉适量。

【做法】佩兰与猪瘦肉同水炖。

【功用】解暑。用于湿浊中阻，脘痞呕恶，口臭，多涎，暑湿表症，头胀胸闷。

90. 佩兰骨头汤

【食材】鲜佩兰根 30~60g，猪骨头适量。

【做法】鲜佩兰根与猪骨同水炖。

【功用】健脾开胃，化湿消肿。用于骨折，脱臼等。

91. 佩兰茶

【食材】佩兰 5g，绿茶 3g。

【做法】取佩兰、绿茶加入 200ml 开水冲泡后饮用，冲饮至味淡。

【功用】清暑辟秽，化湿，调经。用于暑月受湿脘痞不饥、口腻，月经不调。

92. 藿佩茶

【食材】藿香 5g，佩兰、绿茶各 3g。

【做法】将藿香、佩兰、绿茶加入 250ml 开水冲泡。

【功用】化湿辟秽，开胃醒脾。用于肝炎兼有湿浊蕴结，口腻口臭，鼻炎，鼻臭，湿疹。

93. 荷叶翘苓茶

【食材】荷叶、绿茶各 5g，连翘、茯苓、陈皮、佩兰各 3g。

【做法】将荷叶、连翘、茯苓、陈皮、佩兰置于锅内，用 400ml 水煮沸后冲泡绿茶，也可直接冲饮。

【功用】清暑运脾，除湿。用于秋季晚发之伏暑、湿温初起。

金银花食疗药膳方

**金银花
食材档案**

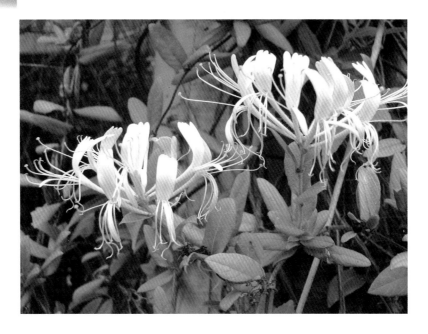

科　　名｜忍冬科。

学　　名｜忍冬 *Lonicera japonica* Thunb.。

别　　名｜忍冬、金银藤、二色花藤、密银花、怀银花。

食用部位｜花蕾。

食用方法｜泡茶、熬粥等。

食用功能｜寒，淡、微苦。清热解毒，疏散风热。用于温病发热，风热感冒，热
　　　　　毒血痢，痈疽疔疮，喉痹，丹毒等。

小 贴 士｜金银花性寒，服用过量容易导致肠胃不适，脾胃虚寒者慎服；月经期
　　　　　忌服。

94. 金银花饮

【食材】金银花 30g，蜂蜜 50g。

【做法】金银花洗净，入茶盅内，蜂蜜也加入茶盅内，开水浸泡 5min，即可饮用。

【功用】清热解表。用于风热感冒，发热，头痛，口渴等。

95. 双花饮

【食材】金银花、菊花、山楂各 50g，蜂蜜 300g。

【做法】将金银花、菊花和山楂加水煎成浓汁，加蜂蜜调匀即可。

【功用】清热解暑，消食明目，补中气。用于伤暑身热，烦渴，眩晕，火毒目赤，咽痛，疮疖等。可作高血压、高脂血症、冠心病、痢疾、化脓性感染者之饮料，更是夏季优良的清凉饮料。

96. 银花蒲公英粥

【食材】金银花 30g，蒲公英 60g，粳米 50~100g。

【做法】将金银花、蒲公英加水煎煮，去渣取汁，再入粳米煮作粥。

【功用】清热解毒。用于急性乳腺炎。

97. 银花薄荷饮

【食材】金银花 30g，薄荷 10g，鲜芦根 60g，白糖适量。

【做法】先将金银花、芦根加水 500ml 煮 15min，再下薄荷煮 3min，最后加入适量白糖调味即可。

【功用】清热凉血，解毒，生津止渴。用于风热感冒，暑湿口渴，热毒疮疖等。

泽泻食疗药膳方

泽泻
食材档案

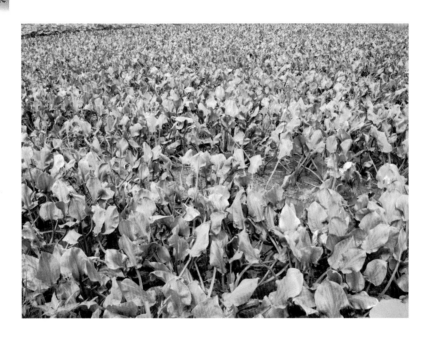

科　　名｜泽泻科。

学　　名｜东方泽泻 *Alisma orientale* (Sam.) Juzep.。

别　　名｜水泻、芒芋、及泻、禹孙、天鹅蛋。

食用部位｜幼嫩花葶、嫩叶及块茎。幼嫩花葶、嫩叶可直接鲜用食用，块茎一般
　　　　　用于炖汤或熬粥用。

食用方法｜夏季采收花葶及嫩叶，多鲜用，可煮汤、熬粥、炒食等，块茎炖汤、
　　　　　熬粥用。

食用功能｜寒，甘、淡。利水渗湿，泄热，化浊降脂。用于小便不利，水肿胀满，
　　　　　泄泻尿少，痰饮眩晕，热淋涩痛，高脂血症。

小 贴 士｜肾虚精滑者忌服；泽泻中含有泽泻醇类物质，其中的刺激性物质，内服后可引起胃肠炎；还可出现皮疹、瘙痒，外用可致发疱性皮炎；长期使用将损害肝肾。

98. 泽泻狗肉汤

【食材】狗肉 150g，泽泻 12g，制附子、桂枝、山萸肉各 9g，姜 3g。

【做法】狗肉洗净、切块；制附子、泽泻、桂枝、山萸肉、生姜分别用清水洗净备用。将以上备用料一齐放入砂煲内，加清水适量，武火煮沸后，改用文火煲 3h，去药渣、调味供用。

【功用】温补肾阳，涩精利水。用于老年甲状腺功能减退属肾阳不足者。

99. 泽泻荷叶粥

【食材】泽泻 20g，鲜荷叶 1 张，粳米 100g。

【做法】鲜荷叶洗净，剪去蒂及边缘，泽泻研成粉。泽泻粉和粳米入锅，加水适量，将荷叶盖于水面上。先用旺火烧开，再用文火煮成稀粥，揭去荷叶，加白糖适量调味，服食。

【功用】清热化浊，减肥消脂。用于动脉粥样硬化和冠心病。

100. 泽泻山楂粥

【食材】泽泻 20g，鲜山楂 50g，粳米 100g。

【做法】将泽泻研为细粉，鲜山楂去核，捣碎，与粳米同放砂锅内，加水适量，煮粥。

【功用】消食导滞，化瘀消脂。用于脂肪肝。

二十一、

茯苓食疗药膳方

茯苓
食材档案

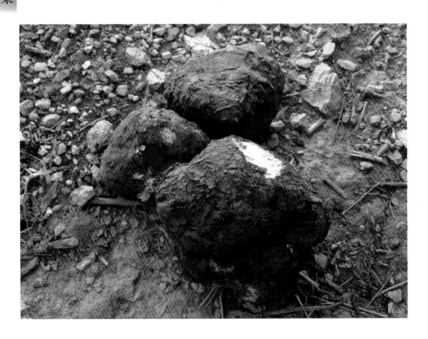

科　　名｜多孔菌科。

学　　名｜茯苓 *Poria cocos* (Schw.) Wolf。

别　　名｜茯菟、茯灵、茯蕶、松腴、绛晨伏胎。

食用部位｜菌核。

食用方法｜熬粥，煮茶，或制成糕点。

食用功能｜平，甘、淡。利水渗湿，健脾，宁心。用于水肿尿少，痰饮眩悸，脾虚食少，便溏泄泻，心神不安，惊悸失眠。

小　贴　士｜阴虚火旺、口干咽燥者不宜用；老年肾虚、小便过多、尿频遗尿者不宜服用；食用茯苓时，不宜同时食用牡蒙、地榆、雄黄、秦艽、龟甲等中药，不宜与米醋同食。

101. 茯苓牛骨汤

【食材】茯苓 50g，牛骨 400g，山药 30g，姜块、葱段、盐适量。

【做法】将牛骨洗净，劈开；将茯苓、山药洗净。锅置火上，加水适量，放入牛骨、
茯苓、山药、姜块、葱段，煮 40min，再加入盐调味即成。

【功用】补肾利尿。用于慢性肾炎，下肢水肿，尿少食少等。

102. 茯苓贝母炖梨

【食材】茯苓 15g，浙贝母 10g，梨 1 个，蜂蜜 500g，冰糖适量。

【做法】茯苓洗净；浙贝母研成粉；梨洗净，去蒂，切成丁。将茯苓、浙贝母放入锅
中，加入适量水，用中火炖 15min，再加入梨、蜂蜜、冰糖，继续炖至梨熟，
出锅即成。

【功用】清热润肺，生津止咳。一般人常吃可美容养颜、抗衰老，使皮肤滑润并富有
弹性；尤其适用于内伤久咳，燥痰，热痰，久咳有痰，慢性支气管炎等。

103. 茯苓枸杞茶

【食材】茯苓 100g，枸杞 50g，红茶适量。

【做法】将枸杞与茯苓共研为粗粉，每次取 5~10g，加红茶 6g，用沸水冲泡即可。

【功用】健脾益肾，利尿通淋。用于慢性肾炎，少尿，尿痛，尿道炎等。

104. 茯苓芝麻粉

【食材】茯苓、黑芝麻等量。

【做法】将茯苓研成细粉，黑芝麻炒熟，冷后研细粉。将二者混匀，贮存于瓷缸内。
温水冲。

【功用】健脾益智，防老抗衰。用于延迟衰老，预防老年痴呆、记忆衰退。

105. 茯苓薏苡仁粥

【食材】茯苓、薏苡仁各 25g，陈皮 5g，粳米适量。

【做法】茯苓、薏苡仁共研细粉，与陈皮、粳米适量放入锅中，加水适量，煮熟即可食用。

【功用】清热利湿，理气健脾。用于咳嗽痰多，胸膈痞满，风湿关节肿痛。

106. 茯苓开胃汤

【食材】茯苓 15g，山药 12g，谷麦芽 30g，鲜、干鸭胗各 1 个。

【做法】将上述药材及食材洗净，放入锅中，加水适量，煮熟即可食用。

【功用】健脾消食。用于小儿消化不良，不思饮食等。

107. 茯苓栗子粥

【食材】茯苓 15g，栗子 25g，大枣 10 个，粳米 100g，糖适量。

【做法】加水先煮栗子、大枣、粳米；茯苓研末，待米半熟时徐徐加入，搅匀，煮至栗子熟透。可加糖调味。

【功用】利湿止泻，补脾益胃。用于脾胃虚弱，饮食减少，便溏腹泻。

二十二、

荔枝食疗药膳方

荔枝
食材档案

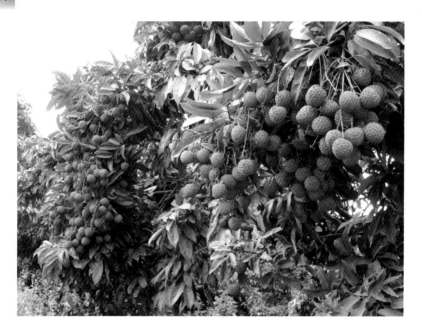

科　　名｜无患子科。

学　　名｜荔枝 *Litchi chinensis* Sonn.。

别　　名｜丹荔、离枝、火山荔、勒荔、荔果。

食用部位｜假种皮。

食用方法｜生吃、煲汤、炒菜、泡酒。

食用功能｜温，甘、酸。补脾益肝，生津止呃，消肿止痛，镇咳养心。用于产后
　　　　　血虚，呃逆，五更泻。

小　贴　士｜荔枝性热，多食易上火；阴虚火旺者不宜食用；阴虚所致的咽喉干疼、
　　　　　牙龈肿痛、鼻出血等忌用。

108. 荔枝大枣羹

【食材】荔枝 100g，大枣 10 枚，白糖少许。

【做法】将荔枝去皮、核，切成小块；大枣洗净，放入锅内，加适量清水烧开后，加入荔枝、白糖；待糖溶化烧沸，即可。

【功用】补血安神，健脾养心。用于贫血，心悸，气喘，食欲缺乏，消化不良，神经衰弱，便秘等。

109. 荔枝浆

【食材】荔枝 1000g，蜂蜜适量。

【做法】取新鲜荔枝榨出果浆，入锅内，加蜂蜜搅匀，煮熟后置于瓷瓶中，封口约 1 个月。当浆蜜结成香膏，放入冰箱中保存。

【功用】益气养阴，通神健脑。用于贫血，心悸，气喘，咳嗽，食欲缺乏，消化不良，神经衰弱，便秘等。

110. 荔枝莲子粥

【食材】荔枝干 7 枚，莲子（去心）5 枚，粳米 60g。

【做法】将荔枝干去外壳，莲子洗净，与粳米同入锅，加水煮成稀粥。

【功用】健脾止泻。用于脾虚久泻，老人肾虚，五更泻。

111. 荔枝海带汤

【食材】荔枝干 7 枚，海带 30g，黄酒少许。

【做法】将荔枝干去外壳；海带水发后洗净，切片。锅内加清水，入荔枝干、海带片，煮沸后用小火炖至海带软烂，加入少许黄酒，烧沸后即可。

【功用】软坚散结。用于淋巴结结核，胀气等。

112. 荔枝炒牛肉

【食材】牛肉 200g，荔枝 100g，姜、红辣椒各 5g，青椒 10g，盐、鸡精、老抽、生粉、料酒、食用油、麻油适量。

【做法】将荔枝去皮、核；牛肉洗净，切薄片；加老抽、生粉、料酒腌 0.5h。热锅凉油，放入姜片，牛肉片翻炒均匀至完全变色；放入青椒、红辣椒爆炒，加盐、鸡精调味；再加入荔枝翻炒至熟，淋少许麻油即可出锅。

【功用】健脾养心，美容养颜。适宜女性食用，尤适用于贫血，心悸，气喘，食欲缺乏，消化不良，神经衰弱等。

绞股蓝食疗药膳方

**绞股蓝
食材档案**

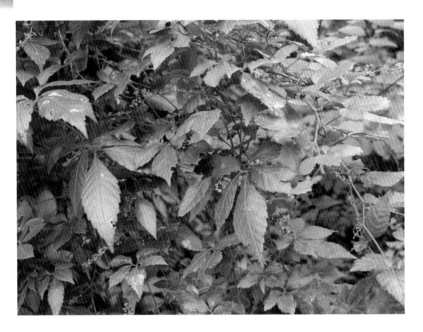

科　　名 | 葫芦科。

学　　名 | 绞股蓝 *Gynostemma pentaphyllum* (Thunb.) Makino。

别　　名 | 七叶胆、福音草、超人参、公罗锅底、七叶参。

食用部位 | 全草。

食用方法 | 可蒸食、煮粥、泡茶。

食用功能 | 寒，甘、苦。补虚，清热，解毒，止咳，安神。用于阴虚燥咳，痰中带血，虚烦惊悸，失眠多梦，精神恍惚。

小　贴　士 | 虚寒证忌用；妊娠及哺乳期妇女慎用；少数患者服用绞股蓝后有恶心、呕吐、腹胀、腹泻、头晕等不良反应。

113. 清热降脂茶

【食材】绞股蓝 15g，生山楂 30g。

【做法】将绞股蓝、生山楂加水煎煮 30min。

【功用】健脾益气，清热降脂。可作为降脂通用辅助食疗方。

114. 清肝降脂茶

【食材】绞股蓝 15g，决明子 30g，槐花 10g，蜂蜜适量。

【做法】将绞股蓝、决明子、槐花一起加水煎煮 30min，去渣取汁，兑入少量蜂蜜。

【功用】清肝降脂。用于高血压，高脂血症，动脉粥样硬化等。

115. 益气养血茶

【食材】绞股蓝、枸杞子各 15g，红糖适量。

【做法】将绞股蓝、枸杞子洗净，放入杯中，加入红糖，用沸水冲泡，盖上盖子稍闷一下即可，可反复冲泡至茶味渐淡。

【功用】益气养血，养阴明目。用于眼睛干涩，贫血，高血压，糖尿病。

116. 绞股蓝退火茶

【食材】绞股蓝、薄荷各 3g，菊花 4g，玉竹 5g。

【做法】将上述药材洗净，加 250ml 沸水，闷约 5min 即可。

【功用】镇静安神，清肝明目，润肺养胃。用于急躁易怒，烦热失眠，头胀头痛。

117. 枣仁绞股蓝饮

【食材】绞股蓝 25g，酸枣仁 10g，冰糖 15g。

【做法】绞股蓝洗净，切成 3cm 的段，冰糖打碎，酸枣仁炒裂口；将绞股蓝、酸枣仁放入锅内，加水 250ml，大火烧沸，再用小火煮 25min，滤渣取汁，加入冰糖即可。

【功用】益气健脾，镇静安神。用于脾虚，气虚，心烦，心慌，心悸，失眠。

二十四、

益母草食疗药膳方

益母草
食材档案

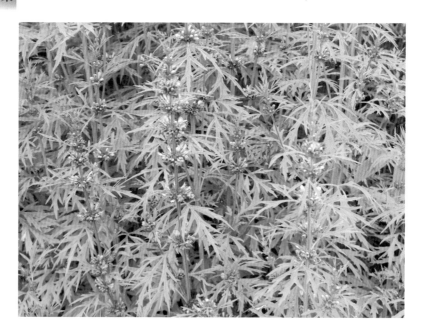

科　　名｜唇形科。

学　　名｜益母草 *Leonurus artemisia* (Lour.) S. Y. Hu。

别　　名｜红花艾、益母艾、坤草、茺蔚。

食用部位｜幼苗及嫩茎叶。

食用方法｜煮粥、凉拌、炒肉食、煲汤等。

食用功能｜微寒，苦、辛。活血调经，利尿消肿，清热解毒。用于月经不调，痛
　　　　　经经闭，恶露不净，水肿尿少，疮疡肿毒。

小 贴 士｜该药久用伤正气，需"中病即止"；益母草多用于妇科保健和食疗，
　　　　　若血虚寒凉引起的痛经，食用益母草会加重疼痛；由于益母草的有效
　　　　　成分具有收缩子宫之功效，孕妇禁用。

118. 炒益母草

【食材】鲜益母草幼苗300g，食用油、精盐适量。

【做法】将干净鲜益母草幼苗去根，入沸水中焯一下，捞出，置清水中洗去苦涩味，沥干水分，入油锅旺火炒熟，酌加精盐等调味品，炒入味，装盘即可。

【功用】活血调经，利尿消肿，清热解毒。益母草具有改善冠状动脉循环、保护心脏、调节子宫、改善肾功能、改善脑血管循环、镇痛、抗炎、抗衰老、抗诱变等作用，对妇女月经不调、经期头痛有一定保健作用。

119. 益母草豆羹

【食材】益母草嫩茎叶250g，黄豆100g，精盐、味精、葱花、油适量。

【做法】将益母草嫩茎叶去杂，洗净，入沸水锅内焯一下，捞出，洗去苦味，挤干水，切段。黄豆泡发，去杂，洗净，磨成豆沫。油锅烧热，下葱花煸香，投入益母草煸炒，加精盐炒至入味，出锅待用。将豆沫放入锅内烧熟，放入炒好的益母草煮沸，加入精盐、味精调好味，出锅装碗即成。

【功用】调经消水，活血祛瘀。用于月经不调，浮肿下水，腹胀羸瘦，疳积泻痢，疮痈肿毒，痔疾等。

120. 益母草粥

【食材】益母草嫩茎叶150g，粳米250g，精盐、葱花、油适量。

【做法】将益母草嫩茎叶去杂，洗净，入沸水锅内焯一下，捞出，洗去苦味，挤干水，切碎。油锅烧热，下葱花煸香，投入益母草煸炒，加精盐炒至入味，出锅待用。铝锅内加适量水，烧沸时加入淘洗干净的粳米，煮沸，后改成小火煮，倒入益母草煮一段时间，出锅装碗即成。

【功用】活血祛瘀，温经止痛，健脾胃。用于小儿疳积，痔疾，月经不调，浮肿下水，疮痈肿毒，尿血，痢疾等。

121. 益母草鸡蛋汤

【食材】益母草 50g，枸杞 10g，鸡蛋 2 枚。

【做法】益母草和鸡蛋水煮，20min 后鸡蛋熟，把外壳去掉，再放蛋和枸杞在此汤中煮 15~20min 即成。

【功用】益肾活血，通经止痛。用于气血瘀滞引起的痛经、月经不调、产后恶露不净、异常子宫出血等。

122. 益母草泡红枣

【食材】益母草 20g，红枣 100g，赤砂糖 20g。

【做法】先将红枣用 500ml 水浸泡；再将益母草洗净，加 650ml 水浸泡 0.5h，后将浸泡过的益母草连浸泡水一同倒入砂锅中，大火煮沸，改小火煮 0.5h，用双层纱布过滤约得 200ml 药液；用同样做法得 200ml 药液为二煎，与第一次煎液合并，加入浸泡过的大枣连浸泡水，用小火一起煎煮 1h，加入赤砂糖调味即可。

【功用】温经养血，去瘀止痛。用于血虚寒凝型月经后期。

123. 益母草香附调经汤

【食材】益母草 10g，香附 6g，鸡肉 100g，葱、姜各 5g，盐 2g。

【做法】益母草、香附洗净；葱、姜洗净，切丝；鸡肉洗净，切丁。汤煲置火上，入水适量，入鸡肉、姜片、葱段，大火煮沸后，撇净浮沫，放入益母草、香附，转小火煮 1h，加盐调味即可。

【功用】活血调经，养颜润肤。用于痛经。

球兰食疗药膳方

球兰
食材档案

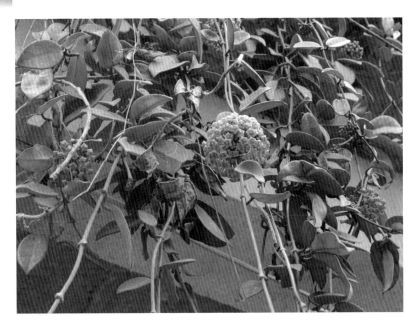

科　　名｜萝藦科。

学　　名｜球兰 *Hoya carnosa* (L. f.) R. Br.。

别　　名｜壁梅、雪球花、玉绣球、石梅、肺炎草。

食用部位｜藤茎或叶。

食用方法｜捣烂绞汁、炖汤。

食用功能｜寒，苦。清热化痰，解毒消肿，退热。用于流行性乙型脑炎，肺热咳
　　　　　嗽，睾丸炎，中耳炎，乳腺炎，痈肿，瘰疬，关节肿痛，乳络不通等。

小 贴 士｜本品有小毒，产妇慎服；脾胃虚寒者慎服。

124. 鲜球兰汁

【食材】鲜球兰叶 7~8 片。

【做法】将鲜球兰叶用冷开水洗净，捣烂绞汁即可。

【功用】软坚散结，清热解毒，止咳化痰。用于肺炎或荨麻疹并发肺炎，对肺热喘咳效果最佳，而对寒痰咳喘效果较差。

125. 球兰土人参汤

【食材】球兰、栌兰（土人参）各 9g，瘦肉（或猪排骨）适量，生姜 3 片，盐适量。

【做法】将球兰、栌兰、生姜洗净，与洗净的瘦肉或猪排骨放入炖盅，加上适量清水，先武火烧开，改用中火再炖肉 1h，加盐调味即可。

【功用】补中益气，软坚散结，通经下乳。用于产妇奶少。

126. 球兰炖猪脚

【食材】鲜球兰全草 200g，猪脚 1 只（250g），黄酒 200ml，盐适量。

【做法】鲜球兰全草洗净；猪脚洗净，切块；与黄酒放入炖盅，酌加水煎 2h，加适量盐调味即可。

【功用】祛风通络，软坚散结，消肿止痛。用于风湿关节肿痛。

127. 鲜球兰水煎液

【食材】鲜球兰叶 100~150g。

【做法】将鲜球兰叶洗净，捣烂，水炖。

【功用】软坚散结，清热解毒。用于睾丸炎。

二十六

黄精食疗药膳方

黄精
食材档案

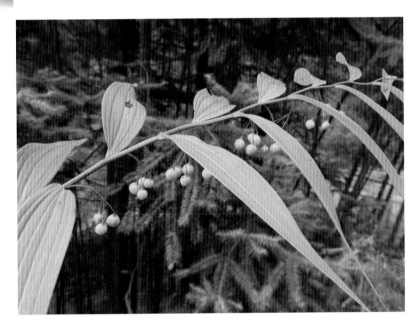

科　　名｜百合科。

学　　名｜黄精 *Polygonatum sibiricum* Delar. ex Redouté。

别　　名｜滇黄精、黄精姜、太阳草、野生姜、山生姜。

食用部位｜根茎。

食用方法｜入肴的鲜黄精需除去外皮、须根，鲜用或蒸熟备用；鲜黄精多与猪肉、牛肉、山麂肉等，加上适量食盐等调味品拌炒。

食用功能｜平，甘。润肺滋阴，补脾益气。用于肺虚燥咳，阴虚咳嗽，脾胃虚弱，体倦乏力，胃热口渴，胃阴不足等。

小 贴 士｜脾胃虚寒者，不可食用。黄精性滋补，大量服用易导致身体出现湿邪淤积。咳嗽痰多、脾虚有湿、中寒泄泻者，不宜服用黄精。

128. 黄精烩海参

【食材】猪瘦肉 200g，海参 50g，鲜黄精 30g，青红椒、老抽、蚝油、鸡汁、料酒、水淀粉、色拉油适量。

【做法】将猪瘦肉丝、水氽海参条稍煸炒，加水及适量老抽、蚝油、鸡汁、料酒、鲜黄精条，沸后约 4min，放入青红椒丝，煮 1min 后用水淀粉勾薄芡，淋上少许色拉油即可。

【功用】益气补肾，滋阴润肺，健脾胃。用于体倦乏力，虚弱羸瘦，肺痨咯血。

129. 黄精炖番鸭

【食材】番鸭 500g，鲜黄精 50g，玉竹、麦冬各 10g，食盐适量。

【做法】将番鸭洗净，砍成块，加入鲜黄精、玉竹、麦冬，酌加清水，大火煮沸后，改用文火煮 1h，加入少许食盐调味即可。

【功用】滋阴补肾，补脾润肺。用于肺虚燥咳，脾胃虚弱，体倦无力，肺痨咯血，胃热口渴等。

130. 黄精羹

【食材】鲜黄精 50g，鲜山药 50g，瘦肉末 100g，胡萝卜 50g，鸡蛋清、葱花、食盐等调味品适量。

【做法】将鲜黄精蒸熟，与鲜山药分别置搅拌机中酌加清水搅成茸；锅中加入清水，烧开后加入瘦肉末、胡萝卜末、黄精、山药药茸，煮沸，酌加食盐等调味，淋入鸡蛋清，再次烧开即可，酌加葱花点缀。

【功用】补中益气，润肺补肾，健脾胃。用于体倦乏力，虚弱羸瘦，肺痨咯血等。

131. 黄精炖猪肉

【食材】黄精 60g，猪瘦肉 500g，精盐、料酒、葱、姜、胡椒粉适量。

【做法】将猪瘦肉洗净，放入沸水锅中焯去血水，捞出切成块。黄精洗净，切片，葱、姜拍破。将猪瘦肉、黄精、葱、姜、料酒同放入锅中，注入适量清水用武火烧沸，然后改文火炖至肉烂熟，拣去葱、姜、黄精，用盐、胡椒粉调味即成。

【功用】补肾养血，滋阴润燥。用于肾虚精亏，脾胃虚弱，病后体弱，产后血虚。

132. 黄精鸡

【食材】黄精 100g，鸡 1 只，料酒、精盐、白糖、葱段、姜片适量。

【做法】鸡去毛及内脏，下沸水锅焯去血水，捞出，用清水洗净；黄精洗净，切段。锅内放鸡、黄精、适量水，加入料酒、精盐、白糖、葱段、姜片，武火烧沸，改为文火炖至鸡肉烂熟，拣去黄精、葱、姜，出锅即成。

【功用】补中益气，润肺补肾。用于体倦乏力，虚弱羸瘦，肺痨咯血，风湿疼痛等。

133. 黄精肉饭

【食材】粳米 100g，黄精 25g，猪瘦肉 300g，洋葱 150g，料酒、盐、糖、葱花、姜末适量。

【做法】将猪瘦肉洗净，切丝；洋葱去老皮，洗净，切丝；黄精洗净，切薄片。炒锅烧热，放入猪瘦肉丝煸炒至水干，加入料酒、精盐、白糖、葱、姜，煸炒至肉将熟，加入洋葱和适量水，小火焖烧至烂熟。将米洗净入锅，加适量水，大火煮沸时加入黄精，煮至水将收干，倒入肉菜，改为小火焖煮至饭熟即成。

【功用】补中益气，润泽皮肤。用于心血管病。

134. 黄精熟地脊骨汤

【食材】猪脊骨 500g，黄精、熟地黄各 50g。

【做法】将猪脊骨洗净，切块；黄精、熟地黄洗净；与猪脊骨一齐放入砂煲内，加清水适量，武火煮沸后，改用文火煲熟烂，调味供用。

【功用】补肾填精。用于眩晕耳鸣，腰膝酸软，健忘失眠，倦怠神疲等。

二十七、

野葛食疗药膳方

野葛
食材档案

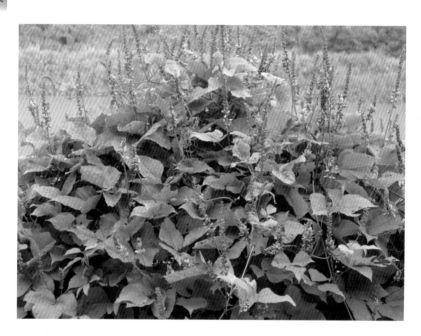

科　　名｜豆科。

学　　名｜野葛 *Pueraria lobata* (Willd.) Ohwi。

别　　名｜葛、葛根、甘葛、粉葛、葛藤。

食用部位｜块根、花及葛粉。

食用方法｜新鲜葛根可直接蒸食，或制成葛根系列食品，如葛奶、葛冻、葛饼、
　　　　　葛酥、葛片等；葛粉可配制糕点、粉丝、粉条、软糖等；嫩葛花可煎、
　　　　　炒、做汤、做馅均可。

食用功能｜凉，甘、辛。解表退热，生津，透疹，升阳止泻。用于表证发热，项
　　　　　背强痛，麻疹不透，热病口渴，热泻热痢。

小　贴　士｜虚寒者忌用，胃寒呕吐者慎用。

135. 葛根炖兔肉

【食材】鲜葛根片 50g，枸杞 5g，西洋参 3g，兔肉 500g，精盐适量。

【做法】将鲜葛根片、枸杞、西洋参、兔肉共置砂锅内，加水炖煮，先用武火煲沸，后用文火煲 30min，酌加精盐等调料即可。

【功用】生津补气，补中益气，凉血解毒。用于消渴羸瘦，胃热呕吐，便血等。

136. 葛根清肺汤

【食材】葛根 500g，猪肺 1 个，蜜枣 6 个。

【做法】猪肺灌水洗净，切块，葛根切块，加入蜜枣、水 8 碗，煲 2h 即成。

【功用】清肺热。用于肠热，肺炎，痧疹，百日咳等。

137. 葛根粥

【食材】葛根 10g，大米 100g，白糖适量。

【做法】将葛根洗净，放入锅中，加清水适量，水煎取汁，加大米煮粥，待熟时调入白糖；或取葛粉适量，调入粥中煮熟。

【功用】发表解肌，解毒透疹，升阳止泄，生津止渴。用于外感风热，头痛项强，麻疹初起，透发不畅，脾虚泄泻，热病津伤口渴及消渴等。

138. 葛根鲫鱼汤

【食材】鲫鱼 300g，葛根 30g，当归、丹参、牛膝、党参、白芍各 10g，木瓜 20g，姜 3~4 片，葱、盐适量。

【做法】把 7 味中药装入纱布袋内；鲫鱼洗净，去鳞、鳃、内脏；姜切片，葱切段。鱼、药包、姜、葱、盐，放入炖锅内注入清水 600ml。炖锅置武火烧沸，再用文火炖煮 50min 即成。

【功用】补气养血，祛风通络。用于震颤麻痹症颈强。

139. 葛根人参瘦肉汤

【食材】葛根 60g，人参 6g，瘦肉丝 100g，山药 20g，山萸肉 10g，鸡内金 9g，钩藤 12g，盐适量。

【做法】以上 6 味中药入砂锅，加水煎煮，沸后 20min，过滤取汁，再加水煎 15min，过滤取汁，两汁合并，与洗净的瘦肉丝放入炖锅内注入清水 300ml。炖锅置武火上烧沸，再用文火炖煮 30min 即成。

【功用】养脾益胃，清肺除热。用于伤寒发汗及吐下后，余热不退，头痛满闷，口干等，亦可用于高血压、糖尿病辅助治疗。

140. 葛根山楂炖牛肉

【食材】葛根 20g，山楂 5g，牛肉 200g，白萝卜 200g，姜 5g，料酒、盐适量。

【做法】葛根洗净，切片；山楂切片；牛肉洗净，切 3cm 见方块；白萝卜切 3cm 见方块，姜拍松。葛根、山楂、牛肉、料酒、白萝卜、姜、盐放入炖锅内，加水 800ml，用武火烧沸，再用文火炖 1h 即成。

【功用】养脾胃，清肺热。用于上、中消型糖尿病。

二十八、

紫苏食疗药膳方

**紫苏
食材档案**

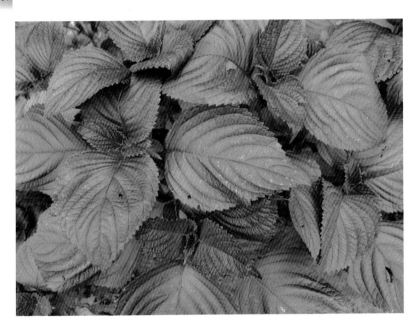

科　　名｜唇形科。

学　　名｜紫苏 *Perilla frutescens* (L.) Britt.。

别　　名｜皱紫苏、紫苏叶、苏叶、红苏。

食用部位｜嫩茎叶。

食用方法｜在春、夏季采摘嫩茎叶。紫苏嫩茎叶可生食、炒食、做汤、制酱或腌渍，其汁液还可供糕点、梅酱等食品染色之用，是天然色素原料之一。烹调鱼虾腥味时，加少许紫苏茎叶，则能祛腥、调味、解毒。

食用功能｜温，辛。发散风寒，行气宽中。用于风寒感冒，咳嗽，胸腹胀满，恶心呕吐等。

小 贴 士｜长期服用紫苏，脾胃虚寒者会出现滑泄症状，温病及气弱表虚者忌食
　　　　紫苏叶；气虚、阴虚者不宜食用紫苏。紫苏属于辛温之品，凡有风热
　　　　感冒，尤其是热重者忌服；气弱表虚，倦怠无力，经常感冒，发热有
　　　　汗者也不宜使用；糖尿病患者慎用紫苏。紫苏叶不宜食用过多，因紫
　　　　苏含有大量草酸，容易与钙、锌生成草酸钙、草酸锌，沉积于体内损
　　　　伤神经系统、消化系统和造血功能。紫苏含有挥发油成分，不宜长时
　　　　间煎煮。

141. 凉拌紫苏叶

【食材】紫苏嫩叶 300g，精盐、味精、酱油、麻油适量。

【做法】将紫苏叶洗净，入沸水锅内煮透，捞出，洗净，挤干水分。切段，放盘内，
　　　　加入精盐、味精、酱油、麻油，拌匀即成。

【功用】发汗解表，行气宽中，顺气安胎。用于感冒风寒，恶寒发热，咳嗽，气喘，
　　　　胸腹胀满等；健康人亦可食用。

142. 紫苏粥

【食材】粳米 300g，紫苏叶 15g，红糖适量。

【做法】以粳米煮稀粥，粥成，入紫苏叶稍煮，加入红糖搅匀即成。

【功用】发汗解表，行气宽中。用于感冒风寒，咳嗽，胸闷不舒等。

143. 紫苏饮

【食材】紫苏鲜叶 3~5 片，白糖适量。

【做法】将紫苏叶洗净，沥水，放入杯内用开水冲泡，放入白糖即成清凉饮料。

【功用】健胃解暑。用于健康人在炎热天气饮用，可增强食欲、助消化、防暑降温，
　　　　还可预防感冒、胸腹胀满等。

144. 紫苏炒肉丝

【食材】鲜嫩紫苏茎叶 250g，猪肉丝 100g，食用油、精盐、味精适量。

【做法】将猪肉丝炒熟，加入紫苏茎叶，炒熟，酌加精盐、味精，炒入味，装盘即可。

【功用】发汗解表，行气宽中，补中益气。健康人群可食用；亦用于感冒风寒，恶寒
　　　发热，咳嗽，气喘，胸腹胀满等。

145. 紫苏鸡蛋汤

【食材】鲜嫩紫苏茎叶 50g，鸡蛋 2 个，食用油、精盐、味精适量。

【做法】将鸡蛋打匀，徐徐倒入沸水锅中，煮沸，加入净鲜紫苏叶，酌加精盐、味精、
　　　食用油调味即可。

【功用】发散风寒，行气和胃。健康人群可食用；亦用于风寒感冒，头痛，咳嗽，胸
　　　腹胀满等外感表邪。

二十九、

鼠曲草食疗药膳方

鼠曲草
食材档案

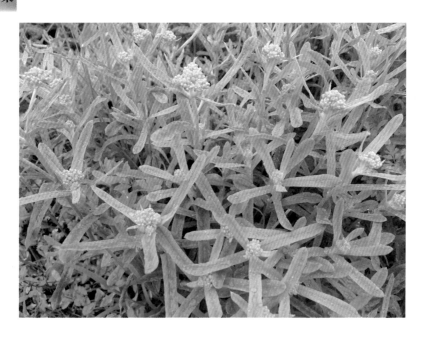

科　　名｜菊科。

学　　名｜鼠曲草 *Gnaphalium affine* D. Don。

别　　名｜清明菜、鼠耳草、田艾、黄花曲草。

食用部位｜幼苗及嫩茎叶。

食用方法｜清明前后采摘，多鲜用或晒干研粉备用。

食用功能｜平，甘、微酸。化痰止咳，祛风除湿，解毒。用于咳喘痰多，风湿痹痛，水肿，赤白带下，阴囊湿痒，荨麻疹，高血压。外用治痈肿疔疮。

小　贴　士｜不可多食。

146. 鼠曲草粥

【食材】鼠曲草、粳米各 100g，精盐少许，清水适量。

【做法】将鼠曲草择洗干净，放入开水中略烫后捞出，切细；粳米淘洗干净，取锅放入清水、粳米，煮至粥将成时，加入鼠曲草、精盐，再略煮即成。

【功用】化痰止咳。用于久咳痰多、喘息气逆等慢性支气管炎。

147. 鼠曲草炒鸡蛋

【食材】鼠曲草 250g，鸡蛋 150g，精盐、味精、葱花、植物油、素鲜汤适量。

【做法】鼠曲草去杂洗净，切碎，鸡蛋打入碗内搅匀；炒锅上火，放油烧热，倒入鸡蛋液，推炒成块出锅，鼠曲草投入锅内煸炒，断生后加入调料，再加入鸡蛋翻炒均匀即成。

【功用】止泄除痰，调中益气。用于脾胃虚弱，腹泻不止，高血压。

148. 鼠曲草猪肝瘦肉汤

【食材】鼠曲草 750g，胡萝卜 1 根（约 150g），马蹄 6 只，猪肝、猪瘦肉各 250g，花生油、精盐、酱油、料酒、淀粉适量。

【做法】分别将猪肝、猪瘦肉洗净，切薄片，用适量花生油、精盐、酱油、料酒、淀粉拌匀，腌制 30min；胡萝卜、马蹄分别削皮，洗净，切丝；鼠曲草去除老根，洗净。把备好的鼠曲草、胡萝卜丝、马蹄丝置于锅内，加入适量清水、用大火煮沸 10min，接着放进备好的猪肝、瘦肉片，继续煮沸 10min，精盐调味，即可。

【功用】清热解毒，化痰止咳，健脾和中，养肝明目。清明前后一般人群均可食用。

149. 炒鼠曲草

【食材】鼠曲草 250g，猪三层肉 100g，精盐、味精适量。

【做法】先将猪三层肉切薄片置热锅旺火炒至微焦黄色，装盘备用；将鼠曲草置沸水中稍烫，捞出，沥干水分，切碎，入油锅与微焦黄色的三层肉旺火拌炒，酌加精盐等调味品，炒入味，装盘即可。

【功用】化痰止咳，祛风除湿，解毒。适宜于一般人群食用；亦用于湿热痢疾，痈疽肿毒，咳嗽，痰喘，风湿痹痛等。

150. 鼠曲草粿

【食材】新鲜鼠曲草嫩茎叶 500g，粳米粉 300g，糯米粉 700g，食用油 30g，白糖、食用油、粽子叶适量。

【做法】将新鲜鼠曲草嫩茎叶洗净，切成碎末，或用破壁机打成泥（注意不要完全打成汁，要留有颗粒感）。分次加入粳米粉、糯米粉，搅拌均匀，加入适量的糖水，30 克食用油，揉成光滑的面团，再搓成圆球，稍压扁，也可根据个人口味包上红豆馅、芝麻馅等。放到粽子叶上，隔水蒸 30min 即可。

【功用】清热燥湿，祛痰止咳。用于湿热痢疾，痈疽肿毒，瘰疬，咳嗽，痰喘，风湿痹痛等。

薄荷食疗药膳方

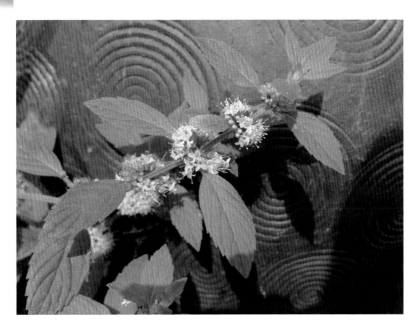

科　　名｜唇形科。

学　　名｜薄荷 *Mentha haplocalyx* Briq.。

别　　名｜银丹草、蕃荷菜、升阳菜、野薄荷。

食用方法｜薄荷幼嫩茎叶可为食菜，既可为调味剂，又可为香料、凉菜等。

食用部位｜全草。

食用功能｜凉，辛。疏散风热，清利头目，利咽，透疹，疏肝行气。用于外感风热，头痛，咽喉肿痛，食滞气胀，口疮，牙痛，疮疥，温病初起，风疹瘙痒，肝郁气滞，胸闷。

小贴士｜阴虚血燥，肝阳上亢，表虚汗多者忌服薄荷叶；怀孕期、哺乳期妇女应避免或不宜多用；肺虚咳嗽、阴虚发热多汗者慎用；薄荷成分易受热而挥发失效，宜水开后再放入；因其具醒脑、兴奋的功效，故晚上不宜饮用过多，以免造成睡眠困扰。

151. 四时感冒泡代茶

【食材】薄荷 10g，茶叶 5g，生姜 3 片，红糖少许。

【做法】上述食材开水冲泡。

【功用】疏散风热，清利头目。用于四时感冒。

152. 助消化泡代茶

【食材】鲜薄荷 15g，麦芽 10g，咸橄榄 3 粒。

【做法】上述食材与水适量煎。

【功用】疏散风热，消食化积。用于消化不良，腹泻。

153. 伤风鼻塞泡代茶

【食材】薄荷、淡豆豉各 10g，葱白 5 根，生姜 3 片。

【做法】上述食材与水适量煎。

【功用】疏散风热，清利头目，开窍利咽。用于伤风鼻塞，头痛无汗。

154. 薄荷炒羊肉

【食材】羊脊肉 350g，香菜叶、薄荷嫩叶、洋葱各 30g，色拉油 300ml，盐适量，松子少许。

【做法】将羊脊肉切片后过热水，余后取出，放凉；香菜叶洗净，切段；洋葱切圈。锅烧热后放 290ml 色拉油，油温五成热时放入 15g 薄荷叶，将其炸脆后捞出备用。另起锅加入 10ml 色拉油，旺火烧热，加入羊脊肉、洋葱，翻炒后加入香菜叶、剩余薄荷叶和盐，调味出锅，以炸好的薄荷叶和松子作为装饰。

【功用】补肾壮阳，补虚温中。用于手足冰冷、气血循环不畅等阳虚体质者。

■■ 主要参考文献 ────────────────

[1] 郑小吉 . 药用植物学 [M]. 2 版 . 北京：人民卫生出版社，2011.

[2] 王峰祥，林美珍 . 药用植物鉴别技术 [M]. 南京：江苏教育出版社，2012.

[3] 林美珍 . 药用植物学实验实习指导 [M]. 北京：科学出版社，2012.

[4] 林美珍，张建海 . 药用植物学 [M]. 2 版 . 北京：中国医药科技出版社，2019.

[5] 艾继周，邓茂芳 . 天然药物学 [M]. 2 版 . 北京：高等教育出版社，2018.

[6] 张钦德 . 中药鉴定技术 [M]. 3 版 . 北京：人民卫生出版社，2014.

[7] 郑汉臣，蔡少青 . 药用植物学与生药学 [M]. 4 版 . 北京：人民卫生出版社，2007.

[8] 陆时万，徐祥生，沈敏健 . 植物学：上册 [M]. 2 版 . 北京：高等教育出版社，1991.

[9] 吴国芳，冯志坚，马炜梁，等 . 植物学：下册 [M]. 2 版 . 北京：高等教育出版社，1992.

附录一　国家重点保护药用植物

■■ 一、国家重点保护野生植物保护的现状与重要性

　　自 1992 年《生物多样性公约》签订以来，生物多样性保护与可持续发展已成为当前国际社会以及各国政府普遍关注的热点问题。伴随越来越明显的人类活动，全球正面临着新生代以来最大规模的物种集群灭绝。我国是世界上生物多样性最为丰富的国家之一，也是生物多样性受到严重威胁的国家之一。尽管生物多样性保护在我国已受到广泛关注，但我国生物多样性的现状仍面临着许多严重威胁，如不断丧失和流失的遗传资源，物种的濒危程度不断加剧等，生物多样性的保护工作刻不容缓。

　　1999 年国家林业局和农业部颁布了《国家重点保护野生植物名录（第一批）》，该名录为我国野生植物保护工作提供了重要依据。随着社会发展和人类活动的增多，野生植物种群不断发生变化，野生植物保护日益受到重视。2021 年 9 月国家林业和草原局、农业农村部公布了《国家重点保护野生植物名录》（可扫描二维码阅读），新调整的名录，共列入国家重点保护野生植物 455 种和 40 类，包括国家一级保护野生植物 54 种和 4 类，国家二级保护野生植物 401 种和 36 类。其中，由林业和草原主管部门分工管理的 324 种和 25 类，由农业农村主管部门分工管理的 131 种和 15 类。

■■ 二、国家重点保护药用植物保护建议与措施

1. 加大科普宣传力度，提高公民保护珍稀植物的自觉性

　　针对不同人群或场所，采取不同的宣传策略。对于学校、社区和机关企事业单位，可开展形式多样的珍稀濒危植物保护科普宣传活动；对于社会大众，可通过微信公众号推送珍稀保护植物科普内容；在一些旅游景点和公共场所，可设置一些珍稀濒危植物保护的宣传栏；对于广大农村，可印制珍稀濒危植物科普宣传和法律保护资料发放至人们手中，还可通过村部进行广播宣传或宣传栏展示。

2. 制订优先保护方案，分类分级保护珍稀植物种质资源

基于借鉴国内对珍稀濒危植物优先保护评价研究，可从濒危状态、种群分布格局和数量、物种价值、遗传多样性等方面制订优先保护方案。将极小种群物种和濒危物种列为同类，其保护重在野外监测和就地保护；将分布较广、数量较多的物种列为同类，其保护重在执法监督；将分布较广、有较高的药用观赏价值的物种列为同类，其保护重在就地保护和杜绝乱采乱挖；将仅分布在自然保护区内的物种列为同类，其保护重在就地保护。此外，就地保护不能拘泥于不动一草一木的政策，适当抚育、增加林窗模型，可改善目的物种的生长环境，从而增加繁衍机会。

3. 重视国家重点保护植物的调查，建立种质资源收集库

保护国家重点保护植物种质的多样性和进化潜力，建立种质资源收集库是最为有效的方式。通过持续的调查，既可摸清珍稀濒危植物的生活习性和分布格局，又利于种质多样性收集，为野外回归和资源开发利用奠定基础。

附录二　青草药验方说明

（1）本书收集的多数是民间青草药，已收入《中华人民共和国药典》或《中药图鉴》的中药多不列入。

（2）本书所用药物剂量，单味药及处方用量均为成人量，体弱、年老、小儿用量酌减。

（3）水煎服时，一般干品1两（3125g）用清水一碗（约250ml），鲜品1两用清水半碗，煎至二分之一或三分之一，依次类推。水的用量"分"是以一碗水为十分，按一碗水的比例量取水量，如"水一碗六分"是指一碗水再加一碗水的十分之六的量，再如"煎八分"是指煎至一碗水的十分之八的量。

（4）青草药验方未说明鲜品、干品时，一般采用鲜品；药用部位未特别说明者，一般应用全草。

（5）性味功用：先写性，后写味；功效仅仅指该青草药的主要功效，不包括与他药配伍后的作用，其依据主要是民间的用药经验。

（6）适应证指青草药在民间应用的经验，在选用时因人、因时、因地而异，请读者务必在专业医生的指导下辨证使用，以确保用药安全有效。

（7）青草药验方的用量一般指成人一日常用量，儿童酌减；活血化瘀药均属孕妇忌用；活血通经、行气破滞及辛热碍胎及作用滑利的药物，孕妇慎用；有毒的青草药使用时，需要注意使用剂量，请慎重使用。

青草药中文名笔画索引